高职高专院校护理专业“书证融通”人才培养计划校企“双元”合作系列教材

供高职高专护理、助产等专业使用

社区护理 案例版

SHEQU HULI (ANLIBAN)

配套网络增值服务

主　编　高正春

副主编　王　松　吴安琪　高　飞

编　者　（按姓氏拼音为序）

冯　毅　陕西能源职业技术学院

高　飞　陕西能源职业技术学院

高　雪　西安交通大学第二附属医院

高正春　陕西能源职业技术学院

何竹平　西安济元老年病医院

王　松　陕西能源职业技术学院

吴安琪　陕西能源职业技术学院

華中科技大學出版社

http://www.hustp.com

中国·武汉

内容简介

本教材是高职高专院校护理专业“书证融通”人才培养计划校企“双元”合作系列教材。

本教材共分为九个项目，包括社区护理概论、社区护理工作方法、家庭健康护理、社区人群健康管理、慢性病的社区管理、传染病的社区管理、精神障碍的社区管理、社区康复护理和社区灾害与急救。教材后附有附录和参考文献。

本教材可供高职高专护理、助产等专业使用。

图书在版编目(CIP)数据

社区护理：案例版/高正春主编. —武汉：华中科技大学出版社，2020.1(2024.1 重印)
高职高专院校护理专业“书证融通”人才培养计划校企“双元”合作系列教材
ISBN 978-7-5680-5707-3

Ⅰ. ①社… Ⅱ. ①高… Ⅲ. ①社区-护理学-高等职业教育-教材 Ⅳ. ①R473.2

中国版本图书馆 CIP 数据核字(2020)第 007094 号

社区护理(案例版) 高正春 主编
Shequ Huli(Anli Ban)

策划编辑：周 琳
责任编辑：郭逸贤
封面设计：原色设计
责任校对：王亚钦
责任监印：周治超
出版发行：华中科技大学出版社(中国·武汉) 电话：(027)81321913
武汉市东湖新技术开发区华工科技园 邮编：430223
录 排：华中科技大学惠友文印中心
印 刷：武汉市籍缘印刷厂
开 本：787mm×1092mm 1/16
印 张：14.25
字 数：327 千字
版 次：2024 年 1 月第 1 版第 5 次印刷
定 价：42.00 元

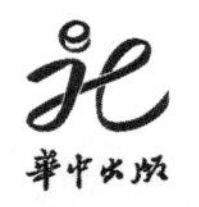

前言

为了全面准确地在教材中落实党的二十大精神，充分发挥教材的铸魂育人功能，为培养德智体美劳全面发展的社会主义建设者和接班人奠定坚实基础；也为了深化党的二十大提出的“推进健康中国建设”，全方位、全周期维护人民健康，反映高等职业教育教学先进理念、教育教学规律、人才成长规律，适应高职护理专业发展需要、课程建设需要、教学改革需要，我们基于国家社区卫生服务改革发展需要，围绕“促进和维护社区、人群、家庭和个体健康”的总体目标，对接大健康产业，按照课程内容与职业标准对接、教学过程与工作过程对接的要求，产教融合，校企“双元”共同编写了本教材，力求教材内容与行业发展同步，与考取“1+X”职业技能等级证书衔接。

教材践行“三全育人”的理念，落实立德树人根本任务，守正创新，强化素养，将为党育人、为国育才的思想贯穿技术技能人才培养全过程。教材附有思政元素教学参考点（可通过扫描前言后的二维码获得），引导学生增强中国特色社会主义道路自信、理论自信、制度自信、文化自信，激发学生的爱国情怀；让学生树立正确的人生观、世界观和价值观，关爱生命，承担社会责任，践行社会主义核心价值观；培养学生人道主义精神、人文关怀素养和严谨求实的工作作风，树立爱岗敬业、敬业求精的职业精神。

本教材共分为九个项目，包括社区护理概论、社区护理工作方法、家庭健康护理、社区人群健康管理、慢性病的社区管理、传染病的社区管理、精神障碍的社区管理、社区康复护理、社区灾害与急救。教材注重吸纳新知识、新概念、新技术，反映当代健康保护和疾病预防的新理念，坚持以学生为本，针对高职高专学生的特点，在内容和编排上强调实用，通过情景导入设计案例教学，实现理论与实践的紧密结合，突出教学和导学，在各项目学习内容之前列出学习目标（知识目标、技能目标、素质目标），在各项目学习内容之后给出思维导图与目标检测题，融“教、学、做、评”于一体。通过学习，学生能够践行社区护理“保护健康、维持健康、促进健康”的理念，树立以人为中心、以预防为导向、以家庭为单位、以社区为范围、以护理程序为基础的社区护理服务思想；学生能够掌握社区护理的基本理论与技能，具备为社区居民提供综合性、连续性、护理服务的能力，为后续顶岗实习、社区护理工作奠定基础。

本教材除纸质教材内容外，还附有网络增值服务，供教师教学和学生课后复习使用。教材中的有关内容及插图参考了国内多个版本的社区护理教材，在此致以真诚的谢意！

限于编写水平，教材中难免有疏漏和不当之处，恳请广大师生及热心读者批评指正。

思政元素教学参考点

目录

项目一　社区护理概论

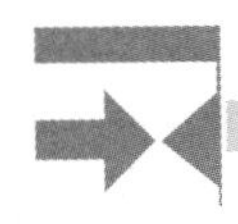

学习目标 ‖…

知识目标：

1. 掌握：影响健康的主要因素，社区卫生服务的概念与特征，社区护理的概念和工作内容，社区护士的职责和准入条件。

2. 熟悉：健康的概念，疾病与健康的关系，社区的概念、基本要素、功能，三级预防的基本内容与社区预防策略。

3. 了解：社区卫生服务设置、社区卫生服务发展现状、社区护理发展简史。

技能目标：能正确运用所学知识，分析影响社区健康的主要因素，将社区护理工作内容落实到实际社区护理工作中。

素质目标：具有预防为主的观念、良好的团队合作意识和能力、良好的沟通能力，能用爱心为社区居民服务。

任务一　疾病与健康

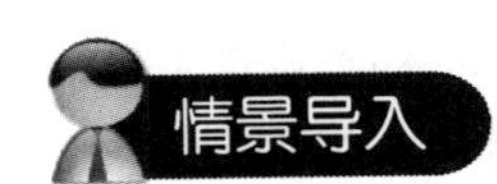

李某，男，32岁，身高170 cm，体重90 kg，平素喜欢在外就餐，喜爱油炸、肉类食品。昨日单位体检显示，血糖值为6.7 mmol/L，轻度脂肪肝，其他未见明显异常。请思考：

1. 李某现阶段身体状况属于哪一类？

2. 对于李某予以何种预防措施最为合适？

一、疾病与健康

（一）健康的概念

健康是人类永恒的主题，它不仅关系到个人的生存与发展，而且关系到社会的和谐与进步。在神灵自然医学模式时期，人们认为健康是神灵赐予的；实验医学（生物医学模式）时期，人们认为健康就是无病和无伤残；随着现代社会的发展，医学科学有了更大的进步，出现了综合生理、心理和社会因素对人类健康与疾病影响的医学观，提出了三维健康观，即健康是身体、心理和社会适应的平衡。

1948年，世界卫生组织(WHO)在其宪章中提出，健康不仅是没有疾病或虚弱，而是指身体的、心理的和社会的完好状态。1989年其又将健康的概念调整为，健康应包括躯体健康、心理健康、社会适应良好和道德健康。躯体健康，一般指人体生理的健康。心理健康，一般有三个方面的标志：①人格完整、情绪稳定，有较好的自控能力，能保持心理上的平衡；②有充分的安全感，且能保持正常的人际关系；③对未来有明确的目标，能结合实际、不断进取。社会适应良好，指一个人的心理活动和行为能适应复杂的环境变化，为他人所理解和接受。道德健康，主要是指不以伤害他人的利益来满足自己的需要，有是非观念，能按社会规范和准则约束自己的行为。

(二) 影响健康的主要因素

世界卫生组织认为，影响健康的四大基本因素是遗传与生物因素、环境因素、医疗保健因素和个人行为生活方式。遗传、生物因素占15%；环境因素占17%，其中社会环境占10%，自然环境占7%；医疗保健因素占8%；个人行为生活方式占60%。其中个人行为生活方式属个人可控因素，在同一环境中，一个人的健康主要取决于自己，如糖尿病、高血压、冠心病、肺癌、慢性阻塞性肺疾病、结肠癌、前列腺癌、乳腺癌、肥胖症、性传播疾病和艾滋病、精神性疾病等均与行为和生活方式有关。常见的不良行为生活方式如下：①不健康饮食：长期高热量饮食，饮食结构不合理(喜食高盐、高脂、高胆固醇食物)，烹饪方法不恰当(常吃腌制和熏烤类食物)；②运动因素：静坐的生活方式、以车代步等，运动量不足；吸烟、酗酒、滥用药物、纵欲、吸毒、赌博等。调查显示，只要能够有效地控制行为生活方式中的危险因素，就能减少40%～70%的早死，减少约30%的急性残疾，减少约60%的慢性残疾。

案例 1-1

(三) 健康、亚健康、疾病的关系

亚健康，又称“次健康”“第三状态”“中间状态”“游离(移)状态”“灰色状态”等，是机体介于健康与疾病之间的一种生理功能低下的特殊状态，此时机体尚无器质性病变，但体力降低、反应能力下降、适应能力减退、精神状态欠佳、人体免疫功能低下，已有程度不同的、导致患病的危险因素，具有发生某种疾病的高危倾向。亚健康人群普遍存在高负荷(心理和体力)、高血脂、高血糖、高体重、免疫功能低。亚健康包含前后衔接的几个阶段：①“轻度身心失调”，常以疲劳、失眠、胃口差、情绪不稳定等为主症，但是这些失调容易恢复，恢复了则与健康人并无不同。②“潜临床”状态，已呈现出发展成某些疾病的高危倾向，潜伏着向某些疾病发展的高度可能。在人群中，处于这类状态的超过1/3，且在40岁以上的人群中比例陡增。其表现错综复杂，前述的各种症状持续2个月以上，且表现为活力减退、反应能力减退和适应能力减退。③“前临床”状态，介于潜临床和疾病之间的状态，指已经出现了病变，但症状不明显，未引起足够重视，未进行诊断或医生做了检查，但暂时未查出病变。目前亚健康者约占人口总数的70%，符合现代社会健康标准者占人口总数的15%左右，疾病状态约占人口总数的15%。如果把健康和疾病看作是生命过程的两端，那么生命过程就像一个两头尖的橄榄，中间凸出的一大块，正是处于健康与疾病两者之间的过渡状态——亚健康。

亚健康到疾病是一个发展过程，没有严格界限。疾病是一个极其复杂的过程，许

多情况下，从健康到疾病是一个由量变到质变的过程。疾病是指机体在一定条件下由病因与机体相互作用而产生的损伤与抗损伤斗争的过程，体内有一系列功能、代谢和形态的改变，临床出现许多不同的症状与体征，机体与外环境的协调发生障碍，出现异常生命活动过程。健康和疾病的关系可归纳为：①健康与疾病之间没有明显的分界线，在任何时候健康总是相对而言的，没有安全健康，即使是极佳的健康状态下仍然存在不健康的因素；②健康与疾病是一个不定的、动态的过程，根据每个人的生理、心理和社会适应情况，其健康状况随时都在发生变化。

二、疾病的三级预防

疾病，在不给予任何治疗与干预的情况下，发生、发展到结局的整个过程称为疾病的自然史。疾病的自然史可分为发病前期、发病期、发病后期三个阶段，在疾病的每一个阶段，都可以采取措施防止疾病的发生或恶化。因此，将疾病变化的全过程的医疗保健服务纳入预防轨道，主要采取三级预防策略。

（一）一级预防

一级预防又称病因预防、无病防病，在疾病尚未发生时针对致病因素（或危险因素）采取的综合性预防措施，是预防、控制和消灭疾病的根本措施，是三级预防的主干，是最积极的预防措施。从机体的疾病自然史的角度而言，它包括健康促进和健康保护两个方面内容，前者是通过创造促进环境健康使机体避免或减少病因的暴露，改变机体的易感性，保护健康人免于发病，降低发病率；后者主要是针对易感人群实行特殊保护措施，以避免疾病发生。

（二）二级预防

二级预防又称临床前期预防，即在疾病尚处于临床前期时做好早期发现、早期诊断、早期治疗的“三早”预防，以控制疾病的发展和恶化，防止疾病复发或转为慢性。对传染病的二级预防除“三早”外，还应早隔离、早报告，以及控制传染源、切断传播途径，防止流行蔓延。

（三）三级预防

三级预防又称临床预防，是为了减少疾病的危害而采取的措施，主要包括对症治疗和康复治疗，其目的是防止疾病恶化及并发症和伤残的发生。对已丧失劳动能力或残疾者促进其功能恢复、心理康复，进行家庭护理指导，尽量使其恢复生活和劳动能力，提高生活质量，延长寿命。三级预防的内容简要概括见表1-1。

表1-1　三级预防的内容简要概括

级别	对象	内容	
一级预防	未患病人群	健康促进：健康教育、自我保护、环境保护和监测、社会卫生教育、心理健康	健康保护：职业预防、预防接种、提高免疫力、保护高危人群、消除病因

续表

级别	对象	内容	
二级预防	无明显临床表现的早期患者	特殊预防:定期检查、自我检查、普查、筛查、消除病因	早期治疗:早期用药、合理用药、心理治疗、防止慢性病、防止复发转移
三级预防	确诊患者	防止病残:恢复功能、早日康复、病而不残、残而不废、社会教育	康复工作:心理康复、功能性康复、爱护病残教育、社会康复、家庭护理指导

三级预防中的每一级都有其特定的应用角度和阶段,在社区护理工作中,一级预防对整个人群健康贡献最为显著,但其他各级预防也很重要,应注意三级预防的同步进行和有机结合,只有这样,才能科学、有效地进行全方位、全过程的疾病预防控制,为社区人群提供连续的预防、保健、康复、护理、健康教育等综合性服务。

任务二　社　　区

某社区卫生服务中心是由一家铁路医院转型而来,主要承担辖区内3.3万居民的基本医疗和公共卫生服务,其中心服务辖区面积约28万平方千米。5年来,该中心与街道办事处及各居委会协作联动,以健康教育、慢性病管理、计划免疫等为切入点,为居民积极开展防病、保健工作,极大地促进了居民的身心健康。请思考:

1. 何谓社区?构成社区的基本要素有哪些?
2. 社区的功能主要有哪些?

一、社区的概念

"社区"(community)一词来源于拉丁语,具有团体、共同之意。1887年,德国社会学家斐迪南·滕尼斯首先将"社区"的概念引入社会学领域,并将社区定义为以家庭为基础的、传统的、富有人情味的、有着共同价值观念、关系密切的社会生活共同体。20世纪30年代,我国著名社会学家费孝通先生将"社区"一词引入中国,并将其定义为社区是若干社会群体(家族、氏族)或社会组织(机关、团体)聚集在某一地域里所形成的一个生活上相互关联的大集体。1974年,世界卫生组织(WHO)集合社区卫生护理界的专家,共同确定了适用于社区卫生服务的社区定义:社区是指某一固定的地理区域范围内的社会团体,其成员有着共同的兴趣,彼此认识且互相来往,行使社会功能,创造社会规范,形成特有的价值体系和社会福利事业。每个成员均经由家庭、近邻、社区而融入更大的社区。

二、社区的要素

社区是构成社会的基本单位，是与人们的生活和健康息息相关的场所，也是社区卫生服务工作的场所。构成社区的基本要素包括人群要素、地域要素、同质要素、互动要素及管理要素。

（一）人群要素

社区的存在以人群为基础，这是构成社区的第一要素。人群要素包括三个方面：人口数量、构成和分布。人口的数量，社区并没有统一要求，WHO认为一个有代表性的社区，人口数应为10万～30万，人口过多或过少都不利于社区的正常分工和协作。人口的构成反映社区内不同人口的特点及素质，包括文化程度、健康状况等，以及人口的性别、年龄、职业、宗教信仰等；人口的分布指社区内部人口集散状态，反映了内部的人口关系和这个社区的整体面貌。从社会学角度来看，社区作为社会基本单元，不同的人口要素可以体现出不同社区的社会风貌和文化。

（二）地域要素

地域是社区存在的自然环境条件。社区地域是指地理空间和社会空间的有机结合，地理空间是社区重要的存在形态，如居民生活社区、工业社区等。一个社区的地理生态环境和社会人文环境的有机结合，往往能够决定这个社区的性质和未来的发展前途。在同一地理空间可以同时存在许多社区，如工业区、生活区、文化区等。在我国，城市社区一般是按街道办事处管辖范围划分的，以街道和居委会为基本单位；农村社区一般是按乡、镇和村划分。对于社区地域面积，WHO认为：一个有代表性的社区，面积应为5000～50000平方千米。

（三）同质要素

同质要素是社区的重要文化要素。同一社区的成员一般具有共同的问题、共同的利益和共同的需求，这些特性将社区居民组织起来，使他们比较容易产生相同的社会意识、行为规范、生活方式和文化氛围等，形成社区内在的相同特质。这种同质要素有利于增强社区居民的凝聚力和归属感，是形成社区文化及传统风俗等的重要动力。

（四）互动要素

社区的核心是保证社区居民进行各种社会活动及互动关系。社区居民由于生活所需，彼此产生互动，尤其是生活上相互依赖。社区是居民长期生活的地方，因此，满足居民物质和精神需要的设施是必不可少的。随着经济的发展和人民生活水平的提高，居民对生活的需求向多方面发展，因此对社区内设施的建设也提出了更高的要求。社区设施主要包括生活（住房、社区卫生服务网点）、生产（工厂、库房）、学校、医疗机构、娱乐场所、商业网点、交通通信等。

（五）管理要素

社区应具有独特的管理组织，具备相应的行为规范和条例制度。我国社区的基层管理机构为居委会和派出所，两者联合管理户籍、治安、计划生育、环境卫生、生活福利等，以规范人们的行为，协调人际关系，帮助解决居民面临的问题，满足居民的需要。

三、社区功能

社区功能的充分发挥有助于挖掘社区资源和开展社区卫生服务。社区功能可以概括为以下五个方面。

(一)社会化功能

社区居民在其共同生活的过程中,根据自己生活的地域及文化背景,形成了社区特有的风俗习惯、文化特征、价值观念及意识形态等,这些群体习俗、文化和价值观又会影响社区的每一位居民,成为他们成长发展过程中一个重要的组成部分。

(二)生产、消费及分配功能

社区内部既有生活物资的生产机构,也有产品的分配规则和消费场所,俨然是一个小社会。但是,随着社会的发展,交通、运输、物流的日益便利,人们生活圈子不断扩大,生产、消费及分配需求已不再仅仅局限于本社区。

(三)社会参与和归属的功能

社区内的各种组织和社团为居民提供了自由参与和彼此交往的机会,人们可以通过这些组织和社团满足自我实现的需要,比如参加老年大学、青少年活动中心、小区业主委员会等。

(四)社会控制功能

为维护社区居民的利益,发挥社区的各种功能,社区会制订一系列的社会条例、规范和制度,以促使居民遵守道德和法律,控制违纪和不道德行为,以营造良好的生活环境。例如,为了防止社区的噪音、空气污染、水污染制订的制度和政策等。

(五)相互支持及福利功能

相互支持及福利功能是指社区邻里间的相互帮助和社区内的老年人之家、福利院、活动中心等福利机构对居民的援助。当社区居民处于疾病或经济困难时,社区能够对其提供援助,满足居民需要。

社区发展的基本趋势,在某种意义上说就是社区功能及其效率不断提高的过程。

任务三　社区卫生服务

王大爷患高血压、糖尿病和冠心病20多年。一天,他到社区卫生服务中心就诊,社区医护人员热情接待。他说:“我来这里是量血压的,血糖你们测不准。”社区医生对王大爷进行身体检查后告诉王大爷,定期测血糖、血压的重要性,要特别注意糖尿病足等病变的发生。医生用甲紫在足背动脉位置上做了标记,教会王大爷如何触摸足背动脉及告知王大爷触摸足背动脉的意义。王大爷非常感动:“医生,你真好,我信任你了。”请思考:

1. 患者进门的“开场白”说明了什么?

2. 社区医生对患者提供的服务体现了什么？

社区卫生服务从属于医疗卫生服务体系，是社区建设的重要组成部分，是改善全人类健康，实现“人人享有卫生保健”这一全球社会卫生战略目标的基本策略和途径。

一、社区卫生服务的概念

国家卫生健康委员会将社区卫生服务定义为，在政府领导、社区参与、上级卫生机构指导下，以基层卫生机构为主体，以全科医生、社区护士为主要力量，组织协调其他卫生技术人员和有关社区工作人员，根据社区存在的健康问题，合理使用社区资源和适宜技术，主动为社区居民提供基本卫生服务。明确指出，社区卫生服务是以人的健康为中心、家庭为单位、社区为范围，以全体居民的基本卫生需求为导向，以老年人、儿童、妇女、慢性病患者、残疾人为重点服务对象，融预防、保健、医疗、康复、健康教育和计划生育等技术为一体的，有效、经济、方便、综合、连续的基层卫生服务。

二、社区卫生服务的特征

（一）基础性

社区卫生服务为社区居民提供最基本的、最广泛的预防及医疗保健服务。社区卫生服务可以视为整个医疗卫生服务体系的门户和基础，以门诊为主体的基本医疗照顾，是公众为其健康问题寻求卫生服务时最先接触、最经常利用的医疗保健部门的专业服务。全科医生是这个门户的“守门人”，社区医务人员在充分评估社区人群健康状态基础上，确定社区居民的健康问题，并针对存在的问题，提供最基本的预防、医疗、保健、康复服务。

（二）综合性、广泛性

社区卫生服务对象为社区全体居民，不分性别、年龄和疾病类型；服务内容包括预防、保健、医疗、康复、健康教育和计划生育六位一体的服务；服务层面涉及生理、心理和社会文化各个方面；服务范围涵盖个人、家庭和社区，要照顾社区中所有单位、家庭与个人；服务手段是指一切对服务对象有利的方式与工具。因此，社区卫生服务提供的是“全方位”和“立体性”一体化服务。

（三）持续性

社区卫生服务提供从生命准备阶段直至生命结束的全过程服务，覆盖生命的各个周期以及疾病发生、发展的全过程。社区卫生服务根据生命各周期及疾病各阶段的特点及需求，提供具有针对性的服务。其持续性可包括：①人生的各个阶段的服务；②健康-疾病-康复的各个阶段的服务；③在任何时间、地点、对各种健康问题的服务。

（四）可及性

社区卫生服务较医院服务更能体现出其地理范围的优势，服务利用的便捷、服务关系的亲切、服务结果的有效、服务价格的合理等，使社区居民易于利用卫生服务的特点。社区医生和护士对自己服务的社区比较熟悉，了解其优势和问题，居民对自己的医务人员也同样熟悉和亲切，并乐意为其提供新的信息。这种互相了解给社区卫生服务带来了极大的便利。

(五) 协调性

社区卫生服务涉及多学科的知识和处理健康问题的能力,需要社区内外资源的整合、协调和利用。同样,在社区卫生服务机构的工作人员包括涉及多学科的医生、护士、营养师、社区工作者及上级医疗机构的工作人员,为促进社区人群健康,就需要很好地协调部门之间的联络和关系。

三、开展社区卫生服务的必要性

(一) 有利于卫生事业适应社会需求

由于人口结构的变化,影响人民健康水平的主要疾病谱的变化,居民人均收入和教育水平的提高,人们对卫生服务的需求也发生了很大变化。人们普遍期望能就近、方便得到卫生服务。

(二) 有利于优化配置卫生资源

知识链接 1-1

目前卫生服务的社会需求大部分在基层,即卫生服务的社会需求呈“正三角形”的分布。但是,我国大部分的卫生资源却配置在城市和较大的医疗卫生机构,使卫生资源的配置呈“倒三角形”,显然,这是一种不合理的配置状态。开展社区卫生服务,可以引导卫生资源从上层向社区流动,使卫生资源的配置与需求相对应,变“倒三角形”为“正三角形”,建立分级诊疗制度,合理配置医疗资源。

(三) 有利于抑制医药费用的不合理增长

(1) 目前医药费用不合理上涨的重要原因之一是本应在社区解决的医疗卫生问题,被吸引到了城市上层机构,特别是大医院,使大医院做了许多应是小医院或社区医院做的事情,技术效率不能充分发挥;同时造成了消费者直接费用和间接费用的增加。

(2) 社区卫生服务是卫生费用控制的重要环节,全科医生则是控制医疗费用的“守门人”。

(四) 有利于加强预防战略

医学模式、疾病谱、死亡谱已经发生了变化,特别值得重视的是慢性非传染性疾病的预防。社区卫生服务的特点表明,社区全科护士可将其负责的家庭、人群的健康状况完全纳入自己的视野,连续地给予监测、管理和及时必要的服务,这是落实预防措施最关键的环节。

(五) 实现“人人享有卫生保健”的基础

WHO 指出“21 世纪人人健康”的总目标是提高卫生的公平性,确保所有人群利用可持续的卫生系统和服务,使所有人获得更长的期望寿命和提高生活质量。因此,开展社区卫生服务,提高人民群众的生活质量,实现人人享有与社会经济发展相适应的保健服务,是大势所趋。

(六) 转变医学模式的最佳途径

生物医学模式转变为生物-心理-社会医学模式,是全球医学发展的大趋势,医生深入社区和家庭，一言一行都脱离不了群众和患者的生理和心理、家庭和社会的各种信息。全科护士不仅需要学习生物医学知识，还必须学习心理学、行为科学、社会医学、公共关系学、卫生经济学、医学法学、预防医学、健康教育学、康复医学等知识和技能，这与医学模式的转变是一致的。

四、社区卫生服务组织机构

（一）社区卫生服务组织机构设置的原则与标准

1. 社区卫生服务组织机构设置的原则 ①坚持社区卫生服务的公益性，注重卫生服务的公平性、效率性和可及性；②坚持政府主导，鼓励社会参与，多渠道发展社区卫生服务；③坚持实行区域卫生规划，立足于调整现有卫生资源，辅以改建、扩建和新建，健全社区卫生服务网络；④坚持公共卫生和基本医疗并重，中西医并重，防治结合；⑤坚持以地方为主，因地制宜，探索创新，积极推进。

2. 社区卫生服务组织机构设置的标准

(1) 服务范围：我国社区卫生服务机构由省管辖、市政府统一规划设置，原则上要求3万～10万居民或街道所辖范围规划设置一个社区卫生服务中心，根据需要规划设置社区卫生服务站。

(2) 床位：根据服务范围和人口数量，至少设置观察床5张；根据医疗机构设置规划，可设一定数量的以护理康复为主要功能的病床，但不得超过50张。

(3) 科室：至少有临床科室（全科、中医、康复治疗、抢救室、预检分诊室）、预防保健、医技及其他科室。

(4) 人员：至少有6名全科医学专业的临床类别、中医类别执业医生，9名注册护士；至少有1名副高以上职称的执业医生、公共卫生执业医生、中级以上职称的执业注册护士；每名执业医生至少配备1名执业注册护士；设有病床的社区卫生服务中心，每5张病床至少配备1名执业医生、1名执业注册护士。

(5) 房屋：建筑面积不少于1000 m^2，布局合理，充分体现保护患者隐私、无障碍设计的要求，并符合国家卫生标准。设有病床的社区卫生服务中心，每设一个床位至少增加30 m^2 建筑面积。

(6) 设置诊疗设备、辅助检查设备、预防保健设备、健康教育设备及其他。

（二）社区卫生服务组织机构的组成

社区卫生服务组织机构是由提供综合性服务的社区卫生服务中心、社区卫生服务站和提供专项服务的其他专业卫生服务机构组成，其中社区卫生服务中心是主体，社区卫生服务站和其他专业卫生服务机构是补充。

1. 社区卫生服务中心 社区卫生服务组织机构的构成主体，规范的社区卫生服务中心应当有完整的预防、保健、医疗、康复、健康教育和计划生育技术六位一体的服务。社区卫生服务中心的主要工作内容有以下几点。

(1) 开展社区卫生状况调查：通过社区卫生服务调查，掌握社区居民健康状况、疾病流行态势及影响居民健康的主要因素，向社区管理部门提出改善社区公共卫生状况

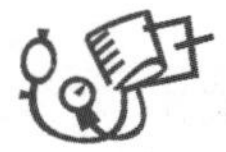

的建议,并给予技术指导。

(2) 开展健康教育和健康促进:建立社区健康教育网络,广泛开展健康教育和健康促进,以提高居民健康知识水平和帮助居民建立良好的卫生习惯。

(3) 疾病预防保健:负责社区内儿童免疫接种及传染病的预防和控制,指导有关单位开展消毒、灭鼠等环境治理工作。为老年人、妇女、儿童、残疾人等重点人群提供保健服务,开展计划生育宣传指导,为育龄妇女提供节育技术指导和咨询服务。

(4) 疾病治疗与康复:开展常见病、多发病、慢性病的诊疗和护理,提供居家护理和家庭访视,根据需要开设家庭病床和提供临终关怀,建立居民健康档案,开展预防保健服务。开展简易的康复治疗,指导康复对象及其家庭成员进行康复训练,为残疾人及其家庭成员的工作、生活提供康复技术指导。

2. 社区卫生服务站 社区卫生服务组织机构的重要组成部分,与社区卫生服务中心相比,社区卫生服务站不具备完整的六位一体功能,但具有服务更方便、更快捷的特点。主要功能:在社区卫生服务中心的统一组织下,开展社区卫生调查,协助社区管理部门实施健康促进,开展传染病的预防和控制工作;开展常见病、多发病、诊断明确的慢性病的诊疗和护理,提供居家护理和家庭访视等服务;为老年人、妇女、儿童、残疾人等重点人群提供保健服务和家庭服务指导;开展健康教育指导,逐步开展对个人和家庭的连续性健康管理服务;提供计划生育宣传指导工作。

3. 其他专业卫生服务机构 提供专项服务的社区卫生服务机构。主要包括:①老年健康服务机构,如老年人之家、老年康复护理机构等,主要为那些需要照顾但家庭无力照顾的老年人提供治疗和护理服务。②康复服务机构,主要为慢性病患者、丧失功能的患者提供持续的治疗和照顾,使其功能得到最大限度恢复,提高患者的生活自理能力和参与社会的能力。如脑卒中患者经过医院的治疗后,病情趋于稳定,需要进一步接受康复治疗时,就可以回到社区,接受社区康复机构的继续服务。

任务四 社区护理

王大爷患有高血压、糖尿病和冠心病20多年,到社区卫生服务中心测量血压。社区医生对王大爷进行详细健康检查,指出其有发生糖尿病足的危险。社区护士对王大爷如何预防糖尿病足进行详细指导,告诉王大爷如何正确洗脚,要先倒冷水再加热水,用胳膊肘试水温,擦脚毛巾要用软毛巾,不仅要擦干脚表面,趾缝间和趾甲也要擦干,以防皮肤损伤。王大爷非常感动:"你这里太好啦,连洗脚的问题都说得这么仔细,在别的方面一定很有学问。"请思考:

1. 社区护士的工作与临床护士相比有何不同?

2. 社区护士该如何开展工作?

社区护理是社区卫生服务的重要组成部分,是一种全科、整体、多方位、贯穿人类生命过程的全程护理保健服务，其目的是提高全民族的健康水平及生活质量。社区护理有其特定的理论、概念、工作范围及工作方法。明确社区护理的概念，了解国内外社区护理的发展过程及状况，将有助于社区护士更好地完成社区护理工作。

一、社区护理的概念

社区护理也称为社区卫生护理或社区保健护理，起源于公共卫生护理，在20世纪70年代由美国露丝·依思曼首次提出。美国护理协会对社区护理的定义：社区护理是将公共卫生学及护理学理论相结合，用以促进和维护社区人群健康的一门综合学科。我国将社区护理定义为：社区护理是综合应用护理学和公共卫生学的理论与技术，以社区为基础、以人群为对象、以人的健康为服务中心，将预防、保健、医疗、康复、健康教育、计划生育等服务融于日常护理工作中，并以促进和维护人群健康为最终目标的连续性、动态性和综合性的健康护理服务。

二、社区护理的发展简史

社区护理的发展与社会历史背景、经济、文化等密切相关。追溯社区护理的发展历史，大致经历了以下四个阶段：家庭护理阶段、地段访视护理阶段、公共卫生护理阶段和社区护理阶段。

（一）家庭护理阶段（公元后至1859年）

由于当时卫生服务资源的匮乏、医疗水平的局限及护理专业的空白，多数患者均在家中休养，由家庭主妇看护、照顾，但这些家庭主妇只能给予患者一些基本的生活照顾。正是这种简单、基础的家庭护理为早期护理和社区护理的诞生奠定了基础。

（二）地段访视护理阶段（1859年至1900年）

为了使贫病交加的人群能享受到基本的护理，从而改善贫困人群的健康状况，1859年英国利物浦成立了世界上第一个地段访视护理机构，培养“保健护士”，将护理人员分到各个地段，进入家庭进行地段访视护理，并受到南丁格尔的支持。同时美国也开始进行地段访视，并于1885年在纽约成立地段访视社，后统一命名为访视护士协会。从事地段访视护理的人员大多为经过培训的志愿者，少数为护士，主要针对家庭贫困患者进行护理，包括指导家属对患者进行护理，此阶段的护理除了照顾患者之外，还包括指导患者如何保持清洁及健康的生活方式，强调预防和保健，这是地段访视护理的一个突出特点，为后来的公共卫生护理发展奠定了基础。

（三）公共卫生护理阶段（1900年至1970年）

美国护士莉莉安·伍德是现代公共卫生护理的创始人。1912年，她在南丁格尔所用的“卫生护理”前面加上“公共”二字，成立全国公共卫生护理学会，制订公共卫生护理的原则和标准，设置公共卫生护理教育课程，在1944年被纳入大学教学并将其作为护理专业的必修课。此阶段的公共卫生护理者多为经过系统学习的护士，少数为志愿者，服务对象不再局限于贫困患者，扩展为地段所有居民，服务内容由简单的医疗护

知识链接 1-2

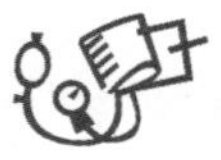

理扩展到预防保健、健康宣教、环境监测等公共卫生护理服务。

(四) 社区护理阶段(1970 年至今)

1970 年,美国的露丝·依思曼首次提出社区护理,将公共卫生护士与社区护士进行了区别,指出社区护理的重点是社区,社区护士应关心整个社区的居民健康,包括生病在家疗养的人及健康人,要求从事社区护理的人员应该与各种卫生保健人员密切合作,以促进社区卫生事业的发展及居民的健康。此阶段的服务对象包括健康人群、亚健康人群、患病人群,也包括个体、家庭和社区健康问题,工作内容主要为预防、保健、医疗、康复、健康教育等。

三、社区护理的特点与工作内容

(一) 社区护理的特点

知识链接 1-3

1. 服务面向社区人群 临床护理针对的是本科室住院患者,范围局限,以恢复个体健康为工作目标。社区护理面向的是社区内的所有人群,强调促进群体健康,根据社区评估,了解整体居民存在的健康问题,制订社区护理计划,运用护理程序解决健康问题。

2. 措施重在预防保健 临床护理工作多是采用治疗性护理措施,恢复患者的健康。社区护理因为面向社区人群,而不是住院患者,通过积极采取预防保健,在未发病或发病早期进行干预,预防疾病的发生。

3. 工作需多方面合作 社区护理立足社区,服务对象多,需要各方面协调合作才能完成,护理内容多样,包括家庭访视、传染病防治、健康教育、康复护理、环境消毒等,需要专业人员协助才能完成,尤其是遇到突发事件时,需要其他部门配合,要求助于上一级卫生机构或行政机构。临床护理也需要多方协调合作,主要是与医生合作。

4. 护理服务综合多样 社区护理以老、幼、妇、残及慢性病患者等为重点人群,提供包括护理、保健、康复、健康教育、计划生育技术指导等综合性的护理服务,涉及治疗性护理措施、预防保健措施,对个人、家庭、群体提供护理。临床护理主要是对个体实施治疗性护理措施。

5. 对护士能力要求较高 社区护士工作范围广、服务内容多、护理对象不一,对护士提出了较高的能力要求。社区常出现紧急情况,以及社区护士家庭访视时,经常需要独立解决问题。与临床护士相比,社区护士只有具备全面的医学社会学知识、较强的应变能力及独立分析解决问题的能力才能胜任复杂的社区护理工作。

(二) 社区护理的工作内容

1. 社区健康护理 对社区卫生环境和社区人群的健康进行管理,负责收集整理及统计分析辖区内群体的健康资料,了解社区人群的健康状况及分布情况,注意发现社区人群的健康问题和影响因素,参与检测影响群体健康的不良因素,参与处理紧急意外事件和预防其发生。

2. 家庭健康护理 通过家庭访视和居家护理的形式对家庭中的患者或有健康问

题的个人进行护理和保健指导，同时注重家庭成员的健康、家庭成员间是否有协调不当的问题、家庭发展阶段是否存在危机等，对家庭整体健康进行护理。

3. 重点人群健康的保健指导 侧重于社区重点人群的日常生活与健康管理。利用定期健康检查、家庭访视、居家护理等机会，对社区的妇女、儿童、老年人进行保健指导。

4. 社区健康教育 健康教育是运用护理程序，以促进和维护居民健康为目标，通过举办学习班、发放宣传资料和小组讨论等多种形式对社区人群进行有计划、有组织、有评价的健康教育活动。教育内容包括疾病预防、健康促进以及健康保护，如计划生育相关知识、疾病及健康保健知识、精神心理卫生知识、影响人群健康的主要危险因素、阻止疾病进展的方法等，提高居民对健康的认识，纠正不良生活行为习惯，最终提高群体健康水平。

5. 计划免疫与传染病的防治 参与完成社区儿童的计划免疫任务，进行免疫接种的实施和管理。参与社区传染病的预防与控制工作，对社区居民进行预防传染病的知识培训，提供一般消毒、隔离技术等护理指导与咨询。

6. 定期健康检查 与医生共同进行健康普查的组织、管理，并对相应的问题给予保健指导。

7. 社区慢性病患者、残疾人的护理及管理 向社区内所有的慢性病患者及身体、心理功能障碍患者提供他们所需要的基础或专科护理及管理服务，配合全科医生进行病情的观察与治疗，进行精神卫生护理、慢性病防治和管理、康复训练、营养和饮食指导等，以改善他们的健康状况，促进功能的恢复。

8. 社区急重症患者的转诊服务 帮助社区内的急重症患者转入相应的上级医疗机构，以得到及时、必要的救治；对转入的病情稳定的患者提供综合的护理服务，称之为双向转诊服务。

9. 社区临终关怀 社区临终关怀是指向社区的临终患者及其家属提供他们所需要的各类身心服务，以帮助患者有尊严地走完人生的最后旅程，同时关注家庭其他成员的心理健康。

10. 院前急救护理 一些急重症患者入院前及现场的急救、护理直接关系到患者的生命安危。触电、溺水、气管异物堵塞、中毒等急重症患者，需要进行就地急救，以挽救患者生命，减少后遗症。社区护士不仅需要熟练掌握这些急救的专业知识和技能，还需对社区人群进行必要的急救知识和技能培训，提高居民自救和互救能力。

四、社区护士的角色和职责

社区护士指在社区卫生服务机构及其他有关医疗机构从事社区护理工作的护理专业人员。

（一）我国社区护士的准入条件

国家卫生健康委员会于《社区护理管理的指导意见（试行）》中明确规定了社区护士的任职条件。

(1) 具有国家护士执业资格并经注册。

(2) 通过地(市)以上卫生行政部门规定的社区护士岗位培训。

(3) 独立从事家庭访视护理工作的护士,应具有在医疗机构从事临床护理工作5年以上的工作经历。

(二) 社区护士的角色

角色是人在日常生活中的不同表现,社区护理的服务内容多,范围广,社区护士也承担了多种角色。

1. 护理服务者 这是护士最基本的角色功能,社区护士进入家庭对个体、家庭提供直接照顾,如提供治疗性护理措施、健康咨询等。

2. 健康教育和咨询者 通过制作传单、宣传栏等方式向居民提供疾病的防治、饮食、环境卫生等知识,以及为居民提供健康咨询服务。

3. 组织管理者 社区护士要管理卫生物资、健康档案等,组织居民进行健康活动,指导活动开展。

4. 协调者 社区护理面向社区居民、学校、企业等,很多社区护理工作需要与多部门合作。如急重症患者的转诊,传染病的防治,维护学校、社区环境卫生等。

5. 观察和研究者 社区护士还要多观察,发现社区出现的新问题,探索合适的解决方法,促进护理学科的发展。

6. 社区居民的代言者 社区护士和居民接触最多,最了解居民的需求,能向领导及相关部门反映情况,帮助居民解决问题。

(三) 社区护士的职责

1. 管理社区人群信息 收集社区人群健康状况及分布情况,整理、统计社区常见病、多发病及慢性病的发病率、死亡率,注意发现社区人群的健康问题和影响因素,参与对影响人群健康的不良因素的监测工作,为社区健康问题及改进措施提供依据。

2. 健康教育与咨询 参与对社区人群的健康教育与咨询、筛查、建立健康档案、行为干预、高危人群监测与规范管理工作,提供计划生育技术服务的宣传教育与咨询。

3. 传染病预防与控制 参与预防传染病的知识培训,提供一般消毒、隔离技术等护理技术,指导与协助改进环境卫生与集体卫生,善于发现并及时汇报,同时教育居民进行消毒隔离以防疫情扩散。

4. 特殊人群的预防保健 参与社区康复、精神卫生、慢性病防治与管理、营养指导工作,重点对老年患者、慢性病患者、残疾人、婴幼儿、围产期妇女提供康复及护理服务,参与完成社区儿童计划免疫任务。

5. 家庭访视 社区护士进入家庭,了解健康需求,提供基础或专业护理服务,配合医生进行观察与治疗,为患者与家属提供健康教育、护理指导与咨询服务。

6. 对就诊患者提供护理 在社区卫生服务站对来就诊的患者按医嘱实施护理工作。

思维导图

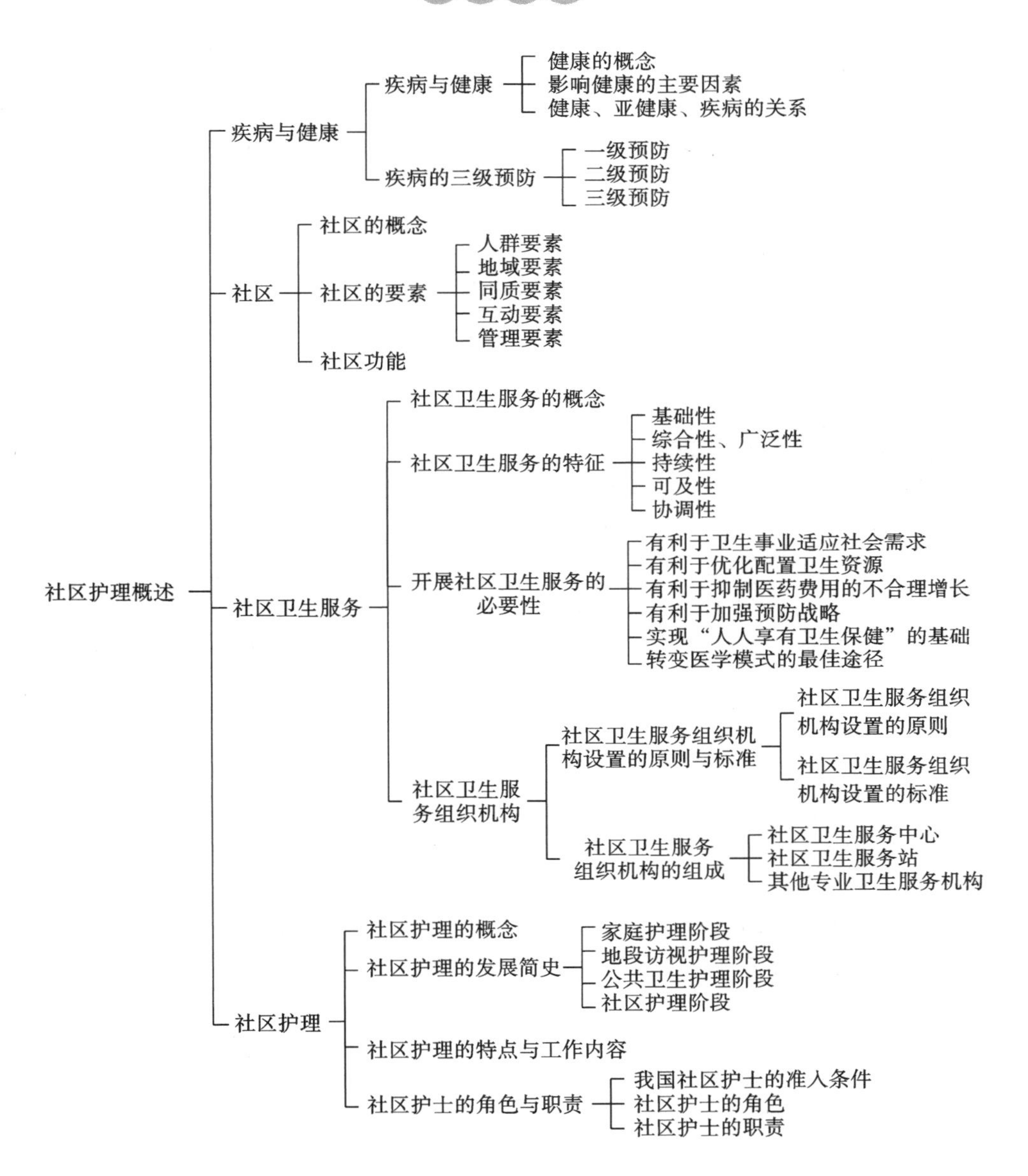

目标检测题

本项目参考答案

一、选择题

1. 构成社区的最基本要素是（　　）。

A. 人群和地域　　B. 人群和生活服务设施

C. 地域和生活服务设施　　D. 文化背景和生活方式

E. 生活制度和管理机构

2. 下列关于社区护理的描述不正确的是(　　)。

A. 是一门应用性学科　　B. 以预防保健为主

C. 强调个体健康　　D. 强调多学科协作性

E. 强调综合性服务

3. 社区护理起源于(　　)。

A. 康复医学　　B. 替代护理　　C. 临床医学护理

D. 公共卫生护理　　E. 生活护理

4. 下列不属于社区护士角色的是(　　)。

A. 领导者　　B. 照顾者　　C. 组织者

D. 健康教育者　　E. 管理者

5. 社区护士的基本条件不包括(　　)。

A. 接受过全日制护理教育　　B. 取得护士执业资格

C. 具有高中以上文化水平　　D. 通过社区护士岗位培训

E. 独立家庭访视护士应有 5 年以上临床经验

6. 下列哪一项不是社区卫生服务的特点?(　　)

A. 组织构成的多样性　　B. 服务内容的单一化

C. 卫生服务的针对性　　D. 服务手段的可及性

E. 服务对象的广泛性

7. 下列哪一项不是社区护理与临床护理的差别?(　　)

A. 服务面向社区人群　　B. 措施重在预防保健

C. 工作需多方面合作　　D. 护理服务综合多样

E. 护士能力要求不高

8. 社区护理的工作范围不包括(　　)。

A. 提供社区保健服务　　B. 慢性病患者的管理

C. 急重症患者的转诊　　D. 传染病的治疗

E. 临终患者关怀服务

9. 社区护士的职责不包括(　　)。

A. 管理社区人群信息　　B. 健康教育与咨询

C. 传染病预防与控制　　D. 家庭访视

E. 对就诊患者让其转院

10. 社区卫生服务中,控制医疗费用的“守门人”是(　　)。

A. 全科医生　　B. 专科医生　　C. 综合医院

D. 国家卫生健康委员会　　E. 社区护士

11. 社区护理工作将护理患者资料基本实现网络化的国家是(　　)。

A. 英国　　B. 美国　　C. 德国　　D. 加拿大　　E. 日本

12. 下列不属于社区护理发展的是(　　)。

A. 家庭护理阶段　　B. 地段访视护理阶段

C. 公共卫生护理阶段　　D. 社区护理阶段

E. 医院护理阶段

13. 社区卫生服务的对象不包括(　　)。

A. 儿童　　B. 孕妇　　C. 妇女　　D. 住院患者　　E. 残疾人

14. 下列关于健康与疾病的描述正确的是(　　)。

A. 健康就是没有疾病　　B. 健康是绝对的

C. 健康与疾病之间有明显的分界线　　D. 疾病与健康可以相互转化

E. 真正健康的人占绝大多数

15. 以下哪项是社区卫生"六位一体"服务内容?(　　)

A. 预防、保健、护理、康复、健康教育、计划生育

B. 预防、保健、医疗、康复、健康教育、居家护理

C. 预防、保健、医疗、康复、健康教育、计划生育

D. 预防、保健、护理、康复、健康促进、临终关怀

E. 预防、保健、医疗、康复、健康体检、计划生育

16. 下列不属于社区卫生服务范围的是(　　)。

A. 为高血压患者提供饮食指导　　B. 为老年痴呆患者的家庭提供支持

C. 为孕妇提供围产期保健的指导　　D. 为肾衰竭患者做肾移植手术

E. 为儿童实施预防接种

17. 下列不属于社区卫生服务重点服务人群的是(　　)。

A. 妇女　　B. 儿童　　C. 老年人　　D. 青年人　　E. 慢性病患者

18. 下列对社区卫生服务的描述中,正确的是(　　)。

A. 社区卫生服务的对象是社区中的患病人群

B. 社区卫生服务的地点必须在社区医院

C. 社区卫生服务提供的时间,应适应居民的需求

D. 当居民的健康问题得到解决后,社区卫生服务即可停止

E. 社区卫生服务的内容只是对居民进行健康教育

19. 社区护理发展阶段中,哪一阶段是以志愿者为主要实施者的?(　　)

A. 家庭护理阶段　　B. 公共卫生护理阶段

C. 地段访视护理阶段　　D. 社区护理阶段

E. 现代护理阶段

20. 在社区中举办老年大学,体现了社区的(　　)功能。

A. 管理　　B. 服务　　C. 保障

D. 教育　　E. 安全稳定

21. 社区护士工作内容不包括(　　)。

A. 疾病护理　　B. 重症患者治疗　　C. 疾病预防

D. 社区康复　　E. 慢性病护理

22. 根据 WHO 的标准,一个有代表性的社区应具备的人口条件是(　　)。

A. 人口为 10 万～30 万人　　B. 人口为 6 万～8 万人

C. 人口为 3 万～5 万人　　D. 人口为 20 万～30 万人

E. 人口为 5 万～8 万人

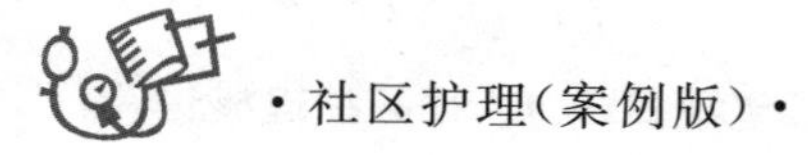

23. 社区卫生服务的特征不包括(　　)。

A. 提供阶段性服务　B. 开展综合性服务

C. 以社区为基础开展服务　D. 提供连续性服务

E. 提供可及性服务

24. 以下哪项是构成社区的第一要素?(　　)

A. 人群要素　B. 地域要素　C. 同质要素　D. 互动要素　E. 管理要素

25. 刘某,34岁,公务员,工作主要通过电脑来完成,存在长期面对电脑的问题,体检未见明显异常。请问:应予以刘某(　　)。

A. 一级预防　B. 二级预防　C. 三级预防　D. 不需要预防　E. 以上均不对

二、名词解释

1. 健康

2. 社区

3. 社区卫生服务

4. 社区护理

三、简答题

1. 影响健康的主要因素有哪些?

2. 卫生服务的社会需求呈什么形分布?

3. 简述社区卫生服务的特征。

4. 社区护理的发展阶段可归纳为哪几个阶段?

5. 叙述社区护理的工作内容。

项目二　社区护理工作方法

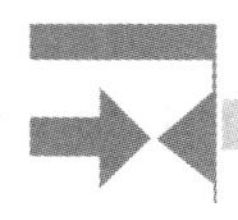

学习目标

知识目标：

1．掌握：社区护理的评估内容、社区护理诊断优先顺序的确定、社区居民健康档案的概念与内容、社区健康教育的概念及其程序、健康教育相关理论、社区健康教育常用方法与技巧等。

2．熟悉：社区护理诊断的形成，社区护理目标、实施计划的制订、护理评价计划的制订，社区护理评价的方法与内容，社区卫生服务常用的评价指标等。

3．了解：社区与个人健康护理诊断的区别、Omaha护理诊断分类系统、社区护理计划的实施；影响社区护理评价的因素、社区居民健康档案的建立和管理等。

技能目标：能正确运用护理程序进行社区健康护理；能正确运用疾病三级预防策略，对人群进行健康促进与健康保护；能运用健康教育的各种方法，并制订一份完整的健康教育计划。

素质目标：具有关注社区整体健康的观念和严谨求实的工作作风；在社区健康教育工作中培养组织协调能力，能与社区居民进行良好的沟通。

任务一　社区护理程序

社区护理的服务对象是社区人群，与临床护理相比，社区护理更加重视整个社区的群体健康，其目标是提高整个社区的健康水平。因此，开展以社区为中心的护理十分重要，社区护理服务应以社区健康评估和社区健康需求分析为基础，发现社区的健康问题，提出护理诊断，制订护理计划，采取护理措施并评价护理效果，这种方法即为社区护理程序。

情景导入

社区护士小王在对本社区小学学生进行体检时，发现有30%的小学生为超重或肥胖。因此，对学校老师和学生家长进行调查，发现许多学生和家长不重视体育锻炼，学生活动量少，看书、看电视、用电脑时间过长；另外，也有不少家长认为胖一点没什么，等上中学学习压力大了，自然会瘦下来。请思考：

1．根据上述资料，社区护理诊断是什么？

2. 如何形成一个准确的社区护理诊断?

3. 针对此社区护理诊断应如何制订护理计划和实施方案?

社区护理评估是社区护士立足于社区,收集、记录、核实、分析、整理社区健康相关资料,以评估社区的健康需求、所具备的健康管理能力和存在的健康问题,并找出导致这些健康问题的相关因素的过程,是社区护理程序的第一步,是确定社区护理诊断的基础、制订社区护理计划的依据。

一、社区护理评估

评估时要注意准确系统地收集各要素的资料,了解社区居民的保健知识、社区居民的健康信念和价值观、社区卫生资源的便利性、社区居民对卫生资源的利用情况、社区人群的健康问题及相关因素等。

(一) 社区护理的评估内容

1. 社区地理环境 环境为人们提供资源的同时也存在一定的威胁。社区健康会受其地理位置、自然或人为环境及社区资源的影响。因此,社区护士要收集与地理特征相关的资料、相关的社区活动,了解地理环境特性对居民生活方式及健康状况造成的影响,了解社区居民是否认识到环境中的危险因素,是否已采取相应的措施,是否充分利用了社区的资源等。

(1) 社区的基本资料:社区护士了解一个社区时需掌握的最基本资料。包括社区的名称、类型、所处的地理位置、东西南北界线、面积、与整个大环境的关系等。

(2) 自然环境:评估时需注意有无特殊的自然环境,如是否有河流、山川,这些自然环境是否会引起洪水、山体滑坡、泥石流等,对健康或生命有无威胁;社区居民是否能很好地利用这些自然资源。

(3) 气候评估:社区的常年气候特征、温度、湿度变化,注意社区居民应对气候骤变的能力、气候的变化对居民健康的影响。

(4) 动植物分布情况:需评估社区绿化的情况,动植物对自然环境、居民健康状况的影响。

(5) 人为环境:每个社区都会有一些人为建筑,如住宅、医院、诊所、工厂、桥梁、加油站等。要评估这些人为环境是否会破坏社区的自然环境,是否会对居民的生命安全、健康造成威胁等。

2. 社区人群 社区的核心是人,所以人口群体特征的评估是社区评估中很重要的部分。通过社区人口群体特征的评估,社区护士可更好地了解社区不同人群的健康需求,从而为其提供所需服务。

(1) 人口数量、密度:社区人口的数量和密度决定了社区所需卫生保健服务的多少。人口过多、密度过大会使社区卫生保健服务的工作负荷增加,还会增加生活的压力及环境污染的可能性;人口密度过小则会增加提供社区卫生服务的难度。

(2) 人口构成:人口构成不同,则医疗保健需求不同。主要评估人口的性别、年龄、婚姻、职业、文化程度、籍贯、分娩及计划生育等基本特征的构成情况。

(3) 人口流动情况:人口流动情况影响社区对卫生保健服务的需求,因此,在对社区进行评估时，应注意人口的变迁情况。

（4）健康状况：评估社区居民的主要死亡原因、各种死亡率（如孕产妇死亡率、新生儿及婴幼儿死亡率等）、死亡年龄、主要疾病谱、疾病的地理分布、时间分布、高危人群数、职业健康等。

（5）健康行为：居民为了增强体质和维持身心健康而进行的各种活动。需收集居民的饮食习惯、吸烟率、饮酒率、卫生服务机构利用率、疾病预防和治疗行为、有无与健康有关的习俗或迷信等资料。

3. 社会系统 一个完善的社区应具备卫生保健、经济、交通与安全、通信、社会服务及福利、娱乐、教育、政治、宗教这九大社会系统。社区护士要注意评估各系统是否健全、功能是否正常、能否满足居民的需求。

（1）卫生保健系统：卫生保健系统是社区社会系统中最重要的内容，社区护士需评估社区健康服务机构的种类、功能、地理位置、服务范围、服务时间、卫生经费来源、收费情况、技术水平、就诊人员特征等，以及这些机构能否为社区中所有居民提供全面连续的健康服务、转诊程序，卫生服务资源的利用率，居民的接受度和满意度等。

（2）经济系统：社区的经济状况决定投入社区卫生服务中的资金多少，社区居民的经济水平影响他们的健康行为和健康需求。社区护士需评估居民的经济状况，如收入、职业类别、社区中的贫困户等，以制订适合不同人群的计划。

（3）交通与安全系统：评估交通是否便利，尤其是去医疗保健机构是否方便，是否为残障者创造了无障碍通道，有无道路标志不清、交通混乱、人车混杂的情况；社区的治安状况、居民的安全感、消防设备等。

（4）通信系统：社区护士评估社区的通信功能是否完善，能否顺利向社区居民提供健康知识；社区居民平常获取信息的途径，为制订计划时选择合适的沟通途径提供依据。

（5）社会服务及福利系统：社会服务可以让居民生活便利。社区护士需评估社会服务机构（如商店、饭店、托儿所、家政服务公司等）的分布和利用度，了解福利政策及申请条件、民众的接受度和满意度。

（6）娱乐系统：娱乐和休闲活动可提高居民的生活质量。社区护士需评估娱乐设施的类型、数量、分布、利用度、居民的满意度等情况，注意社区中有无对健康有潜在威胁的娱乐场所及其对社区居民生活的影响。

（7）教育系统：社区护士需评估社区居民的受教育程度，社区中正式与非正式的教育机构，这些机构的类型、数量、分布、师资、教育经费投入、居民的接受度和满意度，适龄人口上学率等。

（8）政治系统：政府对民众健康的态度和相关政策关系到健康计划能否顺利执行。社区护士需评估社区人群健康保健的相关政策、政府官员对大众健康的关心程度及用于卫生服务的经费等，评估社区主要管理机构（如居委会、民政局等）的分布情况、社区中各领导人的联系方式和工作时间，以便在实施计划时得到他们的帮助和支持。

（9）宗教系统：宗教信仰可影响到社区居民的生活方式、价值观和健康行为。社区护士需评估社区中的宗教组织、宗教类型、信徒人数、领导人、活动场地，以及对居民健康的影响等情况。

为提高评估的效果和效率，社区护士在评估前可根据实际情况对以上建议评估的内容加以取舍，制订相应的评估简表，以免遗漏重要信息。

（二）社区护理的评估方法

社区护理评估需要从方方面面去获取资料。社区护士应充分利用个人感官、运用各种方法收集社区资料。常用的社区护理评估方法有以下几种。

1. 查阅文献法 查阅文献所得到的资料虽然多为二手资料，但它仍是资料收集的重要途径，常为评估社区时第一个用到的资料收集法。

社区护士主要查看已有的社区健康相关资料及各种记录数据，也可到国家卫生健康委员会、疾病预防控制中心、环保局、图书馆、居委会、派出所等地方查阅人口普查、人员流动情况、健康统计、疾病统计等资料。

2. 实地考察法 也称周游社区调查法、挡风玻璃调查法，即社区护士通过周游社区、实地考察，主观地观察该社区的类型、地理位置和特点，居民的生活情况，与周围社区的关系等。在实地考察过程中，社区护士要尽可能多地获取客观信息，如社区的居住环境、设施、交通工具、服务机构的位置和垃圾处理情况等。为了减少因主观因素造成的偏差，要求由不同社区护士进行社区实地考察，或由同一社区护士进行至少两次实地考察，并综合两次或两次以上的考察结果。目的是收集客观资料，分析其发展和变化趋势，从而明确社区存在的主要健康问题。

3. 参与式观察法 社区护士参与到社区居民的活动中，并有意识地对居民进行观察以了解他们的生活习惯、健康行为等，分析健康需求，为制订社区护理计划提供参考和依据。此法获取的资料较真实、深刻。

4. 访谈法 社区护士通过访谈社区中重点人物而获取相关信息的方法，是社区评估中常用的一种方法。所选重点人物一般是在社区中居住时间较长的人，或是社区的管理者，或是对社区很了解的人。访谈可以在短时间内获取大量信息，甚至找出健康问题焦点。访谈可了解社区的发展过程、社区的主要健康问题及需求、居民的健康观念等。

5. 社区讨论会 社区护士通过讨论会的形式了解社区居民的需求及居民对社区健康问题的态度和看法。社区讨论会还可提高居民参与社区活动的积极性，是获取解决社区健康问题方案的较佳途径。

6. 问卷调查法 问卷调查是通过事先设计好的问卷或调查表向调查对象收集资料的过程。社区中有许多问题无法直接观察或收集，如未婚流产和性病发生率等，采取无记名的问卷形式有利于了解这些情况。问卷的设计和质量是调查成功的基础，设计问卷要注意以下事项：一个问题只能询问一件事，避免一题多问，以便于调查对象做出明确的答复；避免诱导性问题；慎重处理敏感与隐私问题；问卷的可信度和效度应处于可接受范围；认真考虑问题的排列顺序。

（三）资料分析

对所收集的资料进行分析整理是社区护理评估的重要组成部分。通过各种方法收集的原始资料，必须进行归类、复核、概括、比较，才能发现社区的健康问题，做出护理诊断。

1. 资料分析的步骤

(1) 资料的归类:资料分类的方式很多,如:可以把资料分为地理环境特征、人口特征、社会系统特征三类;也可把资料从流行病学方面分为生物、环境、生活形态与卫生保健系统四类。

(2) 资料的复核:资料归类后,需根据收集过程的可靠程度进行复核,比较主观资料与客观资料,检查有无遗漏、矛盾之处,不确定的资料需再次收集。

(3) 资料的概括:资料复核后需归纳总结。观察、访谈所得资料可通过文字分析的方法归纳整理;二手资料的数据和问卷调查的结果一般通过计算构成比、平均数、率、百分比等统计指标进行归纳整理,并用表格、图表、坐标等形式概括。其中常用的一种简便的概况工具就是三线表(表 2-1、表 2-2)。

表 2-1　某社区人口年龄分布表

年龄组/岁	女性人数/(%)	男性人数/(%)	合计人数/(%)
0～4			
5～9			
10～14			
⋮			
合计			

表 2-2　某社区常住居民心血管疾病患病情况分布表

年龄组/岁	调查人数	冠心病		脑卒中		高血压	
		患病人数	患病率	患病人数	患病率	患病人数	患病率
30～							
36～							
41～							
⋮							
合计							

制订三线表,要注意以下几点:①表头一定不能遗漏。②数据最终要用比例形式表达。③项目分层要合理:项目分层时注意不要有重叠,如不能把年龄组分层描述为30～35、35～40 等;也要注意分层时不要有遗漏,如不能把年龄组分层描述为<30,30～35。另外,项目分层并不是分得越细越好,而是要根据需要分层。比如在表2-1中,进行上述年龄分层要有所考虑。不同年龄层对健康的需求不太一样,如 0～4 岁的儿童生长发育速度最快,抵抗力差,有特殊的营养和照护需求;5～9 岁的儿童生长发育速度较快,活动范围大,对危险识别能力差,需要继续关注其生长发育情况及做好安全教育。

(4) 与标准比较:概括后的数据还需再找一个标准来比较,这个标准可以参照省

(市)、国家、国际标准。如社区老年人人口比例可与国际老龄化标准比较以判断该社区是否存在人口老龄化。其他的资料和数据,如婴儿死亡率、疾病的发生率、病死率等,都可用这个方法来做出正确诊断。

2. 资料分析的原则

(1) 原始数据资料要经过统计学处理,文字资料要进行含义的解释和分析。定量资料按照问题提出的频率确定问题的严重程度。定性资料,如发病率和死亡率等指标,按照年龄、性别、年代及其他相关变量分组后进行分析,计算标化率,与相似社区和全国资料进行比较。

(2) 去伪存真、去粗存精:资料中可能存在影响资料准确性和完整性的混杂因素,分析时要去除这些混杂因素的影响,找出本质的健康问题。

(3) 注意不同地区的横向比较和同一地区的纵向比较:尤其是当疾病的分布有地域性时,横向比较尤为必要。同时,要注意同一社区的纵向比较以了解社区的历史、看到社区的发展和不足并分析其原因。

(4) 立足于护理分析时,注意我们所关注的问题应是与社区健康护理相关的问题,即所关注或提出的问题应该是社区护士能够解决或干预的问题。立足于社区整体分析时,要着眼于社区整体的健康需求和问题,以社区环境和群体健康问题为主,而不只局限于个人或家庭的健康问题。

二、社区护理诊断

社区护理诊断是根据所收集的社区资料,推断个人、家庭或社区现存的或潜在的问题的过程。社区护理诊断是制订护理措施的依据,反映社区的健康需求。

(一) 社区护理诊断的分类

目前,常用的护理诊断有北美护理诊断协会(north American nursing diagnosis association,NANDA)提出的 NANDA 护理诊断分类法和专用于社区护理实践的 Omaha 护理诊断分类系统。

1. NANDA 护理诊断分类法

(1) 个人健康护理诊断:以患者或者有健康问题的个人为中心,如“患儿营养不良:与家长喂养不当有关”。

(2) 家庭访视健康护理诊断:以家庭整体为中心,反映家庭整体的健康状态,如“某家庭成员有患高脂血症的危险:与长期不良生活习惯有关”。

(3) 社区健康护理诊断:以社区整体健康为中心,反映的是社区和社区人群的健康状况,如“社区老年人脑血管疾病发病率高于全国水平:与社区健康教育不够有关”。个人健康护理诊断与社区健康护理诊断的比较见表 2-3。

2. Omaha 护理诊断分类系统 Omaha 护理诊断分类系统是经美国护士学会(American nurses association,ANA)认可的标准化护理语言体系之一,包括护理诊断分类系统、护理干预分类系统和护理结果评定系统三个部分。Omaha 护理诊断分类系统将社区健康问题分为环境、心理社会、生理和健康相关行为四个领域,包括多项具体的健康问题,见表 2-4。

表 2-3　个人健康护理诊断与社区健康护理诊断的比较

项目	个人健康护理诊断	社区健康护理诊断
适用对象	个人	家庭、群体、社区
主客观资料	症状、体征	家庭、群体和社区居民的健康状况
资料来源	询问、检查	文献、健康档案、居民的反映等
收集资料方法	观察、交谈、体格检查等	考察、调查、统计等
结果	确定个人护理计划	发现社区健康问题，确定社区护理诊断，制订社区护理计划

表 2-4　Omaha 护理诊断分类系统

领域	护理诊断(问题)分类
环境	收入、卫生、住宅、邻居/工作场所、其他
心理社会	与社区资源的联系、社会接触、角色改变、人际关系、精神压力、情绪稳定性、照顾、忽略儿童/成人、虐待儿童/成人、生长与发育、其他
生理	听觉、视觉、说话与语言、咀嚼、认知、疼痛、意识、皮肤、神经、运动、呼吸、循环、消化、排便、生殖泌尿、产前产后、其他
健康相关行为	营养、睡眠与休息形态、身体活动、个人卫生、物质滥用(酒精或毒品)、家庭计划、健康指导处方用药、特殊护理技术、其他

(二) 社区护理诊断的构成要素

社区护理诊断包含健康问题(problem,P)、相关因素(etiology,E)、症状或体征(signs or symptoms,S)三个要素(PES)。

1. 健康问题　对社区健康状况或问题简洁明确的描述。根据问题的性质可分为现存的、潜在的和健康的护理诊断。

2. 相关因素　促成健康问题的或与健康问题有关的各方面的危险因素。

3. 症状或体征　社区健康问题的具体表现，是判定社区健康问题的诊断依据。

(三) 社区护理诊断的陈述方式

社区护理诊断的陈述方式是指以问题为中心，明确指出问题的具体表现和产生的原因。陈述方式与临床护理诊断陈述方式基本相同。

1. 三段式陈述(PSE)　多用于社区现存健康问题的陈述。例如，社区 3～4 周岁儿童手足口病发病率过高(P)：儿童手足口病发病率达 2%(S)，与家长缺乏预防保健的意识有关(E)。

2. 二段式陈述(PE 或 SE)　多用于社区潜在健康问题的陈述。例如，社区老年人有发生意外的潜在危险(P)：与社区空巢老年人较多有关(E)。

3. 一段式陈述(P)　多用于健康的社区护理诊断的陈述。例如，社区儿童营养状况良好(P)。

(四) 护理诊断的确认

对护理诊断需要进行确认与评价，以确定它是否适当，是否符合客观情况。衡量的标准包括以下几点。

(1) 应能反映社区护理对象目前的健康状况。

(2) 考虑到与社区护理对象健康需求有关的各种因素。

(3) 每个护理诊断合乎逻辑且确切。

(4) 护理诊断必须以现在取得的各项资料为依据。

(5) 护理诊断如果满足以上标准,即可制订护理计划。如果达不到上述标准,则需重新评估,并收集更多的资料,并对不确切的资料进行再次核实。

(五) 排列优先顺序

社区护理诊断确定后,若有多个健康问题需要解决和处理时,必须将这些问题按其重要性和紧迫性排序。社区护理诊断排序通常采用 Muecke(1984 年)与 Lancaster(1986 年)提出的优先顺序和量化八项原则来确定:①对社区问题的了解程度;②社区解决问题的动机;③问题的严重程度;④社区可利用的内外资源;⑤预防的效果;⑥社区护士解决问题的能力;⑦健康政策与目标;⑧解决问题的迅速性与持续性等。

将每一个社区健康问题按照上述八项原则逐项评分。评分采用 Muecke 排序法:0 分代表问题不太重要,不需优先处理;1 分代表有些重要,可以处理;2 分代表非常重要,需优先处理。最后综合八项得分,分值越高,表示该问题越需要优先解决(表2-5)。

表 2-5　Muecke 排序法对某社区健康问题的诊断排序

健康问题	对社区问题的了解程度	社区解决问题的动机	问题的严重程度	社区可利用的内外资源	预防的效果	社区护士解决问题的能力	健康政策与目标	解决问题的迅速性与持续性	合计
社区的结核病患病率增高	2	1	2	1	2	2	2	1	13
学生艾滋病知识缺乏	1	2	0	2	1	1	2	2	11
下岗工人健康状况明显下降	1	0	1	1	1	1	2	1	8

三、社区护理计划

社区护理计划是根据社区护理诊断制订的具体护理目标及措施,是护理行动的指南。社区护理计划的制订主要以通过护理诊断反映的社区人群的健康需求和期望,社区健康服务的宗旨和目标,社区可能提供的资源,护理实践的服务范围和标准,社区人群的合作、理解和参与等作为依据。内容主要包括确定预期护理目标、选择护理干预措施、制订干预措施的实施与评价计划、形成护理计划书。

(一) 确定预期护理目标

护理目标分为长期目标和短期目标。长期目标又称为宏观目标或总体目标,是预期达到的最终结果，一般所需时间较长。短期目标又称为具体目标，是实现总体目标的分阶段目标，一般所需时间较短。长期或短期目标是相对而言的，没有明确的时间界限。

(1) 护理目标的制订，尤其是短期目标的制订，应遵循 SMART 原则，即具体的(specific)、可测量的(measurable)、可达到的(attainable)、相关的(relevant)、有时间期限的(timely)，以便更好地落实护理计划和进行护理评价。

(2) 目标内容：制订护理目标时应包括的内容有参与者(who)、达标内容(what)、要达到的标准(how much)、完成的时间(when)和条件(where and to what extent)。举例如下。

护理问题：结核病患病率增高。

长期目标：5 年后××市××区的结核病患病率将下降为目前的 70%。

具体目标：1 年后，15 岁以上居民的结核病防治胸部 X 线检查率从现在的 20%提高到 50%。

也可用 RUMBA 陈述法，内容包括真实的(realistic)、可了解的(understandable)、可测量的(measurable)、行为目标(behavioral)和可达成的(achievable)等。

(3) 目标书写格式：常用目标书写格式及具体内容的书写见表 2-6。

表 2-6 护理目标书写格式

问题	相关因素	长期目标	短期目标
不恰当的饮用水管理	①对饮用水污染的认识低； ②进行水质检查	20××年 12 月末为止该社区 90%的居民能用到安全的饮用水	①20××年 8 月为止对全社区居民实施有关用水管理的教育； ②20××年下半年实施两次水质检查
居民的结核病患病率增高	①对胸部 X 线检查的认识低； ②对新生儿预防接种认识低	5 年后××市××区的结核病患病率将下降为目前的 70%	①1 年后，15 岁以上居民的结核病防治胸部 X 线检查率从现在的 20%提高到 50%； ②1 年后，新生儿预防接种率从现在的 40%提高到 90%

(二) 选择护理干预措施

护理干预措施是指社区护士为实现预期目标所采取的护理活动及具体的实施办法，在制订社区护理计划过程中，护理干预措施的恰当与否，直接关系到预期目标是否能实现，常用的社区护理干预措施有以下几种。

1. 评估性措施 评估是护理措施得以安全实施的有效保证。事实上，评估是任何措施的一部分，包括执行前、执行中及执行后。任何措施实施时都必须评估该活动是否安全适当。例如，社区护士对高血压患者实施高血压知识宣教前，应了解该患者所具备的高血压知识情况；教育过程中，应了解该患者是否理解社区护士所讲的内容；完成教育后，应了解该患者是否能将所学的知识内容与实际生活相结合。

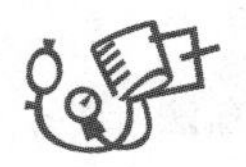

2. 教育性措施　健康教育可以被看作是一种特定的护理活动,健康教育可以是其他某项护理措施的一部分,也可以作为一个独立的、完整的护理措施存在,通过健康教育可以增加人们对某一问题的认识,例如,社区护士对冠心病、糖尿病患者进行宣教。

3. 治疗性措施　治疗通常被看作是处理某一问题的特定方法,例如,社区护士为婴幼儿接种卡介苗,为患者进行静脉输液等。

四、社区护理计划的实施

社区护理计划的实施是根据社区护理计划开展的实践活动。实施社区护理计划不仅是按计划执行护理操作,更重要的是做好各成员间的协调工作以使每项措施得以完成。社区居民不仅是护理服务的接受者,也是社区护理计划实施过程中的主动参与者。

(一)实施前准备

实施前,社区护士要再次确认所需的资源是否已到位;参与者和服务对象是否已明确服务的时间、地点;实施者是否已明确服务方法、预期结果;社区居民的健康意识是否已被唤起。

(二)实施计划

1. 良好的沟通　包括计划执行者间的沟通、执行者与干预对象间的沟通。必要时,还需与当地行政部门、街道、居委会等联系,争取他们的认可和经济上、政策上的支持。

2. 分工与合作　实施社区护理计划时通常需要团队的合作,应根据团队成员的情况,合理分配和授权给他人执行。如家庭访视可由经验丰富的访视护士执行;患者生活上的照料可由经过培训的家属来承担。合理的分工与合作可达到人尽其才,有效地完成护理计划。

3. 提供良好的实施环境　应在实施时间、地点、室温、空气、光线等方面加以改善,为服务对象营造一个安全、舒适、方便的环境,使之乐于接受干预。

4. 记录实施情况　在实施过程中及时做好记录。记录的内容包括实施的各项护理活动、护理对象的反应及产生的新需求、护理效果。记录内容要求真实、准确、详细。详细的记录可使整个实施过程具有连续性,即使执行的人员变动,也不会导致干预中断。另外,详细的记录也为最终的社区护理评价提供了原始资料,还可为以后的工作提供参考。记录格式常采用PIO格式,也就是“问题+护理措施+结果”的书写格式。

5. 识别和处理意外情况　在执行计划中可能会出现一些意外情况。遇到意外情况阻碍计划实施时,社区护士要想办法予以弥补,使计划中的干预措施都能得到贯彻落实。如天气骤变,原计划中的干预对象未能参加活动,社区护士需另择合适的时间就同样的内容对未曾干预的对象再次实施护理计划。

五、社区护理评价

社区护理评价是社区护理程序的最后一步,是对整个护理过程,尤其是实施护理活动后的情况予以评价的过程。若目标达成,说明护理措施有效,解决了原来的社区健康问题;若目标未达成,则需对其原因进行分析,并重新评估,从而形成护理程序新循环。

(一)社区护理评价方法

社区护理评价是一个复杂的过程,一般包括以下步骤。

1. 制订社区护理评价计划 评价前要先制订社区护理评价计划,一般是通过回顾护理目标来确定评价指标的。

2. 收集评价资料 需要对资料重新收集和分析,并与计划的评价指标做比较,才能得出结论。评价资料的收集可采取以下方法。

(1)直接行为观察:通过对护理对象行为的直接观察来了解有无发生预期的改变,从而判断干预的效果。

(2)交谈:通过与服务对象进行正式或非正式的交谈来获取服务对象对健康的态度、心理状态等主观资料。

(3)问卷调查:根据确定的评价指标,制订相应的问卷调查表,由服务对象填写,再进行统计分析,评价是否已达到目标。

3. 分析资料 检查、核对所收集的资料,并且确保资料来源于有代表性的样本或服务对象总体,然后对资料进行分析、总结。

4. 做出结论 对所进行的社区护理工作做出评价,总结经验教训。最好以书面的形式呈现评价结论,如书写社区护理评价报告,以供以后的工作参考。

(二)社区护理评价内容

1. 健康目标达标程度 将护理结果与预期目标进行比较,明确健康目标达标程度。若发现未达成健康目标,则要对资料收集方法、计划可行性及可及性、社区居民参与度等进行分析,寻找原因并进行纠正。

2. 护理活动的效果 通常是在社区护理干预完成后进行,是社区护理干预的终末评价,要针对干预的目的,分析护理活动有无达到促进社区人群健康、维持健康、预防疾病的实际效果。

3. 护理活动的效率 评价时,除了关注护理目标有无实现外,效率评价也是不可忽视的方面。将社区护理活动的投入(人力、物力、财力、时间)与获得的成果进行比较,分析投入与产出是否值得,有无超出计划。原则上是用最经济的途径获得最大的收益和效果。

4. 护理活动的社会效益 评价护理活动为社区居民带来的社会效益,可从效益的持久性、影响程度和受益人群的广泛性来判断。如:通过护理活动,社区居民是否认识到不良健康行为的危害,多少居民在多大程度上改变了不良的行为(如放弃吸烟、酗酒等),该结果是否具有持久性等。

(三)影响社区护理评价的因素

影响社区护理评价的因素主要有社区护士的能力和评价方法两个方面。

1. 社区护士的能力 社区护士的能力会直接影响社区护理评价的质量。社区护士在应用社区护理程序解决社区健康问题的整个过程中,要能够确定准确的评价目标,具备扎实的统计能力,并且掌握项目评价及满意度评价的常用方法,运用评判性思维进行评价。

2. 评价方法

(1) 观察法:通过观察服务对象的行为表现,社区护士可获得较为真实可靠的资料,但需要社区护士具有敏锐的观察力,且该评价方法费时间、费人力。

(2) 交谈法:灵活性强,但有可能因评估者的偏见而影响评价结果。

(3) 问卷调查法:可避免评估者可能存在的偏见,但可能会受调查对象认知能力及其他因素的干扰而影响评价结果的真实性、可靠性。

(4) 标准检查法:利用政府制定的或标准化的社区护理实践标准衡量社区护理工作的效果,可提高评价结果的可信性。

任务二　社区健康检查方法与社区卫生服务常用评价指标

某区卫生局为了分析社区的政策、资源和需求,掌握主要的公共卫生问题及其影响因素,进一步推动本地区的慢性病防控工作,要求每个社区卫生服务中心开展社区健康普查,以确定本辖区慢性病的主要问题和重点目标人群。调查时间为6～10个月,调查对象为本辖区18岁以上的常住人口,调查内容包括问卷调查、体格检查和实验室检测三个部分。请思考:

1. 如何组织与实施社区健康普查?

2. 采用哪些社区卫生服务指标进行评价?

一、社区健康普查

健康普查又称为体检,是针对特定的人群,如儿童、成人、老年人等在规定的日期进行有计划、有组织、有目的的健康检查。

(一) 目的

(1) 了解社区居民的健康状况,进行有针对性的健康干预。

(2) 早期发现疾病及存在的危险因素,早期进行治疗。

(3) 通过健康普查,让人们意识到潜在的和存在的健康问题,获得个体的相应健康信息,自觉地采取健康行为,提高自我保健能力。

(4) 为社区人群疾病的预防和健康促进提供依据。

(二) 社区健康普查的内容

根据不同的人群、疾病的类型、职业的性质等特征来选择健康检查的项目。

1. 0～3岁儿童生长发育普查　体格和智能发育的检查、听力的测试、眼部检查。

2. 育龄妇女健康普查　子宫颈炎、子宫肌瘤、宫颈癌、乳腺疾病的检查。

3. 老年健康普查 骨质疏松症、高血压、糖尿病、心脑血管疾病、恶性肿瘤的普查。

4. 常见传染病的普查 结核病、肝炎、艾滋病、梅毒的检查等。

(三) 社区健康普查的组织与实施

进行人群健康普查活动需相关部门的支持与社区参与。在我国，目前这部分工作主要由企业、机关、学校等单位，按其自己制订的计划进行，国家没有统一的立法规定。执行健康普查任务的医务工作者有医生、护士、营养师、口腔保健师、心理咨询师等。实施社区健康普查主要流程有居民健康调查、健康普查前筹备工作、实施健康普查、效果评价。

1. 居民健康调查 居民健康调查是发现社区重要健康问题的关键，是确定社区健康普查的依据。

(1) 收集资料：利用居民健康档案、门诊就诊记录、社区诊断资料和原始资料的统计数据。

(2) 确定健康问题和健康普查人群：通过对资料的汇总、整理、分析和评估，筛选健康问题，明确健康普查人群，确定健康体检的项目。

2. 健康普查前筹备工作

(1) 准备相关资料：健康体检表、问诊记录单、问卷调查表、宣传资料等。

(2) 确定健康普查时间、场地及人群，通过村(居)委会、社区公告栏、广播、短信、媒体等途径提前一周发布信息。

(3) 做好健康普查场地的布置：主要考虑人性化服务，如悬挂横幅、摆放展板、张贴海报、标识体检科室等。

(4) 培训健康普查工作人员：规范表格书写、统一标准、提高准确率、降低漏查率。

(5) 准备充足物品，如体检设备、仪器、试剂等。

(6) 确定检查结果的反馈形式。

3. 实施健康普查

(1) 确认健康体检的流程及相关科室的准备，如接待室、候检室、诊疗室、检查室、问诊室和保健指导室。

(2) 检查安放的设备及仪器，准备消毒用具。

(3) 工作人员做好健康普查各环节的协调和对健康普查对象的解释工作。

(4) 健康普查人群登记、核对和健康检查结果记录单的回收。

4. 效果评价

(1) 预期效果评价：参加健康普查的实际人数；回收健康体检单的数量；健康普查对象是否逐项完成健康体检项目。

(2) 实施过程评价：

①健康普查对象是否及时接到活动通知，并在规定的时间内参检，对未参加健康普查的对象是否采取其他途径再次提醒。

②健康普查的各种辅助设备是否处于工作状态，出现异常情况时是否有应急措施。

③参加健康普查的工作人员是否各司其职、井然有序。

④健康普查对象对本次健康普查工作的配合程度和满意度。

(3) 结果评价:

①总结健康普查活动各环节的实施情况、存在问题,为以后组织社区健康普查提供依据。

②整理、分析健康检查资料,找出存在的相关健康问题和危险因素,进行针对性的健康咨询和健康教育,对需要支持者或有健康问题者,以家庭访视等形式提供进一步服务。

二、社区健康筛检

筛检是指应用快速试验、筛查或其他方法从普通人群中检查出可能患有某种疾病的患者的过程。主要用于早期发现患有某种疾病的患者,另外还可以用来衡量新技术检查结果的真实性和可靠性,对新技术进行评价。筛检仅是一种初步的检查方法,不能作为最后确诊的依据。筛检可以针对某患病率高的疾病群体进行普查,也可以对高危人群进行筛查。对确定的高危人群采取一级预防,延缓疾病的发生;对早期发现的疾病患者采取二级预防,提高疾病的治愈率。

社区健康筛检是一项预防性的健康检查,因筛检对象多,涉及面广,需有足够人力、物力和财力的保证及相关部门的协同参与,制订科学的、系统的活动计划,在实施的过程中应考虑筛检技术对人体的健康是否有害,是否易于被筛检对象接受,对筛检结果“阳性”者应进行进一步诊断和治疗。

三、社区卫生服务常用的评价指标

在社区护理评估、制订社区护理计划和评价社区护理效果时,都需要对社区的各种信息进行统计分析,并以所得到的各项统计指标为依据,制订社区卫生事业发展战略和社区卫生规划,研究疾病防治的策略。

(一) 常用社区居民健康状况的评价指标

1. 人口统计学指标 描述的是人群状况,包括人口数量和人口构成。确定社区人口总数是了解社区基本情况的内容之一。统计时间一般采用每年1月1日零时至12月31日24时的人口数,数据来源于当地公安部门。同时可以获得人口构成情况,如性别、年龄、文化、职业等基本人口学特征,其中常用于描述人口构成情况的是性别和年龄。常用的人口学特征指标有以下几个。

(1) 老年人口系数:指60岁及60岁以上人口数占总人口数的百分比。老年人口系数在一定程度上反映了人群的健康水平。

老年人口系数=60岁及60岁以上的人口数/总人口数×100%

(2) 儿童人口系数:指14岁及14岁以下儿童的人口数占总人口数的百分比。儿童人口系数越大,人口越年轻,越能反映社会的生育水平。

儿童人口系数=14岁及14岁以下儿童的人口数/总人口数×100%

(3) 其他指标:划分人口类型的老少比,采用年龄和性别数据绘制坐标图,确定人口类型的金字塔等。

2. 生命统计指标 通过描述人群生命周期状况获得人口的动态变化。

（1）出生率：指一年内的活产婴儿数占年平均人口数的比例，反映社区居民的生育水平，受人口的年龄、性别构成情况及政策等因素的影响，需要在标准化后进行比较。

出生率＝（某年出生活产婴儿数/同年平均人口数）×k（k 为比例系数，k＝100％或 1000‰，下同）

（2）死亡率：指在一定时期（一般为 1 年）内死亡人数占同期平均人口数的比例，反映社会经济、环境和卫生条件整体水平，是衡量人口的健康状况的评价指标。

死亡率＝（一定时期内死亡人数/同期平均人口数）×k

死亡专率可以按不同年龄、性别、职业、病种、地区、种族分别计算。常用的死亡率有粗死亡率、死因死亡率、年龄死亡率、孕产妇死亡率、围生儿死亡率、婴儿死亡率、5岁以下儿童死亡率、新生儿死亡率等。

3. 疾病统计指标 可直接用来描述疾病的分布情况，反映人群的健康水平。

（1）发病率：指在人群中某种疾病发生频率的指标，反映在一定观察期（通常以年为期）内某人群新发生某病的频率。

发病率＝（一定观察期内某病新发生的病例数/同期观察的平均人口数）×k

（2）患病率：指某个时期内某病的病例数（包括新旧病例，但不包括死亡者和痊愈者）与同期平均人口之比。反映某期间某种疾病在人群中患病水平，常用于描述病程长的慢性病的存在情况和研究疾病流行程度等。

患病率＝（某期间某病新旧病例数/同期平均人口数）×k

（3）罹患率：发病率的特殊类型，其特点是在某一局限范围、某一短时间内发生的新病例的频率。常用于描述疾病暴发流行情况，如食物中毒、某一传染病的暴发流行等。

罹患率＝[观察期间某病新病例数/同期威胁（暴露）的人口数]×k

（二）常用社区卫生服务的评价指标

完善科学的评价指标可提高社区卫生服务工作的效果和效率。评价服务内容，可了解服务提供和责任落实的情况。社区卫生服务常用的评价指标包括基本医疗服务指标、公共卫生服务指标和中医药服务指标。

1. 基本医疗服务指标 包括门急诊人次、病床使用率、均次费用、抗生素处方比例、静脉点滴处方比例、合理用药处方比例等。

2. 公共卫生服务指标

（1）居民健康档案管理评价指标：健康档案建档率、合格率和利用率及规范电子健康档案建档率。

（2）健康教育效果评价指标：居民健康参与率、健康知识知晓率、健康行为形成率。

（3）预防接种评价指标：预防接种建证率、某种疫苗接种率。

（4）慢性病患者健康管理评价指标：

①高血压：患者发现率、健康管理率、血压控制率、高血压知晓率及服药率。

②糖尿病:患者发现率、健康管理率、血糖控制率和知晓率。

③重性精神疾病:患者管理率、治疗率和病情稳定率。

(5) 重点人群保健评价指标:①儿童健康管理:新生儿访视率、儿童系统管理率。②孕产妇健康管理:早孕建册率、产前健康管理率、产后访视率。③老年健康管理:健康管理率、健康体检表完整率。

(6) 传染病报告、卫生应急管理和卫生监管评价指标:传染病报告率、及时率和准确率;突发公共卫生事件报告率及卫生监督协管信息报告等。

(7) 计划生育技术指导评价指标:生育率、节育率、人工流产率等。

3. 中医药服务指标 中医处方比例(门诊中医处方数占全院处方总数的比例)、中医治疗率、中医门诊病历合格率、中医处方合格率等。

任务三 社区居民健康档案

某社区卫生服务中心为了完成居民健康档案建档率达85%、健康档案合格率达95%的指标,按照《城乡居民健康档案管理服务规范》的要求,对辖区内居住半年以上的户籍及非户籍居民建立健康档案。请思考:

1. 建立健康档案有哪些作用?
2. 健康档案有哪几种类型?
3. 如何管理社区健康档案?

建立居民健康档案是国家基本公共卫生服务项目之一,是社区卫生服务工作的一项重要内容,是社区卫生工作者为居民提供连续性服务的重要依据。社区居民健康档案是收集和记录居民健康信息的系统化文件,是以记录个人健康信息为核心的医学资料,是全科医生了解每个居民生命过程中健康状况变化的数据库,也是全科医生团队为居民提供医疗保健服务的基本手段,可为医学教育和医学科研部门提供基础性资料和数据。因此,建立规范、完整、真实的社区居民健康档案是进行社区卫生诊断的关键环节,为有效开展健康教育和健康干预奠定了基础。

知识链接 2-1

一、社区居民健康档案的内容

社区居民健康档案的种类分为个人健康档案、家庭健康档案和社区健康档案。根据国家基本公共卫生服务规范要求,基层卫生服务机构要以家庭为单位统一建立居民的个人健康档案,同时获得家庭相关信息。采用以问题为导向的记录方式,记载的健康问题应简明、重点突出、条理清楚,便于计算机网络管理,以备资料的查阅和分析处理。建立社区居民健康档案时必须进行社区健康调查才能获得社区卫生疾病状况、卫生资源需求和利用状况以及居民健康状况等相关资料。

(一) 个人健康档案

一份完整的个人健康档案涵盖生命历程中健康状况及其接受医疗卫生保健服务

记录的总和，是个人健康信息的全面记载。内容包括个人基本信息、主要疾病和健康问题摘要及各种卫生服务记录三个部分。具体的个人健康档案表单有居民健康档案封面、个人基本信息表、健康体检表、接诊记录表、会诊记录表、双向转诊单及居民健康档案信息卡等。

（二）家庭健康档案

家庭健康档案是以家庭为单位，记录家庭成员和家庭整体在医疗保健活动中的健康基本状况、疾病动态、预防保健服务等的信息资料。内容主要包括封面、家庭基本资料、家系图、家庭卫生保健记录、家庭健康相关资料、家庭主要健康问题目录和问题描述、家庭各成员健康资料（其形式与内容如前述个人健康档案）。

（三）社区健康档案

社区健康档案是记录社区自身特征及居民健康状况的文件资料，是以社区为单位，通过入户居民卫生调查、现场调查和现有资料搜集等方法，收集和记录反映社区主要健康特征、环境特征的资料及其利用状况的信息，并在系统分析的基础上评价居民健康需求，最终达到以社区为导向进行整体性和协调性医疗保健的目的。完整的社区健康档案包括社区基本资料、社区卫生服务资源、社区卫生服务状况、社区居民健康状况等内容，其中，社区居民健康状况主要包括人口学资料、社区患病资料、社区死亡资料、危险因素调查与评估。

二、社区居民健康档案的管理

（一）社区居民健康档案管理的目的

1. 保证建档质量 社区居民健康档案包括个人健康档案、家庭健康档案和社区健康档案。建档时所收集的资料范围广泛，内容繁多，为保证健康档案的质量，在资料收集和整理过程中都要严格管理，确保入档资料客观、真实、准确、可靠，避免“死档”“假档”。

2. 确保及时归档 每个社区卫生服务机构均需制订完善的社区居民健康档案归档制度，明确规定归档范围及归档时间等，将档案资料及时、完整、系统地归档保存。

3. 便于正常使用 社区居民健康档案集中保管存放，规范保管、使用、查阅等管理制度，可使健康档案在社区卫生服务、评价、科研、教学等工作中充分发挥作用。

（二）社区居民健康档案的管理制度

根据《关于规范城乡居民健康档案管理的指导意见》，各地卫生行政部门对社区居民健康档案的建立和保管应有相应的人力、物力和财力支持，建立相应的监督管理制度，保证建立社区居民健康档案工作的顺利实施。

社区卫生服务机构必须建立和执行社区居民健康档案的管理制度，确保社区居民健康档案工作的顺利开展，完成工作目标。管理制度涉及档案的建立和使用必须符合国家相关的法律法规、保证重点人群建档、社区卫生服务机构健康档案保管的具体措施和使用要求，以及社区居民健康档案的安全管理办法等。

(三) 社区居民健康档案的管理流程

关于社区居民健康档案的管理流程详见附录一。

(四) 社区居民健康档案的终止和保存

(1) 社区居民健康档案的终止包括死亡、迁出、失访等,均需记录日期。对于迁出辖区的还要记录迁往地点的基本情况、档案交接记录等。

(2) 纸质健康档案应逐步过渡到电子健康档案。纸质健康档案和电子健康档案由健康档案管理单位(居民死亡或失访前管理其健康档案的单位)参照现有规定中的病历的保存年限、方式负责保存。

健康档案管理要具有必需的档案保管设施设备,按照防盗、防晒、防高温、防火、防尘、防鼠和防虫等要求妥善保管健康档案,指定专(兼)职人员负责健康档案管理,保证健康档案的完整、安全。电子健康档案应有专(兼)职人员维护。

任务四 社区健康教育

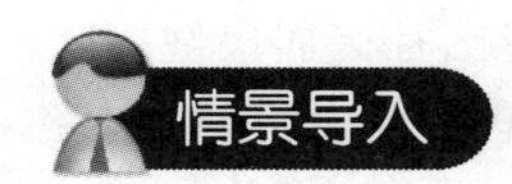

小刘是某社区卫生服务中心的护士,在对社区健康评估时发现,该社区居民中成年男子高血压患者较多。该社区为富裕小区,社区居民生活条件好,成年男子多为公司经理或部门领导,主诉“工作忙,责任重,精神压力大,休息和娱乐活动少,生活规律性差,并认为这些不会导致严重疾病”。所以,小刘决定为该社区的居民制订健康教育计划,进行健康教育。请思考:

1. 与健康有关的行为有哪些?
2. 护士小刘应遵循什么理论进行健康教育?
3. 健康教育的程序步骤有哪些?
4. 如何制订社区健康教育计划?
5. 社区健康教育常用方法有哪些?

一、健康教育相关概念

随着我国社区建设的不断发展和完善,人们对社区卫生服务的需求日益增加,社区健康教育的重要性日渐突出。健康教育是通过有计划、有组织、有系统的各种活动,使健康信息在教育者和被教育者之间传递和交流,使受教育者树立健康意识,自觉自愿地改变不良行为,建立有益于健康的行为和生活方式,消除或减轻影响健康的危险因素从而达到维护和促进健康、预防疾病的目的。

社区健康教育是以社区为基本单位,以人群为教育对象,以促进居民健康为目标,有计划、有组织、有评价的健康教育活动。在社区开展针对不同人群的综合性健康教育,可使社区居民树立健康意识,关心自己、家庭及社区的健康问题,自觉地改变个体与群体的非健康行为、生活方式和社会影响,掌握基本的保健知识和技能,充分、有效地利用卫生保健资源，减少和消除社区健康危险因素，从而降低社区人群的发病率、残障率和死亡率，提高居民的生活质量。

二、健康教育相关理论

（一）健康相关行为

人的行为既是健康状态的反映，又会对人的健康产生重要的影响。许多环境中的有害因素以及卫生保健服务都需要通过人自身的行为作为中介来作用于人体。行为可以加强、减弱或避免与对环境有害的因素接触，也可以影响人们对卫生保健服务的接受、利用或排斥。不良的行为方式不仅与慢性病有关，也是传染病和意外伤害的重要危险因素。美国学者研究发现，七项简单而基本的行为与人们的期望寿命和健康有显著相关性：每天正常规律的三餐而不吃零食；每天吃早餐；每周2～3次的适量运动；适当的睡眠（每晚7～8 h）；不吸烟；保持适当的体重；不饮酒或少饮酒。

健康相关行为是指任何与疾病预防、增进健康、维护健康及恢复健康相关的行为。按其对行为者自身和他人的影响，可分为两类，即健康行为和危害健康行为。

1. 健康行为 健康行为指个体和群体在客观上有利于自身和他人健康的行为。健康行为可分为五种类型。

（1）基本健康行为：指在日常生活中有益于健康的行为，如营养合理、睡眠充足、运动适量等。

（2）避开环境危险行为：指避免暴露于自然环境和社会环境中有害健康的危险因素的行为，如离开污染环境、积极应对各种紧张生活事件等。

（3）戒除不良嗜好行为：指自觉抵制、戒除不良嗜好的行为，如戒烟、不酗酒、不赌博、不滥用药物等。

（4）预警行为：指对各种可能发生的危害健康事件的预防性行为及在事故发生后正确处置的行为，如驾车系安全带、工地施工戴安全帽、事故发生后的自救和他救等。

（5）保健行为：指有效、合理地利用卫生资源，维护自身健康的行为，如定期体检、预防接种、患病后及时就医等。

2. 危害健康行为 危害健康行为指不利于自身和他人健康的行为。危害健康行为可分为以下四种类型。

（1）日常危害健康行为：指日常生活职业活动中危害健康的行为，如吸烟、酗酒、赌博、缺乏体育锻炼等。

（2）致病性行为模式：指可以导致特异性疾病发生的行为模式，国内外研究较多的是A型行为模式和C型行为模式。①A型行为模式是一种与冠心病的发生密切相关的行为模式。A型行为者的冠心病发病率、复发率和病死率均比正常人高2～4倍，A型行为又称为“冠心病易发性行为”，其行为表现为做事动作快，在尽可能短的时间内完成尽可能多的工作（具有时间紧迫感），大声和暴发性的讲话，喜欢竞争，对人怀有潜在的敌意和戒心。②C型行为模式是一种与肿瘤的发生有关的行为模式。研究表明，C型行为者宫颈癌、胃癌、食管癌、结肠癌和恶性黑色素瘤的发生率比正常人高3倍左右，并可促进癌的转移，使癌前病变恶化，C型行为又称为“肿瘤易发性行为”。其行为表现是情绪压抑、自我克制,表面上处处依顺、谦和善忍、回避矛盾,内心却是强压怒火,爱生闷气。

(3) 不良疾病行为:指个体从感知自身患病到疾病康复过程中所表现出来的不利于疾病治疗和健康恢复的行为,如讳疾忌医、不遵医嘱等。

(4) 违规行为:指违反法律法规、道德规范并危害健康的行为,如药物滥用、赌博、性伴侣不固定等。

(二) 健康相关行为改变理论

人类的健康相关行为与其他行为一样是一种复杂的活动,受遗传、心理、自然和社会环境等多种因素的影响。因此,健康相关行为的改变也是一个极其复杂的过程。为有效地改变人类的健康相关行为,各国学者提出了许多改变行为的理论。目前,应用较多的理论模式为知-信-行模式和健康信念模式。

1. 知-信-行模式(knowledge -attitude -belief practice, KABP) 改变人类健康相关行为的模式之一,它将人类行为的改变分为获取知识、产生信念及形成行为三个连续过程。"知"为知识、学习;"信"为信念、态度;"行"为行为、行动。

(1) 知-信-行模式的内涵:知识是基础,信念是动力,行为的产生和改变是目标。人们通过学习获得相关的健康知识和技能,逐步形成健康的信念和态度,从而促成健康行为的产生。行为学研究表明,知识与行为之间有着重要的联系,但不完全是因果关系。行为改变是目标,为达到行为改变,必须以健康知识为基础,以信念为动力。知识是行为改变的必要条件,但不是充分条件,只有对知识进行积极的思考,对自己的职责有强烈的责任感,才可能逐步形成信念。当知识上升为信念,就有可能采取积极的态度去转变行为。态度是转变行为的前奏,要转变行为必须先转变态度。要使人们从接受转化到改变行为是一个非常复杂的过程(图 2-1)。

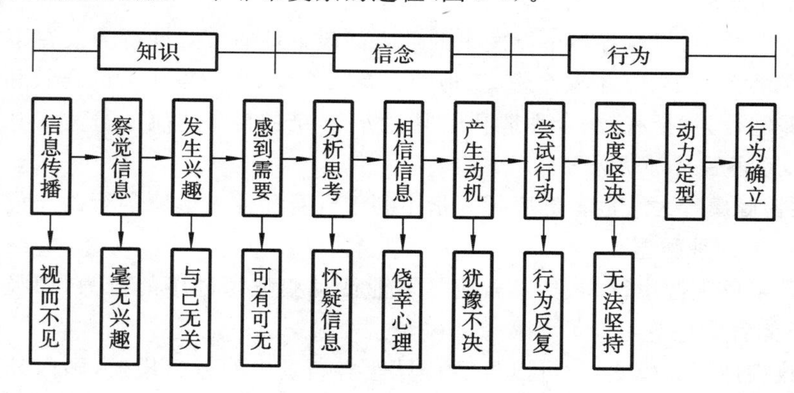

图 2-1 知-信-行转变的心理过程

(2) 影响知-信-行模式转变的因素有以下几种。

①信息的权威性:信息的权威性越强,可靠性和说服力就越强,态度转变的可能性就越大。

②传播的效能:传播的效能越强,越能激发和唤起受教育者的情感,就越有利于态度的转变。

③恐惧因素:恐惧使人感到事态的严重性,但恐惧因素需要使用得当,否则会引起

极端反应或逆反心理。

④行为效果和效益：吸引力较大的因素，它不仅有利于强化自己的行为，同时常能促使信心不足者发生态度的转变。只有全面掌握知-信-行转变的复杂过程，才能及时、有效地减弱或消除不利的影响，促进有利环境的形成，进而达到转变行为的目的。

2. 健康信念模式(the health belief model,HBM) 健康信念是人们接受劝导、改变不良行为、采纳健康促进行为的基础和关键，其模式的建立是知-信-行转变过程中不可缺少的、必要的中间环节。健康信念模式认为，健康信念的形成主要涉及以下几个因素。

(1) 对疾病易感性的认识：指个体对罹患某种疾病可能性的认识，包括对医生诊断的接受程度和自身对疾病发生、复发可能性的判断等。

(2) 对疾病严重性的认识：指个体对患某种疾病严重性的看法，包括人们对疾病引起的临床后果的判断，如死亡、伤残、疼痛等；对疾病引起的社会后果的判断，如工作烦恼、失业、家庭矛盾等。

(3) 对行为有效性的认识：指人们对采取或放弃某种行为后，能否有效降低患病危险性或减轻疾病后果的判断，包括减缓病痛、减少疾病产生的社会影响等。只有当人们认识到自己的行为有效时，才能自觉采取行为。

(4) 对采取或放弃某种行为障碍的认识：指人们对采取或放弃某种行为所遇困难的认识，如费用的高低、痛苦的程度、方便与否等。只有当人们对这些困难具有足够的认识，才能使行为维持和巩固。

(5) 对自身采取或放弃某种行为能力的自信：也称效能期待或自我效能，即一个人对自己的行为能力有正确的评价和判断，相信自己一定能通过努力，克服障碍，完成行动，达到预期结果。

综上所述，健康信念模式在采取促进健康行为、放弃危害健康行为的实践中，应遵循以下步骤：首先，充分让人们对危害健康的行为感到害怕；其次，使他们坚信一旦放弃这种危害健康的行为、采取相应的促进健康行为会得到有价值的结果，同时也使他们清醒地认识到行为改变过程中可能出现的困难；最后，使人们充满改变行为的信心。

三、社区健康教育程序

案例 2-1

社区健康教育是有组织、有计划、有目的的人群干预活动，其实施过程应有周密的组织和严谨的计划。社区健康教育的程序与护理程序类似，其全过程可分为五个步骤，即社区健康教育评估、确定社区健康教育问题、制订社区健康教育计划、实施社区健康教育计划以及社区健康教育评价。

(一) 社区健康教育评估

社区健康教育评估，即社区健康教育者通过各种方式收集有关教育对象的资料，了解教育对象对健康教育的需求，为开展健康教育提供依据。

1. 教育对象 健康教育对象对健康教育的需求是社区护士应重点收集的资料。资料包括：①一般情况：包括性别、年龄、职业、健康状况、经济收入、住房状况、交通设施、学习条件及自然环境等。②生活方式：包括吸烟、酗酒、饮食、睡眠、性生活、体育运

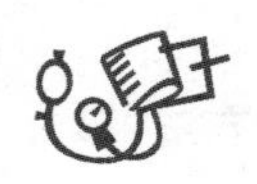

动习惯等。③学习能力:包括文化程度、学习经历、学习的愿望、态度及心理压力。④对健康知识的认识和掌握情况:包括常见疾病相关知识、服用药物的注意事项、不健康生活方式和生活习惯对疾病影响的认识等。

2. 教育环境 教育环境包括自然环境和人文环境。①自然环境,如健康教育场所是否安静无干扰、是否有舒适的座位、是否有利于教学等。②人文环境,如教育者与学习者有无建立良好的信任关系、教育过程中是否保持双向的交流以及学习者之间的交流和态度等,这也是保证健康教育成效的必要条件。

3. 医疗卫生服务资源 医疗卫生服务资源包括医疗卫生机构的数量、地理位置、享受基本医疗卫生服务的状况、卫生立法与卫生政策等。

4. 教育者 主要从教学能力、教学态度、专业知识和技能、教育者的精力等方面去评估。健康教育者不仅要有扎实的专业知识和技能,而且应具有一定的教育学知识,掌握一定的教育技巧。

(二) 确定社区健康教育问题

根据收集的资料,分析和确定社区存在的健康问题和社区居民的学习需要,确定社区健康教育问题有以下几个步骤。

(1) 列出社区居民存在或潜在的健康问题。

(2) 选出可以通过健康教育解决或改善的健康问题,排除由于生物遗传因素所导致的不可干预的健康问题,找出行为因素导致的、可干预的健康问题。

(3) 分析健康问题对受教育者健康的影响程度,将挑选出的健康问题按严重程度排列。

(4) 分析开展健康教育所具备的能力及资源,包括人力、物力及财力,决定所开展的健康教育项目。

(5) 找出与健康问题相关的行为因素及环境因素,以及促进居民改变行为的相关因素。

(6) 确定健康教育的优先问题,可依据“三性”进行排序。

①严重性:死亡率高;发病率高;伤残率高;受累人数多;危害大;群众普遍关注。

②可干预性:与行为问题密切相关,可以通过健康教育得以解决。

③可行性:有必要的技术条件,易于被居民接受。

(三) 制订社区健康教育计划

确定社区健康教育问题后,制订社区健康教育计划。

1. 确定健康教育目标 任何一个社区健康教育计划都必须有明确的目标,它是计划实施和效果评价的根据,目标有总体目标和具体目标两种。

(1) 总体目标:指计划理想的最终结果,是宏观的,甚至计划者并不能亲自看到的结果。例如,青少年的控烟计划,其总目标可以为“造就不吸烟的新一代”。

(2) 具体目标:为实现总体目标设计的、具体的、量化的指标。其要求可归纳为SMART(specific,具体的;measurable,可衡量的;attainable,可达到的;realistic,可信的;time-bound,有时间性的)5个英文字母。具体目标必须回答4个“W”和2个“H”。Who——“对谁?”What——“实现什么变化(知识信念、行为、发病率等)?”When——

“在多长时间内实现这种变化?”Where——“在什么范围内实现这种变化?”How much——“变化程度多大?”How to measure it——“如何测量这种变化?”

例如:某社区通过实施控烟计划,1年后55%的中学、2年后85%的中学建立有关学校控烟的规章制度,使1年后、2年后15~22岁青少年的吸烟率由计划执行前的50%分别下降25%和15%。

①在本计划中具体回答了“对谁”:某社区中学15~22岁的青少年。

②“实现什么变化”:建立有关学校控烟的规章制度,吸烟率下降。

③“在多长时间内实现这种变化”:执行计划后1年、2年。

④“在什么范围内实现这种变化”:某社区。

⑤“变化程度多大”:建立控烟规章制度的中学第1年达到55%,第2年达到85%;吸烟率第1年下降25%,第2年下降10%。

2. 制订健康教育计划 当健康教育目标确定后,就需要制订健康教育计划了,其目的是准确阐明健康教育的内容,确定具体培训内容,给予多少知识和技能以及如何培训这些技能。健康教育计划的制订主要通过任务分析的方法来完成。

(1) 任务分析:设计健康教育的具体内容,首先应对教育对象所要完成的任务进行分解剖析,在分解后的每一部分任务中寻找需要进行教育的具体内容。其基本原则是把每一项工作看成是由一系列任务组成的,每一个任务包含不同的子任务,每个子任务的执行都需要一定的能力和技能,而这些能力和技能就是需要进行健康教育的内容。

(2) 选择评价方法:通过任务分析得出健康教育内容之后,可以根据需要培训的内容选择评价方法,包括知识评价、态度评价、操作技能评价。

(3) 完成健康教育计划:明确的健康教育计划可以帮助社区护士准备教学内容、用具,合理安排时间及准备评价用具,同时还可以使不同的护士进行相同的健康教育时内容保持一致。

(四) 实施社区健康教育计划

健康教育实施即实施计划中的各项措施。在制订了完善的社区健康教育计划后,即可付诸实施。在具体实施社区健康教育计划的过程中应注意以下两点。

1. 实施社区健康教育计划的条件

(1) 首先开发领导层,争取社区基层领导及管理者的支持。

(2) 协调社会各界力量,创造执行计划的良好内、外环境。

(3) 切实做好健康教育者的培训。

(4) 培养社区居民健康教育典型,以点带面,推动工作深入发展。

(5) 不断进行调查研究,探讨新的教育形式和方法。

(6) 及时总结工作,交流、推广好的经验。

2. 社区健康教育者应遵循的基本原则 在实施社区健康教育过程中,为了确保社区护理健康教育的效果和质量,社区健康教育者应遵循以下四项原则。

(1) 选择适当的教学内容、形式和时间:根据自己的需求进行学习是每一个教育对象的学习动力和愿望。

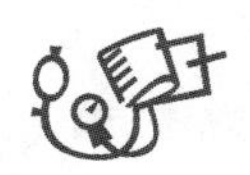

(2) 营造良好的学习环境:良好的学习环境将促进教学活动的质量。学习环境一般包括三个方面,即学习的条件、人际关系及学习气氛。

(3) 鼓励教育对象积极参与教学活动:社区健康教育的主要目的是改变教育对象的不健康的行为和生活方式,所以教育对象的积极参与是保证社区健康教育质量的必要因素。

(4) 及时对教学活动进行评价:保证社区健康教育质量的另一重要因素。因此,教育者应及时对社区健康教育活动进行评价,不断补充和完善社区健康教育计划。

(五) 社区健康教育评价

社区健康教育评价是将客观实际与预期目标进行比较。评价贯穿于整个计划实施的始终,是否执行严密的计划评价已成为衡量一项计划是否成功、是否科学的重要标志。

1. 评价种类 完整的社区健康教育评价应包括以下三个类型。

(1) 形成评价:在计划执行前或执行早期对计划内容所做的评价。包括为制订干预计划所做的需求评估及为计划设计和执行提供所需的基础资料。形成评价是评估现行计划目标是否明确合理、指标是否恰当,执行人员是否具有完成该计划的能力,资料收集的可行性等。

(2) 过程评价:计划实施过程中监测计划各项工作的进展,了解并保证计划的各项活动能按计划的程序发展,即对各项活动的跟踪过程。

(3) 效果评价:其目的是确定干预的效果,包括近期、中期和远期效果评价。①近期和中期效果评价又称为效应评价,评价的重点在于计划或计划的某方面对参与者的知识、态度、行为的直接影响。因此,效应评价是健康教育计划评价的重要内容。②远期效果评价:也称结局评价,是评价健康教育计划的最终目的是否实现。它着眼于评价人群健康状况乃至生活质量的变化。

2. 评价指标 在进行社区健康教育评价时应使用恰当的评价指标。

(1) 反映个体或群体卫生知识水平的指标。

①卫生知识普及率=(社区内已达卫生知识普及要求人数/社区总人数)×100%。

②知识知晓率=(调查中对某种卫生知识回答正确人数/调查总人数)×100%。

(2) 反映社区健康教育工作的指标:社区健康教育覆盖率=(社区内接受健康教育人数/社区总人数)×100%。

(3) 反映个体或群体卫生习惯或卫生行为形成情况的指标:健康行为形成率=(调查中形成某种健康行为的人数/调查总人数)×100%。

(4) 反映群体健康状况的指标:发病率、患病率、死亡率、人均期望寿命及少年儿童的生长发育指标。

四、社区健康教育常用方法与技巧

(一) 社区健康教育常用方法

20 世纪 60 年代起,传播学的概念引入健康教育领域,并逐渐形成了健康传播学,极大地丰富了健康教育的理论和方法,有效地指导了健康教育工作的实践。社区健康传播是指社区居委会和社区卫生服务中心利用各种媒体，将各种健康知识、观念、行为等有计划地与居民进行交流和分享的过程。社区健康传播是社区健康教育的重要手段和策略。主要形式有以下几种。

知识链接 2-2

1. 语言健康教育 语言健康教育又称口头健康教育，即通过语言的交流和沟通，有技巧地讲解健康教育的知识，增加社区居民对健康知识的理性认识，是社区健康教育最基本、最主要的方式，主要包括交谈、健康咨询、专题讲座、小组讨论、同伴教育等。通过面对面的方式解决学习对象的个性化问题，由于面对对象数量不同，可分为个人健康教育和群体健康教育。

2. 文字健康教育 文字健康教育是利用各种文字传播媒介和社区居民的阅读能力达到健康教育目的的一种方法，其材料可以反复使用，是健康教育的一种方式。包括卫生标语、传单、手册、墙报或专栏、报刊或画报等。

3. 形象化健康教育 形象化健康教育主要以图片、照片、标本、实物、模型等形式展览和传递健康信息。其特点是形象、生动、直观，常与文字健康教育配合使用，以增强理解和记忆。

4. 电化健康教育 电化健康教育包括广播、录音、电视、电影等。广播、录音是电化健康教育中简单、容易实施的方法，是以各种健康节目的形式通过电台播音或录音带传播医学科普知识。电视、电影是电化健康教育中先进、效果明显的方法，一般选择适用广泛、大众急需的题材制作健康教育专题节目，通过电视或电影的手段加以表现，发挥视听并用的优势，尤其适合操作过程的演示。

5. 网络健康教育 网络健康教育是指通过计算机网络进行健康信息传播的一种方法，通过文字、声音、图像或三者结合来进行，不仅发挥视听并用的优势，而且能进行直接的、互动式的交流，其信息资源丰富，传播效果好，随时为居民提供各种健康保健服务，使健康教育更具有针对性，同时节约就诊时间。网络健康教育是对以上各种教育方法的全新延伸和全面整合。

6. 民间传统教育 民间传统教育是利用三字经、顺口溜、民歌民谣、地方戏曲、游园灯会、年画挂历等民间特有的文化传播形式开展健康教育的活动，是行之有效的社区健康教育手段。

各种健康教育方法，只有特点的不同，没有优劣之分，在实际应用中各有利弊，没有一种方法是万能的。因此，在明确健康教育的地点、对象、目的的前提下，必须根据其不同的特点，灵活掌握，以选择适宜的健康教育方法。

（二）社区健康教育技巧

教育要有针对性。健康教育内容通常分为两个部分，即综合内容和具体化内容。综合内容主要帮助教育对象正确认识疾病，如疾病定义、发病原因、临床表现等；具体化内容是教育对象可能碰到或必须了解和掌握的知识。例如，药物的作用及副作用、活动范围、饮食种类的选择、伤口自我换药等。社区护士应针对不同个体、不同时间、不同的健康问题和心理状态，给予有针对性的教育和指导。

（1）把握教育的阶段性：在教育过程中，社区护士要把握教育的时机，因为不同的教育时机将产生不同的教育效果。健康教育计划实施时，社区护士必须分阶段地对教育对象的健康问题进行指导,而不是把所有的信息在同一时间内全部灌输给教育对象,那样会使教育对象感到困惑而不知所措或适得其反。

(2) 灵活有序地掌握教育时间:健康教育计划的实施,往往受到时间的限制,特别是家庭和个性化的健康教育,有时很难在设定的时间内进行。因此,健康教育计划的实施,应该根据具体情况灵活地进行时间的调整。

(3) 应用治疗性沟通技巧:治疗性沟通是一般性沟通在护理实践中的具体应用,能起到心理治疗作用。它包括针对教育对象思想采用的开导性语言,对某些疾病的暗示性语言,对检查结果正常及预后良好的解释性语言,以及对不良后果或不治之症的保护性语言等。在健康教育的实施中掌握治疗性沟通技巧,可以有效提高教育效果。

(4) 避免产生教育的负面作用:在实施健康教育过程中要特别注意避免对教育对象可能造成的心理伤害。

五、社区健康教育流程

社区健康教育流程见图 2-2。

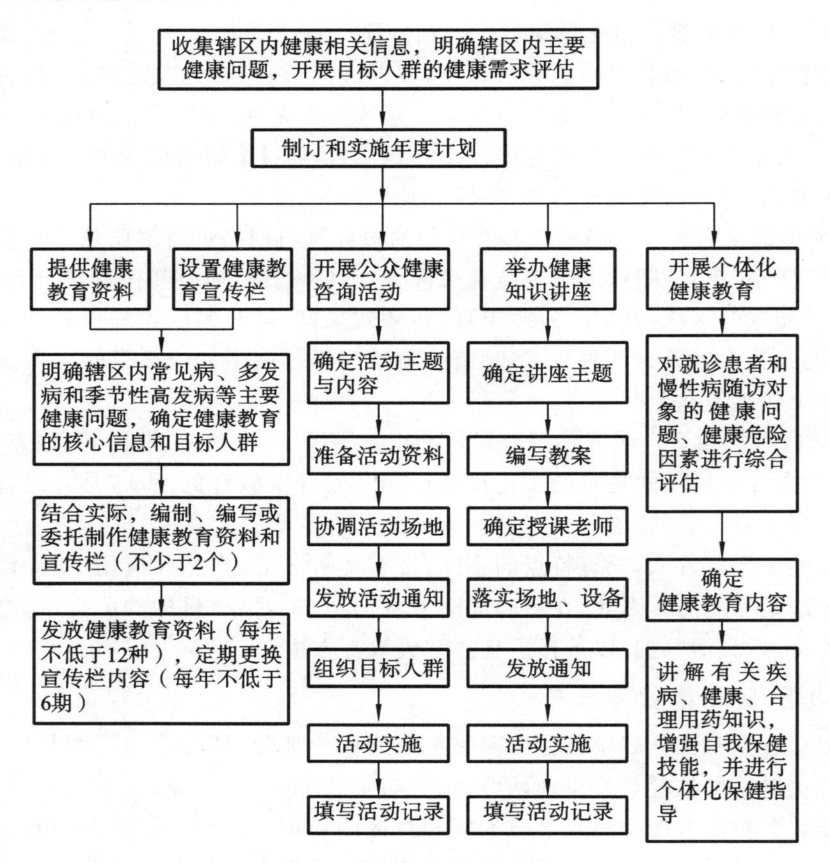

图 2-2 社区健康教育流程图

思维导图

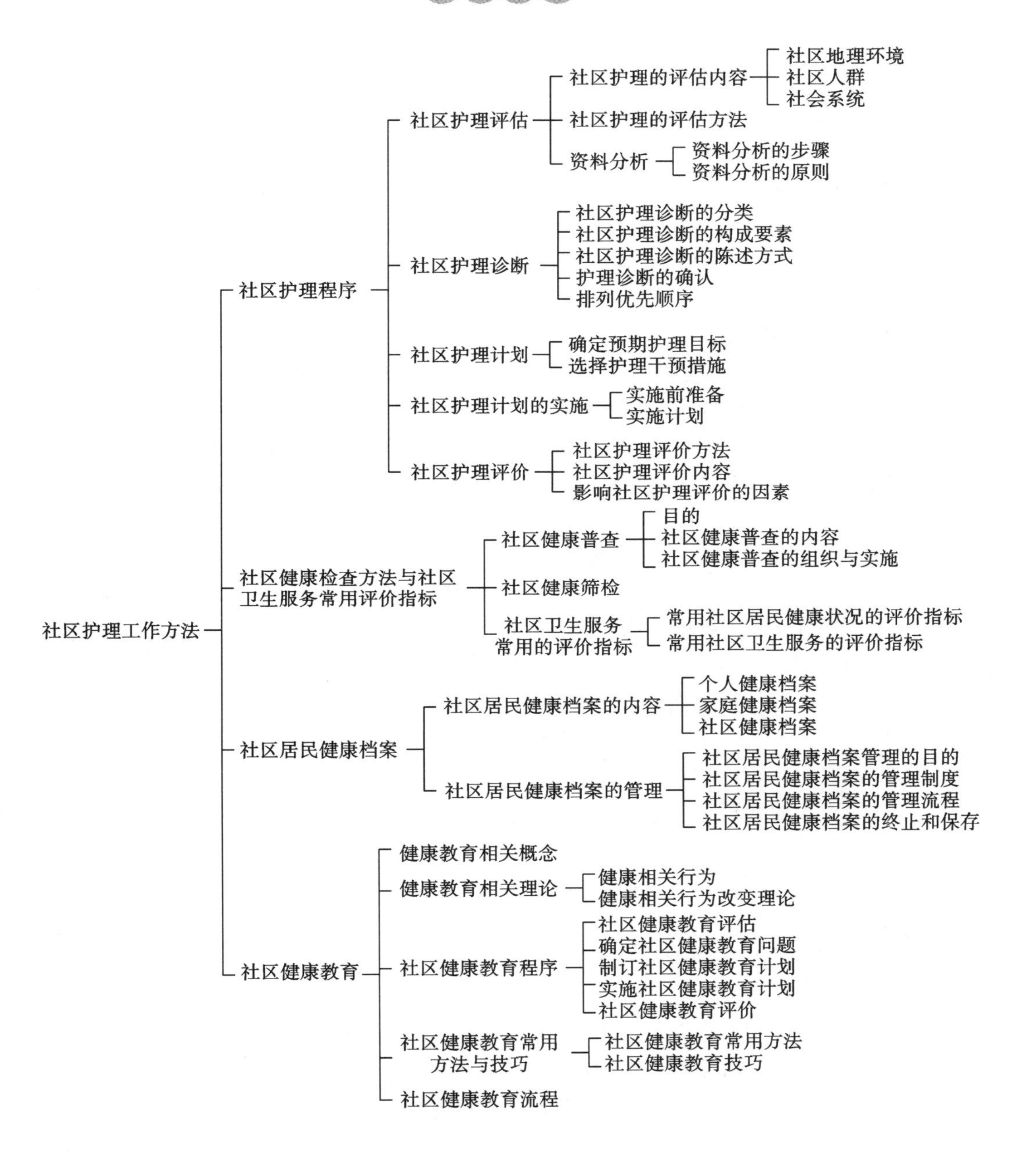

目标检测题

本项目参考答案

一、选择题

1. 在社区护理程序中，对人口群体特征的评估错误的是(　　)。

A. 人口数量及分布　　B. 人文环境　　C. 人口构成

D. 健康水平　　E. 人口变动情况

2. 社区居民健康状况,不包括以下哪项?(　　)

A. 社区人口学资料　　B. 社区患病资料

C. 社区死亡资料　　D. 危险因素调查与评估

E. 社区家庭病床数量

3. 关于制订社区护理目标的叙述不正确的是(　　)。

A. 目标可分为长期目标和短期目标　　B. 相互关联的目标

C. 目标可以随便制订　　D. 可实现的目标

E. 测量的目标

4. 下列关于社区护理诊断描述错误的是(　　)。

A. P　　B. PE　　C. PS　　D. ES　　E. PES

5. 社区护理评价是护理程序的最后一步,其评价手段错误的是(　　)。

A. 观察　　B. 交谈　　C. 问卷调查　　D. 标准检查　　E. 以上都不对

6. 关于社区健康教育的特点,错误的是(　　)。

A. 以健康为中心　　B. 以社区为基本单位

C. 以患病人群为教育对象　　D. 有组织、有计划、有评价

E. 具有连续性,贯穿于人的一生

7. 成功的健康教育的结果是使社区居民发生(　　)。

A. 行为改变　　B. 知识普及　　C. 信息传播　　D. 积极参与　　E. 产生动机

8. 下列关于知-信-行模式的描述错误的是(　　)。

A. 知识是建立积极信念和态度的基础

B. 知识和信念是行为产生的必要条件

C. 具有积极的信念,才能主动形成健康行为

D. 知识转化为行为的过程受多种因素影响

E. 有了正确的知识和信念,行为必然会改变

9. 控制和改变不良行为习惯不包括(　　)。

A. 吸烟　　B. 滥用药物　　C. 娱乐　　D. 嗜赌　　E. 酗酒

10. 下列关于健康教育与卫生宣传的联系与区别的描述,错误的是(　　)。

A. 卫生宣传是开展健康教育的一种常用手段

B. 目的不同

C. 卫生宣传——卫生知识的传播(单向),是开展健康教育的一种常用手段

D. 健康教育——有目的、有计划、有组织、有评价的教育活动过程(双向)

E. 追求知、信、行三者的统一,是二者的根本区别

11. 生活在偏远山区的儿童患结核病而得不到治疗,目前影响健康的因素主要为(　　)。

A. 生物因素　　B. 环境　　C. 社会心理

D. 卫生服务制度　　E. 行为和生活方式

12. 在社区护理计划中,选择的护理干预措施错误的是(　　)。

A. 住院治疗　　B. 评估性措施　　C. 教育性措施

D. 治疗性措施　　E. 健康教育

13. 肿瘤易发性行为又称(　　)。

A. A 型致病性行为　　B. B 型致病性行为
C. C 型致病性行为　　D. D 型致病性行为
E. E 型致病性行为

14. 最简练和最富有宣传性的一种健康教育形式是(　　)。

A. 宣传画　　B. 标语　　C. 宣传册　　D. 宣传单　　E. 宣传栏

15. 教给患者如何测量血糖,最好的健康教育方法是(　　)。

A. 讲授　　B. 讨论　　C. 角色扮演
D. 案例分析　　E. 示教与反示教

16. 关于社区健康档案内容,以下哪项是错误的?(　　)

A. 社区基本资料　　B. 社区卫生服务资源
C. 社区卫生服务状况　　D. 社区居民健康状况
E. 医院专科病历

17. 在中国治理雾霾的过程中,我们首先给大家普及关于雾霾的相关知识,让大家知道雾霾的危害,从而树立信心,从我做起,从身边小事做起来改善雾霾。此过程中运用的模式是(　　)。

A. 知-信-行模式　　B. 健康信念模式　　C. 格林模式
D. 联合国儿童基金会模式　　E. 其他

18. 根据护理计划,社区护士准备于当日下午入户为一居民进行腹膜透析,这属于护理程序中的哪一步骤?(　　)

A. 评估　　B. 诊断　　C. 计划　　D. 实施　　E. 评价

19. 社区护士向社区的糖尿病患者讲授如何合理控制饮食,此工作属于(　　)。

A. 社区保健服务　　B. 社区健康促进服务
C. 社区健康教育　　D. 社区急重症患者的转诊服务
E. 传染病二级预防

20. 按照 Omaha 护理诊断分类系统护理问题分类,生长发育属于(　　)。

A. 环境　　B. 心理社会　　C. 生理
D. 健康相关行为　　E. 健康指导

(21～23 题共用题干)

某社区居民成年男子肥胖发病率高达 20%。社区居民喜食高脂高盐食品,生活规律性差,运动不足,并认为这些不会导致严重疾病;该社区为富裕社区,成年男子多为成功人士,主诉“工作忙,责任重,精神压力大,应酬多,休息和娱乐活动少,且对此生活方式很无奈”。

21. 该社区护理诊断的陈述方法,正确的为(　　)。

A. 用主语＋谓语＋行为标准＋状语的形式陈述　　B. 用一段式陈述法
C. 用二段式陈述法　　D. 用三段式陈述法
E. 用护理分类干预系统陈述

22. 以下哪项是该社区护理诊断的健康问题?(　　)

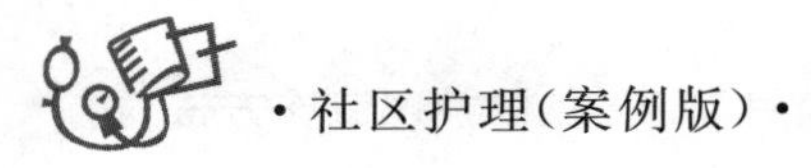

A. 肥胖发病率高于全国平均水平
B. 对不良生活习惯可以导致严重疾病的认识不足
C. 缺乏慢性病危险因素的相关知识
D. 肥胖发病率高达 20%
E. 没有主动寻找缓解精神压力的办法,使紧张和压力持续存在

23. 以下哪项是该社区护理诊断的症状和体征?(　　)
A. 肥胖发病率高于全国平均水平
B. 对不良生活习惯可以导致严重疾病的认识不足
C. 缺乏肥胖影响因素的相关知识
D. 肥胖发病率高达 20%
E. 没有主动纠正不良的行为生活方式

二、名词解释

1. 社区健康教育
2. 健康普查
3. 筛检
4. 健康相关行为
5. 知-信-行模式

三、填空题

1. 社区居民健康档案包括(　　)(　　)(　　)(　　)。
2. 社区护理评估内容有(　　)(　　)(　　)三大方面。
3. 查阅文献所得资料多为(　　)资料,常为评估社区时(　　)用到的资料收集方法。
4. Omaha 护理诊断分类系统,是标准化护理语言体系之一,包括(　　)(　　)(　　)三个部分。

四、简答题

1. 社区护理评价内容包括什么?
2. Omaha 护理诊断分类系统将社区健康问题分为哪几个领域?
3. 简述社区卫生服务常用的评价指标及其含义。

项目三　家庭健康护理

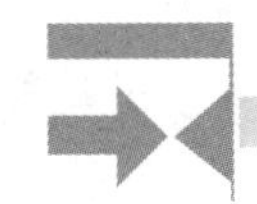

学习目标

知识目标：

1. 掌握：家庭、家庭访视及居家护理的定义；家庭访视的种类和流程。

2. 熟悉：家庭功能及其对健康的影响，家庭生命周期与发展任务；居家护理的服务形式和服务对象；居家护理的内容。

3. 了解：家庭健康评估的常用工具及其含义；家庭访视过程中的注意事项。

技能目标：能正确运用护理程序，结合案例，对家庭进行健康评估、诊断等，并对问题家庭进行健康指导。

素质目标：具有以家庭为中心的护理理念，同时学会团队合作，掌握人际沟通技巧，能独立解决问题，具有评判性思维。

任务一　家　　庭

家庭是人们生活中基本环境、社会组成和社区护理服务的最基本单位，家庭健康会直接影响个人和社区整体的健康。因此，掌握家庭的特点、开发利用家庭资源、发挥家庭功能、促进家庭及家庭成员的健康是每一位社区护士的职责。

李某，女，32岁，大学教师。丈夫张先生，35岁，科技公司职员，平时工作繁忙，加班较多。夫妇二人育有一子，3岁，身体健康，在距离家庭5千米外的幼儿园就读。李女士的母亲患有高血压10年，现与他们同住。请思考：

1. 李某的家庭属于哪一种家庭结构类型？

2. 李某的家庭处于家庭生活周期中的哪个发展阶段？此阶段家庭护理的要点是什么？

随着社会的发展，人们生活水平的日益提高，家庭结构发生了显著变化，核心家庭逐步取代了传统的大家庭，绝大多数家庭呈现(4-2-1)/2结构，家庭的很多功能也转向社会，加之人口老龄化时代的到来，不断完善和发展的家庭护理已成为当今社会发展的需要。

一、家庭的概念

不同的社会发展阶段、不同的社会背景对家庭的界定有所不同。总体归纳有两种倾向,即传统意义的家庭和现代意义的家庭。传统意义的家庭是指靠婚姻、血缘或收养关系联系在一起的,两个或更多的人组成的一个社会基本单位。目前我们大多数家庭都属于传统意义上的家庭。现代意义的家庭是一种重要的关系,家庭应具有血缘、婚姻、供养、情感和承诺的永久关系,家庭成员共同努力以达到生活目标与满足需要。它除了强调婚姻关系和法定的收养关系外,也承认多个朋友组成的具有家庭功能的家庭,是社会团体中最小的基本单位。

二、家庭的类型

我国常见的家庭类型有以下几种。

1. 核心家庭　核心家庭即小家庭,是指由父母和未婚子女或收养子女组成的家庭。也包括仅有夫妇两人的家庭,即丁克家庭。核心家庭已成为我国主要的家庭类型,其特点是家庭规模小,结构简单,关系单纯、稳定、牢固,容易沟通,便于决策家庭重要事件。但这种家庭可利用的内外资源少,一旦出现危机,得不到足够的支持应对困难,容易导致家庭破裂。

2. 主干家庭　主干家庭又称直系家庭,是核心家庭的纵向延伸。主干家庭是指由父母、已婚子女及第三代人组成的家庭,家庭成员多,结构复杂,关系繁多,不容易集中,但面临困难时可利用的家庭资源多,应对危机的能力较强,有利于维持家庭的稳定。

3. 联合家庭　联合家庭又称旁系家庭,是核心家庭的横向拓展。其是指由两对或两对以上的同代夫妇及其未婚子女组成的家庭。包括父母同几对已婚子女及孙子女构成的家庭,两对以上已婚兄弟姐妹组成的家庭等。

4. 单亲家庭　单亲家庭是指由离异、丧偶或未婚的单身父亲或母亲及其子女或领养子女组成的家庭。

5. 其他　指一些不完全的家庭,如重组家庭、同居家庭、群居家庭及同性恋家庭等。上述类型的家庭角色缺损、结构不完整或不稳定,往往可能因经济、住房、赡养等原因诱发各种健康问题。

三、家庭的结构与功能

(一) 家庭结构

家庭结构是指家庭的组成及成员之间的相互关系,家庭结构影响着家庭关系、家庭资源、家庭功能及健康状况等,分为家庭外部结构和家庭内部结构。家庭外部结构是指家庭人口结构,即家庭的类型。家庭内部结构是指家庭成员间的互动行为,包括家庭角色关系、家庭权利、家庭沟通方式与家庭价值观。

1. 家庭权利　家庭权利是指家庭成员对家庭的影响力、控制权和支配权。家庭权利反映了家庭决策者在做出决定时,家庭成员之间的相互作用方式。家庭权利可分为:①传统权威型:由家庭所在的传统社会文化决定,如父系社会的家庭把父亲视为权威人物,而不考虑其社会地位、职业、收入、健康状况及能力等因素。②情况权威型:家庭权利随家庭情况的变化而发生转移,由经济供养能力决定,如丈夫失业,由妻子赚钱养家,权利自然由丈夫转移到妻子。③分享权威型:也称民主家庭,家庭成员权利均等,彼此商量决定家庭事宜。④感情权威型:由家庭感情生活中具有凝聚力的成员担当决策者,其他的家庭成员由于对他(她)的感情而承认其权威,如"妻管严型""小太阳型"等。每个家庭可以有多种权利结构并存,不同时期也可以有不同类型。但家庭权利也不是一成不变的,现代家庭的权利中心越来越受情感和经济因素的影响,权利均等,家庭成员彼此商量决定家庭的事务,向民主家庭转移。因此,社区护士了解家庭的权利结构,知道谁对家里的事情有决策权,对进行家庭评估和护理干预非常重要。

2. 家庭角色 家庭角色是指在家庭中对一个占有特定位置的人所要求的行为。家庭成员中每一个成员承担一个以上角色,每个成员扮演的家庭角色是影响家庭健康的重要因素。如丈夫同时也承担父亲角色、儿子角色。家庭成员应尽力完成自己的角色行为,并适应家庭角色转变。例如,母亲因病住院治疗,但孩子上学仍需要照顾时,父亲就应承担起母亲的角色,以维持家庭的稳定。

3. 家庭沟通方式 家庭沟通方式是指家庭成员之间在情感、愿望、需求、价值观念、意见和信息等方面,通过语言和非语言(如表情、手势、姿势等)方式进行沟通的过程,是评价家庭功能状态的重要指标。沟通是维持家庭健康的必要手段,开放坦诚的有效沟通能化解家庭矛盾,解决家庭问题,促进家庭成员间的关系。

4. 家庭价值观 家庭价值观是家庭在价值观念方面特有的思想、态度和信念。它的形成受家庭所处的文化背景、宗教信仰和社会价值观影响。家庭的价值系统决定着家庭的角色、功能,家庭对健康的态度和信念直接影响家庭成员对疾病的认识、就医行为、健康行为、生活方式等。社区护士了解家庭价值观,尤其是健康观,有利于解决家庭健康问题。

(二)家庭功能

家庭功能是指家庭自身固有的性能和功能,其主要功能是通过满足家庭成员在生理、心理及社会各个层次最基本的需求,维护家庭的完整性,实现社会对家庭的期望。

1. 情感功能 情感功能指家庭成员间的彼此关爱,通过彼此的关怀与支持,满足家庭成员爱与被爱的需求,使家庭成员有归属感和安全感,成为形成和维系家庭的重要基础。

2. 养育功能 养育功能指家庭具有繁衍和养育下一代、赡养老年人的功能。通过生育子女、赡养老年人,起到延续人类、种群和社会的作用。

3. 社会化功能 社会化功能主要指家庭有培养其年幼成员走向社会的责任与义务,为其提供适应社会的教育,使其具有正确的人生观、价值观和健康观。

4. 经济功能 经济功能指经营生活、维系生活所需的经济资源,包括物质、空间及金钱等,以满足家庭成员的衣、食、住、行、教育、医疗、娱乐等多方面的生活需要。

5. 健康照顾功能 健康照顾功能指家庭成员间相互照顾,维护家庭成员的健康。家庭不仅有保护、促进家庭成员健康的功能,还有在家庭成员患病时提供各种所需照顾和支持的功能。

案例 3-1

四、家庭生活周期、发展任务及其护理要点

家庭存在着由诞生到成熟乃至最终衰老死亡和新的家庭诞生的周期循环。

一般来说,家庭的发展阶段是从夫妻结婚组成家庭开始,包括生产、养育儿女到老年的各个阶段的连续过程。家庭在每个发展阶段,其成员都有特定的角色、责任及需求,需要妥善处理这些任务,才能维持家庭和家庭成员的健康,预防家庭危机的发生。

因此,社区护士了解家庭生活周期各阶段的特点,可帮助指导处于不同发展阶段的家庭及家庭成员很好地完成发展任务,促进家庭健康发展。根据杜瓦尔(Duvall)的家庭发展理论,家庭生活周期由八个阶段组成(表 3-1)。

表 3-1 Duvall 家庭生活周期表

阶段	定义	主要发展任务	护理保健重点
新婚期家庭	结婚、妻子怀孕	性生活协调和计划生育 稳定的婚姻关系 双方互相适应及沟通 适应新的亲戚关系 准备承担父母角色	婚前健康检查 性生活指导 计划生育指导 心理咨询
生产期家庭	最大孩子为0～30 个月	父母角色的适应 经济压力增加 生活节律变化 养育和照顾幼儿压力 母亲的产后恢复	母乳喂养 哺乳期性生活指导 新生儿喂养 预防接种 婴幼儿营养与发育
学龄前儿童家庭	最大孩子为 30 个月到 6 岁大	儿童的身心发展问题 安全保护问题 上幼儿园的问题	合理营养 监测和促进生长发育 疾病防治 形成良好习惯 防止意外事故
学龄期儿童家庭	最大孩子为6～13 岁	逐步"社会化"问题 性教育问题 青春期卫生 儿童的身心发展	学龄前期儿童保健 引导正确应对学习压力 合理"社会化" 防止意外事故
青少年期家庭	最大孩子为13～30 岁	青少年的教育与沟通 与父母的代沟问题、社会化问题 青少年性教育及与异性的交往、恋爱	防止意外事故 健康生活指导 青春期教育与性教育 防止早恋早婚

续表

阶段	定义	主要发展任务	护理保健重点
青年期家庭(有孩子离家创业)	最大孩子离家至最小孩子离家	父母与子女的关系 父母开始有孤独感 疾病开始增多 重新适应婚姻关系 照顾高龄父母	心理咨询 消除孤独感 定期体检 更年期保健
中年期家庭(空巢期)	父母独处至退休	重新适应两人生活 计划退休后的生活 疾病问题	防止药物成瘾 防范意外事故 定期体检 改变不健康生活方式
老年期家庭	退休至死亡	适应退休生活 经济收入下降 生活依赖性增强 面临老年病、衰老、丧偶、死亡	慢性病防治 孤独心理照顾 提高生活自理能力 提高社会生活能力 丧偶期照顾 临终关怀

任务二　家庭健康与评估

情景导入

张某夫妇，家中独生儿子，今年考入了外省一所大学，离家已4个多月。十几年来，这家庭的一切家庭生活都是以儿子为中心。儿子离家后，其母整天闷闷不乐，跟丈夫唠叨，并经常给儿子打电话。请思考：

1. 该家庭的夫妇可能面临什么样的健康问题？
2. 作为社区护士，可以提供哪些方面的健康指导？

一、健康家庭的概念及应具备的条件

（一）健康家庭的概念

案例 3-2

健康家庭是指在家庭中的每一个成员都能感受到家庭的凝聚力，它能够承担个体的成长，满足个体面对生活中各种挑战的需要。所谓健康家庭是针对家庭整体而言，而不是针对每一位个体成员。健康家庭在生理、心理、社会文化发展及精神方面处于完好的、动态变化的稳定状态。

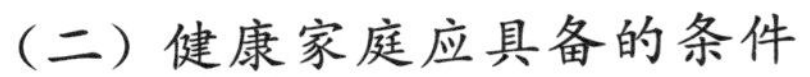

（二）健康家庭应具备的条件

1. 良好的交流氛围　健康家庭中的成员能彼此分享感觉、理想，相互关心，使用

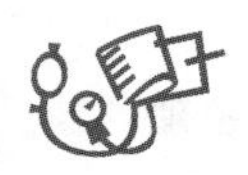

语言或非语言的方式促进相互间的了解,并能化解冲突。

2. 增进家庭成员的发展 健康家庭给各成员足够的自由空间和情感支持,使成员有成长机会,能够随着家庭的改变而调整角色和职务分配。

3. 能积极面对问题及解决问题 当面对问题时,健康家庭会主动承担各种责任,并寻求方法积极解决问题。遇到有解决不了的问题时,不回避问题并寻求外援帮助。

4. 有健康的居住环境及生活方式 健康家庭能为成员提供安全和卫生的生活环境,应确保每一位成员建立促进健康的生活方式和生活习惯,自觉抵制、戒除危害健康的生活方式和生活习惯。

5. 与社区保持联系 健康家庭能有规律地参加各种活动,不脱离社会,充分运用社会网络,利用社区资源以满足家庭成员的需要。

二、家庭健康的影响因素

1. 对遗传的影响 生物遗传是影响个体健康的重要因素。如心脑血管疾病、糖尿病、地中海贫血等与遗传因素有密切的关系。

2. 对生长发育的影响 家庭是儿童生长的基本环境,家庭的价值观直接或间接地影响儿童生理、心理的生长发育及社会适应能力,如童年缺少父母照顾与自杀、抑郁和社会病态人格等精神障碍有关。

3. 对疾病传播的影响 家庭的健康观、生活方式和生活习惯直接影响疾病在家庭中的发生、发展及传播,如病毒感染在家庭中有很强的传播倾向,母亲患有精神性疾病,其孩子患精神性疾病的可能性比较大。

4. 对发病和死亡的影响 许多疾病的发生与不健康的生活方式和生活习惯有关,家庭因素不仅影响发病和死亡,还影响患者及家庭对医疗服务的使用程度。

5. 对康复的影响 家庭的支持对各种疾病的治疗和康复有很大的影响。

知识链接 3-1

三、家庭健康评估

家庭健康评估是为确定家庭存在的健康问题而借助家庭评估工具收集主客观资料的过程,为进行有针对性的支持提供可靠依据。

(一) 评估方法与工具

1. 评估方法 家庭健康评估主要通过家庭访视来进行,运用交谈法和观察法收集资料。交谈法是通过与家庭成员的交谈,了解家庭结构、功能及家庭成员间的关系、健康状况等。观察法主要观察家庭环境、家庭成员间的交流沟通状况和家属如何照顾患病个体等。家庭健康评估的重点在于确认家庭存在的健康问题和解决这些问题的优势。收集资料时应注意与家庭建立良好的关系,在取得家庭信任的基础上,充分挖掘和发现家庭深层次的健康问题。

2. 评估工具 常用的家庭健康评估工具有家庭结构图、家庭社会关系图、家庭圈等。

(1) 家庭结构图:又称为家系图,是用不同符号以家谱的形式展现家庭结构、成员之间的关系、健康状况等家庭信息。其特点是直观、综合、简单,利用家庭结构图能够迅速了解家庭基本情况、识别及判断家庭中的危险因素、满足高危人员筛查的需要，指导生活方式和患者的管理等。家庭结构图绘制应当注意以下几点。①可包含三代或三代以上的家庭成员，一般从此次的护理对象这一代开始，上下延伸，长辈在上，晚辈在下。②同辈中，长者在左，幼者在右；夫妻中，男在左，女在右。对护理对象所在家庭应用虚线圈上。③根据需要标明家庭成员的姓名、年龄或出生日期、死亡年龄或日期及死因、主要疾病或健康问题等。家庭结构图举例见图 3-1，家庭结构图常用符号见图 3-2。

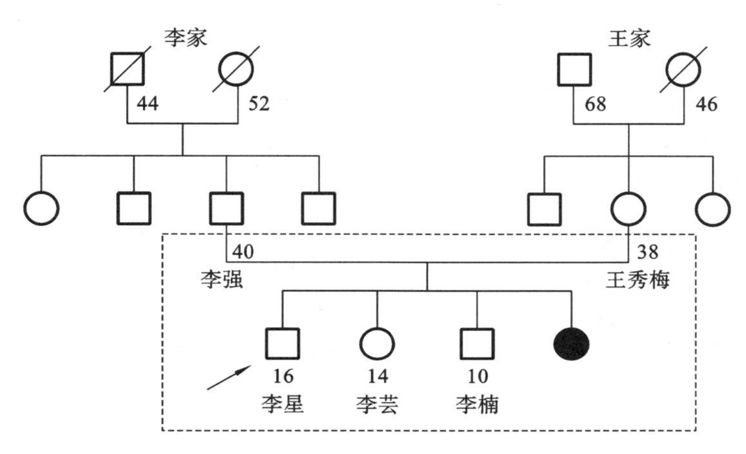

图 3-1 家庭结构图举例

(2) 家庭圈：反映的是护理对象主观上对家庭的看法及家庭关系网络。这种主观看法一般只代表当前的认识，会随着时间而不断地发生变化，需要持续地修正。家庭圈的画法：先让护理对象画一个大圈，再在大圈内画上若干个小圈，分别代表护理对象自己认为重要的家庭成员。圈之间的距离代表关系的亲疏，小圈本身的大小代表权威或重要性的大小（图 3-3）。护士回避，让护理对象自己完成。随后，护士向护理对象提问题或护理对象自己向护士解释图的含义，从而了解护理对象的家庭情况。

(3) 家庭社会关系图：利用图形说明个体或家庭与外在系统间的相互作用和关系情况，护士可从家庭社会关系图快速判断护理对象家庭对外资源的多少和利用情况。

（二）评估内容

家庭健康评估的目的是收集与家庭健康相关的资料，明确健康问题给家庭带来的影响，家庭自身应对问题的能力，以及家庭应对问题采取的方式和方法。家庭健康评估内容包括以下几点。

1. 家庭一般资料　包括家庭住址、电话、家庭成员基本资料、家庭成员健康状况及医疗保险形式、家庭健康管理状况、家庭成员生活习惯等。

2. 家庭患病成员的状况　包括家庭成员所患疾病的种类、日常生活受影响的程度、疾病愈后、日常生活活动能力、家庭角色履行情况、疾病费用等。

3. 家庭发展阶段及任务　包括家庭的发展史，家庭目前所处的发展阶段、主要的发展任务及完成情况。

4. 家庭结构　包括家庭沟通方式、家庭角色、家庭权利、家庭价值观。

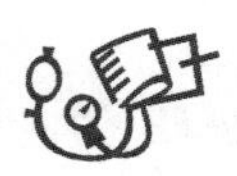

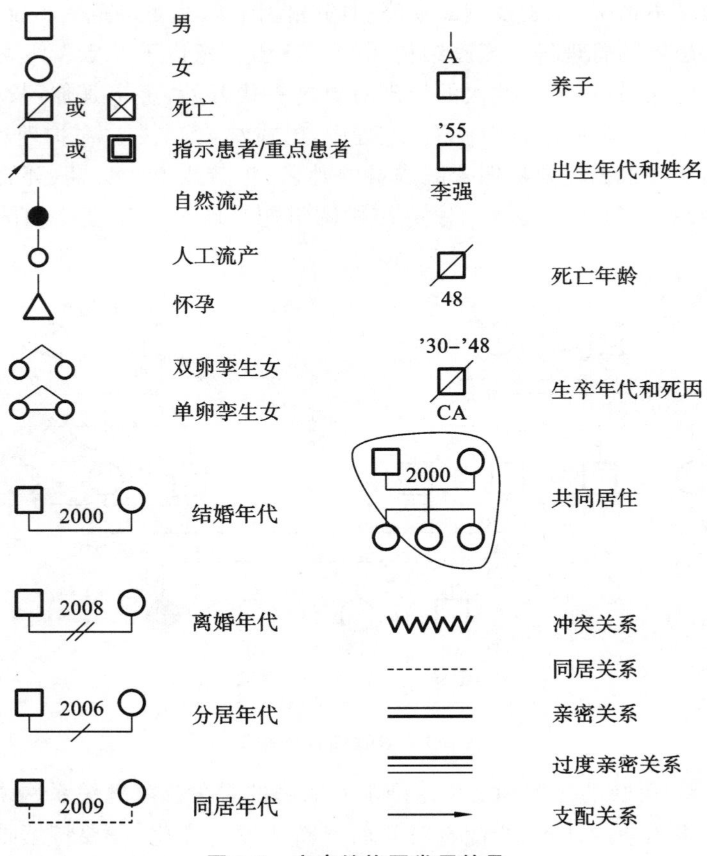

图 3-2　家庭结构图常用符号

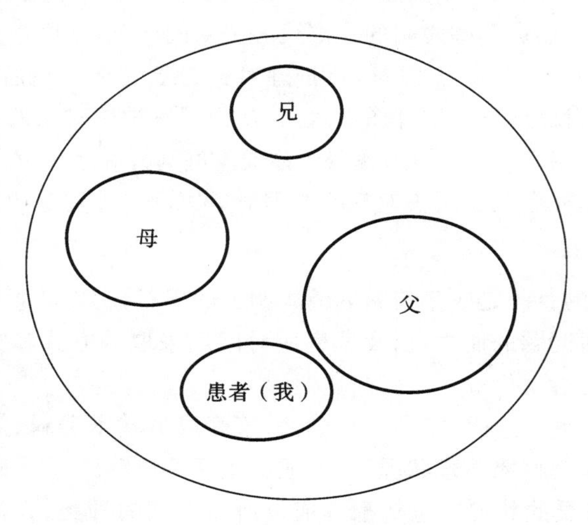

图 3-3　家庭圈

5. 家庭功能　包括家庭情感功能、社会化功能、经济功能、养育功能、健康照顾功能。

6. 家庭资源　包括家庭内部及外部资源。家庭内部资源可为家庭成员提供经济与情感支持,提供及安排医疗咨询、照顾,维护家庭成员的名誉、地位、权利和健康等;家庭外部资源来自家庭外部,包括其他亲朋好友及社会团体提供的关怀与支持,社会文化、宗教、经济、教育、医疗等提供的物质或精神支持。

7. 家庭与社会的关系 包括家庭与亲属、社区等关系和家庭对社区的看法,以及家庭利用社区资源的情况和能力。

8. 家庭应对和处理问题的能力与方法 包括家庭成员对健康问题的认识、家庭成员间的关系变化、家庭战胜疾病的决心、家庭应对健康问题的方式、生活调整对家庭经济的影响以及家庭成员健康状况的影响。

(三)评估资料整理与分析

对所收集的资料进行分析整理是家庭健康评估的重要组成部分。通过评估所获得的家庭资料包括很多方面的信息和数据,需要对资料进行整理、复核、概括等,确定家庭的主要健康问题,并根据健康问题提出护理诊断。另外,确认家庭成员对健康的反应和合理运用社区资源都是十分必要的。在分析过程中,护士应该判断哪些问题需要护理干预并能通过护理干预解决问题,哪些问题需要其他专业人员解决,哪些问题家庭成员能够自己解决。针对护理干预能解决的健康问题,提出护理诊断。

任务三 家庭访视

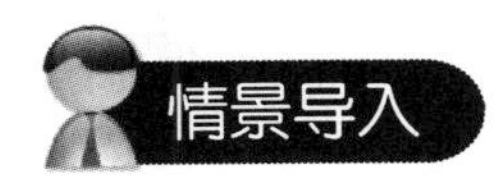

王某,男,32岁,某公司经理,其工作压力大,妻子在一周前自然分娩一男婴,刚从医院回家休养。王某的母亲刚刚确诊2型糖尿病,口服降糖药治疗,其父亲身体良好。请思考:

1. 对王某妻子及孩子来说,该家庭访视属于哪种类型?
2. 家庭访视时主要评估的内容有哪些,从哪些方面进行健康指导?
3. 家庭访视的注意事项有哪些?

一、家庭访视的概念

家庭访视,简称家访,是指为了维持和促进个人、家庭和社区的健康,在服务对象家庭环境里提供的护理服务活动,是开展社区卫生服务的主要形式,也是进行家庭护理的基本手段。家庭访视在西方发达国家早已被社区和医院广泛利用,并与社区医疗、医院医疗共同构成健康保障体系。

二、家庭访视的目的

社区护理人员通过家庭访视,能够了解服务对象的家庭环境、家庭成员情况、家庭结构和家庭功能,从而发现家庭成员和家庭整体现存和潜在的健康问题,合理利用家庭内外资源,实施护理活动,解决家庭及其成员的健康问题,维持和促进家庭健康。具体如下。

(1) 早期发现家庭及家庭成员潜在或现存的健康问题，通过家庭访视，了解家庭以及家庭成员的健康状况，收集家庭生活环境中关于个人、家庭和社区健康相关的真实资料，正确评估家庭结构、家庭环境及家庭成员在家庭环境中的行为；提高资料的可信度，做出明确的护理诊断。

(2) 促进家庭有效地利用社会资源，为居家的病、伤、残者提供各种必要的保健和护理服务。

(3) 促进家庭成员的正常生长发育，提供有关健康促进和疾病预防的健康知识，促使护理对象及其家庭成员积极参与，提高自我健康管理能力。

(4) 充分发挥家庭功能，促进家庭成员之间的相互关心和理解。

(5) 消除家庭环境中的不安全因素、致病因素，确保家庭环境的健康。

总之，家庭访视除了向护理对象提供护理服务之外，也有利于其他家庭成员的参与，还可为整个家庭提供咨询、教育、预防和护理等综合性健康服务。当前我国社区护理服务中的家庭访视，主要还是以有需要的个体为服务对象。除了临时性的急诊性家庭访视外，目前更多的是为慢性病患者提供居家护理服务、为产褥期的妇女和婴儿提供居家保健服务。

三、家庭访视的种类

(一) 预防、保健性家庭访视

预防、保健性家庭访视主要进行疾病预防、保健方面的工作，如产妇和新生儿家庭访视等。

(二) 评估性家庭访视

评估性家庭访视是指对护理对象的家庭环境、家庭结构、家庭成员等进行全面的评估，确定家庭健康问题，为制订护理计划提供依据。常用于年老体弱、存在家庭危机或有健康问题的家庭。

(三) 连续照顾性家庭访视

连续照顾性家庭访视为有后续护理照顾需求的患者提供连续性的护理服务，如出院返家的患者，虽然病情稳定，但仍有特定的健康问题，需要专业护理人员给予定期性的护理服务。主要用于慢性病患者、行动不便者、临终患者及其家属等。

(四) 急诊性家庭访视

急诊性家庭访视解决临时性的、紧急的情况或问题，具有随机性。如慢性病急性发作、外伤、家庭暴力等。

四、家庭访视的流程

(一) 家庭访视前准备工作

家庭访视前，社区护士必须做好充分的准备才能达到访视的目的。可以说，家庭访视前的准备工作是家庭访视成功与否的关键。家庭访视前准备工作主要包括选择访视对象及优先顺序、确定访视的目的、准备访视用品、联系访视家庭、安排访视路线。

1. 选择访视对象及优先顺序 当社区护士负责访视家庭的数量较多时，应在有限的时间和人力的情况下，有计划、有重点、有目的地安排家庭访视的优先顺序。安排家庭访视优先顺序时，需考虑影响人数的多少、对生命的影响、是否留下后遗症、卫生资源的控制等因素。确定访视优先顺序总的原则：优先考虑有严重健康问题的家庭，其次考虑易产生后遗症和不能充分利用卫生资源的家庭；以群体为先，个体为后；以传染性疾病为先，非传染性疾病为后；以急性病为先，慢性病为后；生活贫困、受教育程度低者为先；有时间限制的家庭为先。必要时，可视情况调整。例如，根据访视对象的安全情况和希望访视的时间、社区护士的交通情况、支持内容（新生儿访视在先，传染病患者访视在后）等进行调整。

2. 确定访视的目的 社区护士在家庭访视前必须要有明确的目的，才能产生一定的效果和效益。

（1）在第一次访视之前，社区护士对所访视家庭的环境有一定的了解，熟悉访视家庭的情况，明确访视目的，并制订初步的访视计划。社区护士要从以下几个方面了解情况，即患者住院的治疗和护理资料、健康档案资料、家属到社区卫生服务中心（站）寻求帮助或进行某些健康咨询时提出的问题等。

（2）对家庭做连续性的管理与护理时，在每次访视前要对上一次访视进行总结和评价，补充遗漏，重新修订访视计划，并制订新的访视目标。并根据目标评价结果，对计划进行调整。其目的是通过一段时间的访视管理后，依据目标评价的结果考核目标设定是否正确、是否需要制订新的措施、是否需要继续管理或是否现阶段可以结束。在制订措施和目标时，要与社区卫生服务人员讨论（如全科医生、康复医生等），并注意充分利用资源。

3. 准备访视用品 社区护士要对装有访视物品的访视包进行保管，并在访视前对物品进行准备和核对。访视包内的物品应根据访视目的和访视对象确定。

访视物品分为两类：一类是访视前应准备的基本物品，另一类是根据访视目的增设的访视物品。基本物品包括：①体检工具，如体温计、血压计、听诊器、手电筒、量尺。②常用消毒物品和外科器械，如酒精、棉球、纱布、剪刀、止血钳。③隔离用物，如消毒手套、围裙、口罩、帽子、工作衣。④常用药物及注射工具。⑤其他，如记录单、健康教育材料及联系工具（地图、电话本）等。根据访视目的增设的访视物品，如新生儿家庭访视时增加体重秤、卷尺、母乳喂养和预防接种的宣传材料等，可利用的家用物品如浴巾、各种玩具等，确认该访视家庭具备的情况下可不用准备。

4. 联系访视家庭 一般是通过电话预约与访视家庭联系，约定访视时间，核实访视地址、路径，并简要了解服务对象的状态。如果存在因为预约使访视家庭有所准备而掩盖了想要了解的真实情况的可能时，可以安排临时性突击访视。

5. 安排访视路线 社区护士根据具体情况安排一日的家庭访视路线，可由远而近或由近而远，一般访视出发前应填写访视路线单，一式两份，包括出发时间及预定回归时间和访视家庭的住址、路线和联络方式，一份留在办公室，以便有特殊情况时，访视机构能尽早与访视护士取得联系；另一份由访视者随身携带，以便掌握访视路线。

（二）家庭访视中的工作

在实际家庭访视工作中，社区护士要倾听、了解且尊重访视对象的感觉、想法及行为，并予以关怀，同时必须维护访视对象的隐私权；运用丰富的学识、熟练的技能、沟通的技巧，以真诚的态度与访视对象建立相互信任的关系，提供护理服务。访视的时间长短与不同的访视目的和种类有关，但最好不要超过1小时。家庭访视分为初次访视和连续性访视。

1. 初次访视 初次访视的主要目的是建立合作关系，获取基本资料，初步确定主要健康问题，并进行相应的指导。初次访视时，社区护士首先要做自我介绍，再次确认访视对象住址和姓名，可先讨论一些轻松的话题，使访视对象放松，再讨论访视目的。值得注意的是对急需支持的家庭，如访视对象处于患病初期、刚出院或分娩时期，社区护士应抓紧时机并立即安排访视。因为在这段时间访视对象对支持和指导的需求很强烈，指导效果明显。初次访视应注意以下几个方面内容。

(1) 建立信任关系：初次访视是以后访视的重要基础。因此，社区护士应与访视对象及其家庭建立信任、友好、合作的关系。这种关系的建立涉及整个访视时期，可以说是一种长期的关系。目标的实现与服务对象和家庭成员的配合密切相关。另外，必要时可签订家庭访视协议。

(2) 评估、计划与实施：访视工作应按护理程序进行。包括个人、家庭和环境评估。根据评估结果，社区护士应与服务对象共同商讨，制订可行的家庭护理计划，并根据需要完成急需的护理和健康指导工作。

(3) 简要记录访视情况：对收集到的主客观资料进行简要的记录，包括访视日期、到访和离开时间、访视人员、健康教育指导、病情进展情况、提供的护理服务等。记录的重点为护理人员提供的护理服务、健康教育及患者的反应，还要注意记录时不要为了记录而记录，忽略了访视对象的谈话或其他信息。

(4) 结束访视：与访视对象一起简要总结。若访视对象的健康问题已解决，即可结束访视任务，若健康问题尚未完全解决，则在访视对象同意的基础上共同决定在下次访视前患者和家属应做些什么，预约下次访视的时间和内容。要告知访视对象如果有问题该如何联系社区护士，留下访视者的有关信息，如联系电话、工作单位地址等。

2. 连续性访视 社区护士访视前需对上次访视计划进行评价和修订，再制订下次访视计划并按新制订的访视计划进行护理和健康指导。同时在访视中也应不断地收集资料，以便及时发现问题、解决问题，并为以后的访视提供充分的依据。护士在操作过程中，注意防止交叉感染，严格执行无菌技术操作原则和消毒隔离制度。操作后要妥当处理污染物，避免污染，整理用物并洗手。同时要注意排除其他干扰，及时回答护理对象的提问，必要时向其介绍转诊机构。在访视时，要对收集到的主客观资料以及进行护理援助和指导的主要内容进行记录。记录时注意只记录重点内容，不要为了记录而忽略了与访视对象之间的交流。

（三）家庭访视后的工作

1. 做好物品的消毒与补充 访视回来后，洗手、整理访视包，如处理废弃用品、常规消毒所有用过的物品并补充访视包内的物品。

2. 记录和总结 家庭访视结束后，为了保持护理工作的连续性并方便其他社区工作人员提供综合服务，应及时整理家庭访视的现场记录，包括护理对象的反应、检查结果、现存的健康问题、协商内容和注意事项等，分析和评价护理效果和护理目标达成的情况，建立个人及家庭健康档案，建立资料库。

3. 修改护理计划 根据收集的家庭健康资料和新出现的问题，修改并完善护理计划；如访视对象的健康问题已解决，可终止家庭访视。

4. 护理效果评价 及时分析和评价家庭访视护理效果和家庭访视目标达成情况。

5. 协调合作 与其他社区工作人员交流访视对象的情况，如个案讨论、汇报等，商讨解决办法。如果现有资源不能满足访视对象的需求，而且该问题在社区护士职权范围内不能得到解决时，应对访视对象做出转诊安排或联系其他社区资源。

（四）家庭访视过程中的注意事项

1. 着装 着装要注意穿着适合社区护士身份的职业服装，选择整洁、便于工作的服装，穿舒适的鞋子，必要时便于跑动。

2. 与访视家庭提前取得联系 在访视前尽可能通过电话等各种方式与访视家庭取得联系，询问好地址、方向等。尽量了解访视对象及其家庭情况。

3. 态度 态度要求合乎礼节，稳重大方，尊重访视对象及其家庭的交流方式、文化背景、社会经历等，不要让访视家庭有被检查的感觉，表示出对访视家庭的关心和尊重，要保护访视家庭的隐私，要与访视对象共同制订、实施和评价家庭干预计划，确保决策的自主性。社区护士应利用人际沟通技巧与访视家庭建立信任。

4. 保持界限 社区护士应注意避免个人的态度和价值观等对访视对象自主决策的影响，要与访视对象保持一定的界限，以免影响评估资料的客观性。

5. 访视时间 访视时间一般在0.5～1小时之间。如果与访视对象的时间发生冲突，可利用休息时间，最好在家庭成员都在的时候进行访视，同时要避开吃饭时间和会客时间。

6. 服务项目与收费 社区护士应对访视对象说明收费项目与免费项目，一般家访人员不直接参与收费，不接受礼金、礼物等。

7. 做好文件的记录和签署工作 在家庭访视过程中，认真进行有关文件的记录和签署，避免医疗纠纷，慎重对待无把握或无定论的信息。

8. 签订协议 当访视家庭确定后，社区卫生服务机构应与访视家庭签订家庭访视协议，确认家庭是否同意、访视的方式、访视的内容和时间、双方的责任与义务等，以利于社区护理工作的管理及家庭访视工作的顺利开展。家庭访视协议是一种互动合作的形式，可以鼓励家庭成员参与，促进家庭成员共同努力，提高家庭功能。协议包括问题、目标、计划、责任、期限、措施及评价等内容。

9. 安全 由于家庭的情况复杂，社区卫生服务机构应建立安全制度，社区护士在家庭访视过程中应考虑安全问题，按照有关规定进行工作。

（1）保证访视对象安全，如访视中认为家庭中有人遇到危险，必须立即给予处理，

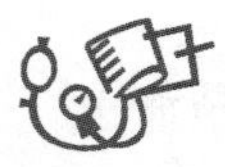

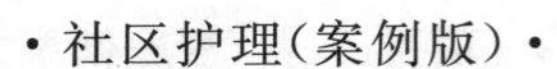

同时要报警或通知急救中心。社区护士有权决定是否进行家庭访视，尽量避免被要求到一些偏僻的场所，如小胡同、地下室等，如果必须去，护士有权要求有陪同人员同行，如果觉得不安全就可以不去。

(2) 报告行程，家庭访视前与该机构其他人员一起准备行动计划，包括访视的时间以及访视家庭的姓名、地址、电话及交通工具等。保护好移动电话及交通工具等，以便紧急情况下使用。尽量在计划时间内进行访视，特殊情况应征得机构同意。

(3) 注意交通安全，应严格遵守交通安全规则，认真做好自我防护措施。还应仔细观察周围的环境，经过一些偏僻的场所时，护士有权要求陪同人员同行。

(4) 家庭访视时，不要佩戴贵重的首饰，要穿舒适的鞋子，随身带上身份证、工作证、移动电话和零钱等，以备急用。

(5) 尽量要求护理对象的家属在场，沉着应对突发事件，如遇到有敌意、发怒、情绪异常的访视对象，社区护士在提供急需的护理后可立刻离开现场。如果访视对象的家中有打架、酗酒、武器、吸毒等不安全因素，可立即离开，并酌情报告相关部门。

任务四　居家护理

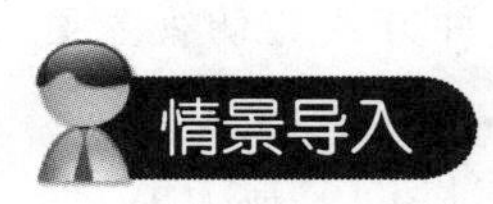

黄某，男，55岁。多饮、多尿伴体重下降1个月，前来就诊，查尿糖(＋＋＋～＋＋＋＋)，空腹血糖14.1 mmol/L，诊断为2型糖尿病。经过一个月饮食控制和磺胺类降糖药规范治疗，空腹血糖降为10.8 mmol/L，转入社区卫生服务中心，该社区提供居家护理服务。黄先生无糖尿病家族史，在政府部门工作，平日喜欢甜的、动物性脂肪多的饮食，近日睡眠不规律、烦躁易怒，平时不爱运动，无烟酒嗜好，家庭关系融洽，经济状况和家庭支持系统良好。请思考：

1. 居家护理有何意义？
2. 居家护理的形式与内容有哪些？
3. 如何区别居家护理与家庭访视？

知识链接 3-2

一、居家护理的概述

(一) 居家护理的概念

居家护理(home care nursing)起源于美国，1893年莉莉安·伍德开始以公共卫生护士的身份在纽约照顾居家的穷困患者。1976年，美国护理大联盟(NLN)将居家护理定义为：生病、失能及损伤的人能在他们居住的地方，接受多种专科性健康护理。目的在于维护健康，促进康复或减少因疾病所致的后遗症或残障。我国主要以家庭病床的形式进行居家护理。居家护理是在执行医嘱的前提下，通过居家护士或者社区护士提供延续性护理服务，具有个性化、综合性、持续性、协调性、可及性的特点。服务对象获得定期性的专业健康照护服务，并达到健康促进、健康维护与疾病预防的目标。目前，居家护理已成为综合性医疗保健系统的一个部分，是对有后续护理服务需求的服务对象，在其居住的家庭环境中，提供连续和系统的基本护理服务。它是适应大众需求的一种主要的社区护理方法，是住院服务的院外补充形式，在提高社会效益和经济效益方面发挥着重要作用。

（二）居家护理的服务对象

居家护理主要的服务对象应包括：①无须住院治疗而在家疗养的慢性病患者，如冠心病、高血压、肺心病、糖尿病、骨和关节病变需要牵引和卧床患者等。②出院后病情已稳定，但仍然需要继续治疗或坚持康复治疗的患者，如高位截瘫患者、乳腺癌术后患者和心脑血管意外恢复期患者等。③重症晚期在家中的患者，如癌症晚期患者不愿意住院更希望在家中实施化疗和缓解疼痛等支持疗法。④确诊患者病情需要住院治疗，但是医院暂时无床位或其他原因不能住院的患者。⑤老、弱、幼、残、行动不便及季节性发病者。⑥高龄失能者、老年痴呆和癌症晚期等特殊患者。

一般居家护理服务机构应制订相应的收费标准，符合条件时为其提供相应的服务。符合以下任一项或一项以上时可获得居家护理服务。

（1）患者及其家属有居家护理需求，且愿意接受居家护理相关的付费事宜。

（2）病情稳定，且能在家中进行医护措施者；患者家中必须有能担负照顾责任的人。

（3）有明确的医疗及护理项目需要者。如一般的治疗处置、气管插管、造口、压疮等护理等。

（4）患者自我照顾能力有限，如活动受限者。

（5）签订家庭护理服务知情同意书。

（三）居家护理的意义

1. 服务对象及其家庭方面

（1）服务对象在家中得到后续的连续性护理服务，可以缩短住院时间，减少住院费用。

（2）避免久留医院造成交叉感染。

（3）有家人陪伴，可得到家人更好地照顾，饮食起居个性化。

（4）既可维持家庭功能，又可维持生活质量。

（5）减少家庭往返医院消耗的人力与精力，减轻家庭负担。

（6）服务对象学习自我照护的知识和技能，还可提高家庭的照护知识与技能。

（7）控制并发症，降低疾病复发率及再住院率。

2. 护理专业和医疗机构

（1）可提供个体化、人性化的护理服务。

（2）促进医疗卫生资源的合理运用，如缩短住院日，增加医院病床利用率，降低医疗总费用等。

（3）拓展护理的专业领域，促进护理人员的专业发展。

二、居家护理的形式

(一)家庭病床

家庭病床也称为医院延续性护理服务,是我国常用的居家护理形式,是由社区卫生服务机构派出医务人员,以家庭作为护理场所,选择适宜的病种,让患者在熟悉的环境中接受治疗和护理。家庭病床服务应遵循方便、经济和高效的原则,以老年医学、康复医学、心理行为医学、保健医学和营养学为理论指导为患者提供综合的、连续性的服务。

1. 设置家庭病床的机构 目前设置家庭病床的机构多在综合医院,一般在综合医院负责的地段内建立家庭病床。近年来出现了设置在社区卫生服务机构的家庭病床,并有逐渐增多的趋势。

2. 家庭病床的类型及服务对象 家庭病床可分为医疗型、康复型和综合型。

(1)医疗型:以收治老年性疾病、慢性病、常见病、多发病和中晚期肿瘤等病种为主体的类型。具体包括:①诊断明确或基本明确,病情稳定的非危重症患者,住院困难且需连续观察治疗的患者;②需长时间治疗,医院无收治条件的、病情允许在家庭治疗的患者;③年老体残、行动不便、到医院连续就诊困难的患者;④需予以支持治疗以减轻痛苦的中晚期肿瘤患者;⑤经住院(含二、三级医院)治疗后病情稳定,出院后仍继续观察治疗的患者;⑥除传染病以外的其他适合在家治疗、护理的患者。

(2)康复型:心脑血管疾病等的康复期,可能已经遗留后遗症(功能障碍或残疾),根据病情需要进行以社区康复治疗为主的患者。

(3)综合型:以诊断明确、治疗方案单一、长期卧床、适宜家庭治疗的慢性病患者为主要对象。根据病情制订护理计划,开展心理卫生、营养膳食、功能锻炼、疾病防治、家庭医学保健知识指导,培训家属掌握必要的护理知识,做好家庭生活护理,预防和减少并发症的发生。

3. 家庭病床的工作流程与要求

(1)建床:建床对象为居住在基层医疗卫生机构管辖区域内且符合家庭病床建床条件的居民。患者(或家属)提出建床申请,填写家庭病床申请表。基层医疗卫生机构根据收治条件、患者情况以及本机构服务能力确定是否建床。对确定予以建床的,应确定签约的责任医生和护士。责任医生或护士详细告知患者(或家属)建床手续、服务内容、患者及家属责任、查床及诊疗基本方案、收费和可能发生意外情况等注意事项,给予家庭病床建床告知书。责任医生或护士指导患者(或家属)按规定办理建床手续,签订家庭病床服务协议书。责任医生、护士完整填写相关信息,认真书写社区家庭病床病历。

(2)查床:①首次访视时,应对建立了家庭病床的患者进行生命体征的测量,详细询问病情,分析患者的心理状态、饮食情况、经济条件、家庭卫生环境等因素,对患者进行疾病的治疗及护理评估。②责任医生根据家庭病床的类型,制订查床计划,每周查床1～2次,病情变化时应随时查床,并及时书写查床记录。③对新建家庭病床患者,上级医生在7天内完成查床。责任医生、护士参加上级医生查床,查床前准备好病历、相关检查报告及所需检查器材等，简要报告病历，上级医生对治疗方案及医疗文书书写质量提出指导意见，责任医生要记入病程，并经上级医生签字确认。④责任护士根据患者病情及医嘱，制订巡视计划。⑤责任护士在执行医嘱时，应严格遵守各项护理常规和操作规范，执行查对制度，避免差错发生。⑥责任护士应指导家属进行生活护理，如防压疮、口腔护理等，配合家属做好患者的心理护理。⑦护士长应定期进行护理查房，检查护理质量和医源性感染控制情况，研究解决护理问题。

（3）会诊与转诊：①家庭病床患者出现病情变化，责任医生应及时出诊，必要时请上级医生会诊并详细记录；②由于技术和设备条件限制，需要进一步诊疗的患者应及时转诊；③患者病情加重，要及时通知家属转诊，如拒绝转诊，需在病历上记录并要求家属签字。

（4）撤床：①家庭病床患者经治疗后病情稳定，责任医生应开具家庭病床撤床证，办理撤床手续；②责任医生、护士应书写撤床小结，并向患者或家属交代注意事项、进行健康指导；③患者或家属要求提前撤床的，经患者或家属签字后办理撤床手续，并记录在撤床小结中；④撤床后的家庭病床病历归入健康档案一并保管。

（二）家庭护理服务中心

家庭护理服务中心是对家庭中需要护理服务的人提供护理的机构，是国外一些发达国家的主要健康服务形式，美国称之为家庭服务中心，日本把它称为访问护理中心。家庭护理服务中心未来将是居家护理的发展方向。

1. 机构设置 家庭护理服务中心由社会财团、医院或者民间组织等设置，其经费独立核算，经费来源主要是护理保险机构，少部分由服务对象承担。

2. 工作人员 其工作人员固定，由1名主任，1名副主任，1～2名医生，数十名社区护士，数十名护理员和家政服务员，数名康复医生，1名心理咨询师，1名营养师组成。家庭护理服务中心的主任和副主任多数由社区护士担任，也有的地方由医生担任。

3. 服务方式 首先到服务中心申请，服务中心接到申请后，由社区护士到申请者家中访视，进行评估。评估内容包括需要进行哪些护理，是否需要医生的诊查，家庭环境情况如何，是否需要改建患者的生活环境，是否需要社区市政的帮助，是否需要康复医生的服务，是否需要心理咨询师的介入，是否需要护理员进行生活护理，是否需要家政服务员等。

三、居家护理的内容

居家护理主要提供以下的服务项目。

（1）观察病情变化，根据病情需要测量体温、脉搏、呼吸、血压、血糖等，并准确记录。在基础护理之上评估病情、确立健康问题，做好重点护理。

（2）明确患者的诊断，密切关注病情的变化，及时查看化验结果，积极实施治疗、护理措施。

（3）采集标本并送检，如血液、尿液、痰及粪便标本等。

（4）家庭基础护理，要求做到“六洁”即保持口腔、脸及头发、手足、皮肤、会阴、床

单清洁;“五防”即防止压疮、防止直立性低血压、防止泌尿系统感染、防止呼吸系统感染、防止交叉感染;“三无”即无粪便、无坠床、无烫伤;“一管理”即饮食管理。

(5) 各种注射,包括肌内注射、皮下注射、皮内注射、静脉注射、静脉输液。

(6) 一般伤口护理,如压疮、外伤及其他原因所致的伤口护理。

(7) 各种导管更换及护理,如鼻胃管、导尿管、气切套管等。

(8) 符合个别需求的护理措施,如小量灌肠、会阴冲洗、雾化吸入、体位引流、膀胱训练等。

以上护理计划中的基础护理、各项治疗、病情观察等都要进行记录以备查询。

四、居家护理的流程

(一) 居家护理评估

居家护理评估一般从建立家庭病床或得到居家护理中心批准的服务时开始,并在实施护理的过程中不断完善。评估内容包括病史、日常生活情况及心理社会史、家庭环境情况、社会经济情况、所在社区的资源使用情况、患者及家属对疾病和居家护理的认识等;评估方法包括与患者、家属、其他医务人员及居家服务人员交谈,查阅患者的医疗护理记录、体检及其他仪器或实验室检查的结果等。

(二) 健康问题排序

居家患者的健康问题可能是现存的,也可能是潜在的。可以从以下几个方面考虑解决健康问题的优先顺序:患者本人感到最困难、最需要援助的问题;家庭中感到最困难的问题;患者和家属观点有差异的问题;从护理专业角度考虑到的护理问题;护士提供的护理与家属和患者需要相一致的问题。

(三) 居家护理计划

计划要建立在充分评估的基础上,要符合患者及家属的意愿、需要、风俗习惯及兴趣;鼓励患者及家属参与,使护士与居家患者、家属及相关人员密切配合,以确保护理计划的实施。

(四) 居家护理干预

保持良好的体位及防止压疮;增进患者的心理健康;促进患者的营养;对生活自理有障碍者,鼓励和锻炼其自立;对畸形和残障的患者应实施功能康复训练;对患者进行健康教育;进行家庭环境适应性改变的指导;根据居家患者的病情及家庭经济能力指导医疗护理器械的使用;介绍发生紧急情况时的处理方法;建立完善的居家护理记录及档案等。同时应注意不同类型患者居家护理的重点也有所不同。例如,慢性病和出院后需要恢复的患者,其居家护理的重点是预防和减少身体残疾的发生,维持机体或器官的功能,促进患者保持正常生活及社会功能。

(五) 居家护理评价

1. 随时评价 每次进行居家护理时都进行评价。重点是测量日常护理活动和功能,强调及时收集和分析资料,可随时发现问题,及时修改护理计划,不断完善护理活动。

2. 定期随访性评价 每隔1～2个月对接受居家护理的患者进行一次全面的评价，以评价每个患者接受居家护理后有无改善。评价内容包括主观资料，如患者的主诉、自理能力及日常生活活动能力等；客观资料，如患者的生命体征、机体的功能状态、实验室检查报告等。

3. 年度总结性评价 对长期接受居家护理的患者，每年至少进行一次回顾性总结评价。评价内容包括患者病情的总结性评价、患者身心的全面回顾与总结，以及其他情况如是否需要转诊服务或者连续性地居家护理服务等的总结评价。

思维导图

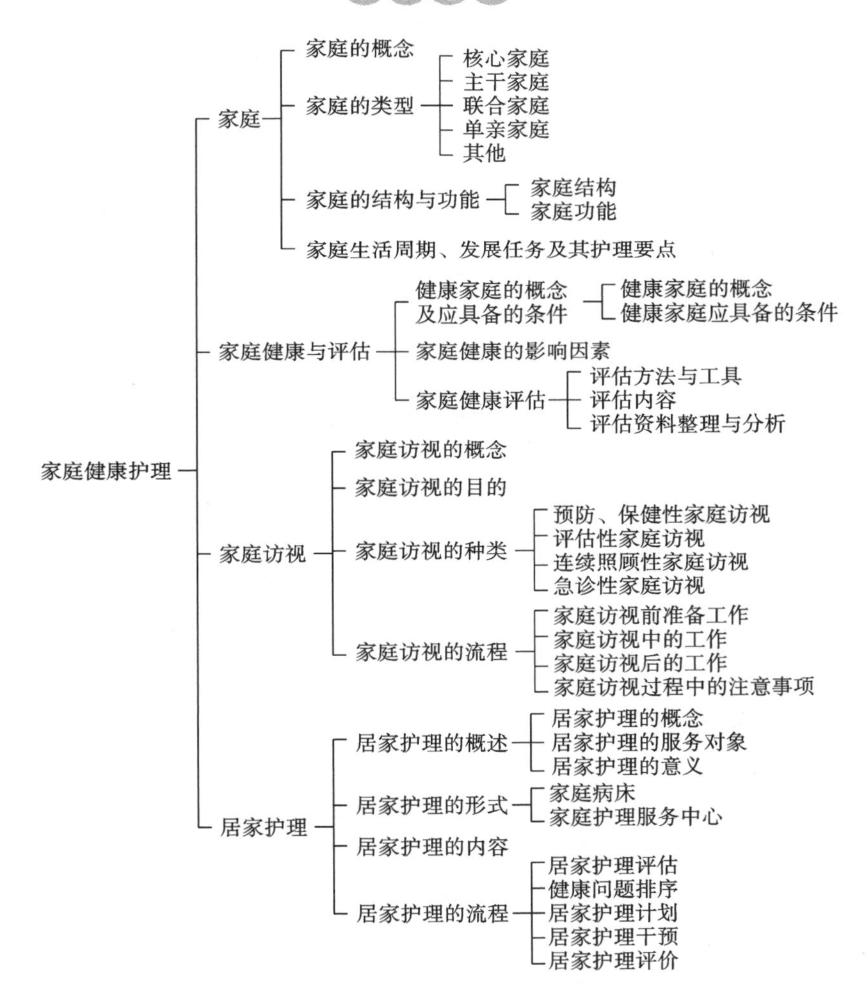

目标检测题

本项目
参考答案

一、选择题

1. 在我国最多见的家庭类型是(　　)。

A. 单亲家庭　　B. 夫妻分居家庭　　C. 主干家庭
D. 核心家庭　　E. 扩展家庭

2. 下列哪项不属于家庭内在结构的描述?(　　)

A. 家庭角色　　B. 义务和责任　　C. 家庭权利
D. 家庭沟通方式　　E. 家庭价值观

3. 小明,男,7 岁,与爸爸、妈妈、奶奶和未婚的小姑一起居住。小明所在的家庭类型是(　　)。

A. 核心家庭　B. 主干家庭　C. 联合家庭　D. 单亲家庭　E. 丁克家庭

4. 某家庭由夫妇二人和 14 岁的女儿组成。按照 Duvall 的家庭生活周期划分,该家庭所处的发展阶段为(　　)。

A. 学龄前儿童家庭　　B. 学龄期儿童家庭
C. 青少年期家庭　　D. 青年期家庭
E. 老年期家庭

5. 以下家庭类型中错误的说法是(　　)。

A. 由父母、已婚子女和第三代人构成的家庭是直系家庭
B. 父母及未婚子女组成的家庭是联合家庭
C. 夫妻分居家庭是婚姻家庭
D. 继父母家庭属于婚姻家庭
E. 以上均正确

6. 判断健康家庭中角色功能不正确的是(　　)。

A. 家庭成员的角色能满足家庭需要
B. 当家庭遇到问题时,家庭成员能自行调整家庭角色
C. 家庭角色功能应符合社会规范,能被社会接受
D. 家庭对任意角色的期望都是一致的
E. 家庭成员均有多个角色

7. 家庭护理中健康问题的决策者是(　　)。

A. 全科医生　　B. 社区护士
C. 社区卫生服务工作者　　D. 家庭自己
E. 住院医生

8. 下列哪项不是家庭健康护理评估相关性内容?(　　)

A. 家庭各发展阶段发展任务中的危机　　B. 家庭居住的社区
C. 家庭日常生活活动能力和应对问题的能力　　D. 家庭成员交流方式
E. 家庭成员交流方法

9. 对家庭健康护理理解错误的内容是(　　)。

A. 帮助减轻由家庭健康问题引起的精神负担
B. 促进家庭成员平均承担经济负担
C. 促进家庭充分地利用社会资源
D. 挖掘家庭的潜在能力
E. 以上均正确

10. 关于家庭结构图正确的陈述是(　　)。

A. 包括整个家庭的构成及结构　　B. 可以了解各个家庭间的相互关系

C. 可以了解家庭的功能和结构　　D. 体现了家庭的内、外资源

E. 用于理解家庭成员之间的亲密关系及相互关系

11. 同一天进行家庭访视时,下列访视对象应排在首位的是(　　)。

A. 老年糖尿病患者　　B. 新生儿　　C. 传染病患者

D. 独居老年人　　E. 残疾者

12. 关于居家护理,描述错误的是(　　)。

A. 熟悉的家庭环境中休养,有家人陪伴

B. 可使患者的自理能力降低

C. 既可维持家庭功能又可维持生活质量

D. 可减少住院费用,减轻家庭经济负担

E. 避免久留医院造成交叉感染

13. 在制订家庭健康护理计划中错误的做法是(　　)。

A. 有家庭的共同参与

B. 与其他医务工作者合作,有效利用资源

C. 有相同健康问题的家庭实施护理援助的方法不尽相同

D. 当计划与家庭成员的价值观念冲突时,以护士的专业意见为准

E. 以上均错误

14. 某居民在家突然感觉腹部阵发性疼痛,立即给社区卫生服务中心打电话。此种家庭访视属于(　　)。

A. 急诊性家庭访视　　B. 预防、保健性家庭访视

C. 评估性家庭访视　　D. 连续照顾性家庭访视

E. 初次家庭访视

15. 由于家庭装修导致男性不育,影响健康的主要因素为(　　)。

A. 生物因素　　B. 环境　　C. 社会心理

D. 卫生服务制度　　E. 行为和生活方式

16. 对社区新生儿所采取的家庭访视为(　　)。

A. 预防、保健性家庭访视　　B. 评估性家庭访视

C. 连续照顾性家庭访视　　D. 急诊性家庭访视

E. 以上都不对

17. 家庭访视中,根据优先访问的原则,访视对象应排在首位的是(　　)。

A. 老年糖尿病患者　　B. 新生儿　　C. 独居老年人

D. 传染病患者　　E. 稳定期偏瘫患者

18. 对有家庭危机/心理问题的患者/老弱残的家庭环境调查,属于哪种类型家庭访视?(　　)

A. 居家护理性家庭访视　　B. 预防、保健性家庭访视

C. 评估性家庭访视　　D. 连续照顾性家庭访视

E. 急诊性家庭访视

19. 关于访视用物,以下哪一组是基本用品?(　　)

A. 皮尺、体重秤、布包、体温表　B. 手电筒、出声音的小盒子、一次性注射器

C. 棉签、酒精、碘酒　D. 母乳喂养、预防接种材料

E. 听诊器、消毒手套、训练用的玩具

20. 家庭访视成功的前提是(　　)。

A. 预约访视　B. 访视　C. 访视记录

D. 访视前的准备　E. 访视评价

21. 不是家庭病床服务对象的是(　　)。

A. 老弱病残者　B. 慢性病患者

C. 急性传染病患者　D. 康复期患者

E. 晚期肿瘤患者

(22～24 题共用题干)

李某,女,18 岁,学生,个性非常要强、突眼。由母亲陪同前来就诊,后确诊为单纯性甲亢,采用药物治疗、定期复查,医生要求其母亲对张某的用药实行督促。然而三个月的治疗并未使病情好转。其父认为年纪轻轻不能天天吃药,主要靠锻炼,而张母亦不敢多说,致使用药过程断续。

22. 该家庭目前属于哪种家庭类型?(　　)

A. 核心家庭　B. 主干家庭　C. 联合家庭　D. 扩展家庭　E. 直系家庭

23. 该家庭权利结构如何?(　　)

A. 传统权威型　B. 情况权威型　C. 分享权威型

D. 感情权威型　E. 协商、民主型

24. 为解决目前该家庭发展阶段存在的健康问题,社区护士打算对该家庭进行家庭访视,该访视的类型为(　　)。

A. 预防性家庭访视　B. 保健性家庭访视　C. 评估性家庭访视

D. 连续照顾性家庭访视　E. 急诊性家庭访视

二、名词解释

1. 家庭结构图

2. 家庭访视

3. 居家护理

三、填空题

1. 居家护理主要有两种形式,即(　　)和(　　),(　　)是我国常用的居家护理形式。

2. 家庭内部结构包括(　　)(　　)(　　)(　　)。

3. 家庭功能包括(　　)(　　)(　　)(　　)(　　)。

4. 家庭访视分(　　)(　　)(　　)(　　)四种类型。

四、简答题

1. 家庭基础护理要求做到“六洁”“三无”“一管理”,分别指什么?

2. 简述家庭访视的流程及注意事项。

项目四　社区人群健康管理

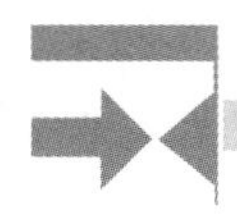

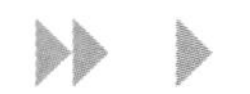

学习目标

知识目标：

1. 掌握：新生儿家庭访视时间、内容，母乳喂养、人工喂养技术，计划免疫程序，预防接种的反应及处理，妊娠期和产褥期妇女保健，社区老年人常见健康问题与保健护理等。

2. 熟悉：婴幼儿健康管理，婴儿抚触技术，围婚期、围绝经期妇女保健，老年人健康管理规范。

3. 了解：儿童、妇女、老年人的生理与心理特点。

技能目标：能正确运用所学知识，对社区人群进行健康管理。

素质目标：具有预防为主的观念，良好的团队合作意识和能力，能用爱心为社区居民服务。

任务一　儿童健康管理

情景导入

王大妈在街上碰到邻家的媳妇抱着6个月的婴儿匆匆地走着，便和其打招呼，对方边走边说："社区护士小王通知我应该带孩子打预防针，我得赶紧去。"请思考：

1. 按照计划免疫程序进行预防接种，那么该儿童现在还有哪项疫苗没接种过？

2. 如果该儿童未种过卡介苗，为补种卡介苗，应先进行哪项检查？

3. 预防接种异常反应有哪些？如何处理？

4. 在交谈中，社区护士得知，该儿童还未添加辅食。针对辅食添加，社区护士如何对该儿童家长进行健康教育？

一、儿童的生理和心理特点

（一）儿童生长发育特点

1. 婴儿期

(1) 时间：出生到满1周岁前为婴儿期，其中从出生脐带结扎开始到生后满28天

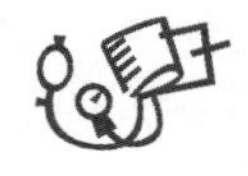

为新生儿期。

(2)特点。

新生儿期:儿童经历了脱离母体开始独立生活的过程。由于其生理调节和适应能力不够完善,本期发病率和死亡率极高,其中以出生后7日内最为明显,约占新生儿死亡数的70%。因此,在出生后的第1周内应建立和加强访视制度,在出生后的第1个月内应访视3~4次。

婴儿期:儿童生长发育的第一个高峰,需要供给充足的热量和营养素,尤其是蛋白质。但此期消化吸收功能尚不完善,饮食失当易出现消化功能紊乱。此期提倡母乳喂养、合理营养,并进行计划免疫;适当的刺激可促进其感知觉及运动、语言功能的发育。

2. 幼儿期 幼儿期又叫学步期。

(1)时间:指1周岁到满3周岁前的儿童。

(2)特点:此期儿童的体格生长速度较婴儿期减缓,但在语言、动作、心理方面有显著发展。前囟闭合、乳牙已出齐、会控制大小便、饮食从乳类转换为混合膳食,并逐渐过渡到成人饮食。活动范围渐广,接触周围事物增多,但识别危险的能力不足,意外伤害的发生率增高。

3. 学龄前期

(1)时间:3周岁到入小学前(6~7岁)。

(2)特点:此期儿童的体格发育稳步增长,智能发育迅速,中枢神经系统发育趋向完善,好奇、多问、求知欲强,知识面不断扩大,有高度的可塑性,是培养儿童各种良好的习惯及意志品质的好时机;活动范围进一步扩大,喜模仿而又无经验,各种意外的发生仍较多;免疫功能逐渐增强,感染性疾病发病率降低,而急性肾炎、风湿热等免疫性疾病增多。

4. 学龄期

(1)时间:从6~7岁到青春期之前(女孩11~12岁,男孩13~14岁)。

(2)特点:儿童体格仍稳步生长,除生殖系统外其他各器官系统的发育在本期末已接近成人水平。智能发育更为成熟,控制、理解、分析、综合能力增强,故此期是接受各种科学文化知识的重要时期。因学校生活、课业给此期儿童带来压力,易影响其身心健康。在此期,儿童的道德观从为得到别人的赞同而遵守社会习俗,发展为理解什么是法律纪律,为维护社会秩序而遵守法律。本期疾病的发病率较前降低,但应注意预防近视、龋齿。

5. 青春期

(1)时间:女孩从11~12岁开始到17~18岁,男孩从13~14岁开始到18~20岁。

(2)特点:此期体格发育突然加速,生殖系统迅速发育,第二性征逐渐明显,是儿童生长发育的第二次高峰。此期女孩出现月经,男孩发生遗精,但个体差异较大。此阶段由于神经内分泌的调节功能不够稳定,且与社会接触增多,受外界环境的影响不断加大,常可引起心理、行为、精神方面的问题。此期常见健康问题有痤疮、贫血等。女孩还可出现月经不规则、痛经等。

（二）儿童生长发育规律

1. 连续性和阶段性 儿童生长发育是一个从量变到质变的连续的过程，但其速度具有阶段性。出生后 6 个月内生长最快，尤其是头 3 个月，出现出生后第一个生长高峰，后半年生长速度逐渐减慢，至青春期又迅速加快，出现第二个生长高峰。

2. 不平衡性 各系统、各器官的发育快慢不同，神经系统发育最早；生殖系统发育最晚；淋巴系统则先快而后回缩；皮下脂肪在年幼时较发达；肌肉组织到学龄期才开始加速增长。

3. 顺序性 儿童生长发育遵循由上到下、由近到远、由粗到细、由低级到高级、由简单到复杂的顺序规律。如婴儿先会抬头，后会抬胸，再会坐、站和走（由上到下）；先会抬肩和伸臂，再会控制双手的活动（由近到远）；先会用全掌握持物品，再发展到能用手指来捏取（由粗到细）；先会画直线后会画圆、画人，先学会咿呀发音，而后学会说单字和句子（由简单到复杂）；先学会感觉、认识事物，再发展到记忆、思维、分析和判断（由低级到高级）。

4. 个体差异性 儿童生长发育虽然按一定规律发展，但由于机体内、外因素的影响，存在着显著的个体差异。

（三）体格生长常用指标

1. 体重 体重为各器官、组织和体液的总重量，是评价儿童体格生长尤其是营养状况的重要指标，也是临床计算药量、输液量的重要依据。

新生儿出生体重平均为 3 kg，出生后前半年增长最快，每个月平均增加 600～800 g，是生长发育的第一个高峰，后半年每个月平均增加 300～400 g，1 岁时增至出生时的 3 倍（9 kg），2 岁时体重约为出生时的 4 倍（12 kg），2 岁后到青春前期体重增长减慢，每年增长约 2 kg。12 岁以后为青春发育阶段，受内分泌影响，体重增长较快。同年龄、同性别儿童的体重增长存在个体差异，其波动范围不超过正常值的 10%。

2. 身高（长） 身高（长）指从头顶到足底的垂直长度。3 岁以下儿童采用仰卧位测量，称身长。3 岁以后立位测量，称身高。身高（长）是反映骨骼发育的重要指标。

新生儿出生时平均身长约为 50 cm，身长的增长规律与体重相似，年龄越小增长越快。第一年身长平均增加 25 cm，1 岁时达到 75 cm。第二年增长速度减慢，2 岁时达到 85 cm。2 岁以后身高（长）稳步增长，至青春期前平均每年增长 5～7 cm。青春期出现身高增长的第二个高峰期。同年龄、同性别儿童的身高（长）增长存在个体差异，其波动范围一般不超过正常值的 20%。

3. 坐高 由头顶至坐骨结节的长度称坐高。3 岁以下儿童仰卧位测量，称顶臀长。坐高主要反映头颅与脊柱的生长情况。

出生时坐高占身长的 66%，以后下肢增长比躯干快，坐高占身长的百分数逐渐下降，4 岁时为 60%，6～7 岁时小于 60%。此百分数显示了身体上、下部比例的改变，反映了身材的均匀性，比坐高绝对值更有意义。

4. 头围 经眉弓上方、枕后结节绕头一周的长度为头围。头围反映脑和颅骨的发育程度。头围测量在 2 岁前最有价值。头围过小提示脑发育不良，头围过大常提示脑积水。

出生后2年内头围增长迅速。出生时头围平均为34 cm,6个月时为44 cm,1岁时为46 cm,2岁时为48 cm,5岁时为50 cm,15岁时头围接近成人为54~58 cm。

5. 胸围 沿乳头下缘水平绕胸一周的长度为胸围。胸围反映胸廓、胸背肌肉、皮下脂肪及肺的发育程度。

出生时胸围平均为32 cm,比头围小1~2 cm。1岁时胸围与头围大致相等,约46 cm,1岁以后胸围超过头围,1岁以后至12岁,胸围超过头围的厘米数约等于儿童岁数减1。

6. 上臂围 沿肩峰与尺骨鹰嘴连线中点的水平绕上臂一周的长度称上臂围。上臂围反映上臂骨骼、肌肉、皮下脂肪和皮肤的发育水平,常用以评估儿童营养状况。评估标准:上臂围大于13.5 cm为营养良好;12.5~13.5 cm为营养中等;小于12.5 cm为营养不良。出生后第一年内上臂围增长迅速,尤其前半年很快。1~5岁间增长缓慢。在测量体重、身高不方便的地区,可测量上臂围以普查5岁以下儿童的营养状况。

(四)与体格生长有关的其他发育指标

1. 前囟门 前囟是由顶骨和额骨边缘形成的菱形间隙(图4-1)。出生时前囟为1.5~2.0 cm,以后随头围的增大而略有增大,6个月开始逐渐变小,1~1.5岁闭合。

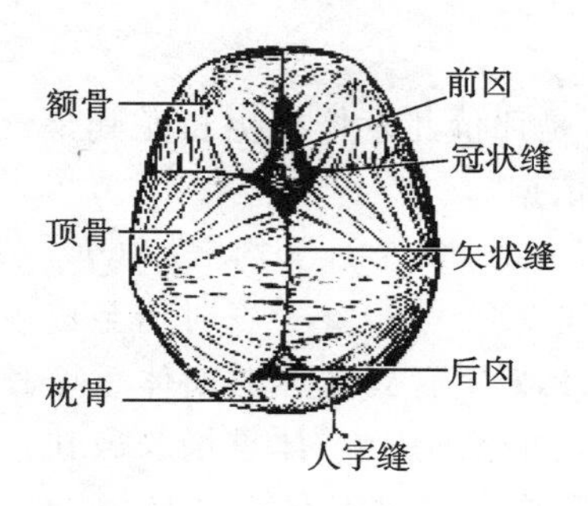

图4-1 儿童前囟门

前囟门是衡量颅骨骨化与脑发育的指标。前囟早闭或过小见于小头畸形;前囟晚闭或过大见于佝偻病、先天性甲状腺功能减退症或脑积水;前囟饱满常提示颅内压增高,多见于脑炎、脑膜炎、脑肿瘤、脑积水;前囟凹陷见于脱水或极度消瘦。

2. 脊柱的发育 儿童出生时,脊柱仅轻微后凸。在以后的生长发育过程中,逐渐出现三个生理弯曲:3个月左右随着婴儿会抬头,出现第一个生理弯曲——颈部脊柱前凸;6个月左右会坐时,出现第二个生理弯曲——胸部脊柱后凸;1岁以后能站立时,出现第三个生理弯曲——腰部脊柱前凸。这些生理弯曲的形成,能使身体保持平衡并直立行走,6~7岁时这些弯曲被脊柱两侧韧带固定。影响脊柱发育的因素有骨质病变(骨结核)、坐姿、站姿等。

3. 牙齿 儿童牙齿包括乳牙和恒牙。4~10个月(平均6个月)儿童开始萌出乳牙,乳牙萌出顺序与排列顺序不一致,一般从下到上成对出现。2~2.5岁时乳牙出齐,共20颗。2岁以内乳牙数目=月龄-(4~6)。乳牙萌出时间个体差异较大,与遗传、内分泌、食物性状有关。

6岁左右开始萌出恒牙即第一磨牙,7~8岁开始,乳牙按萌出顺序逐个脱落换以恒牙。12岁左右萌出第二磨牙,18岁以后萌出第三磨牙(智齿),但也有人终身不萌出此牙。恒牙一般20~30岁出齐,共32颗。

牙齿的发育与骨骼发育有一定的关系。较严重的营养不良、佝偻病、甲状腺功能减退症、先天愚型者出牙延迟,牙釉质变差。医护人员要定期进行儿童口腔保健,开展口腔卫生的健康教育。

（五）神经心理发育

儿童的神经心理发育主要是指感知、运动、语言的发育以及记忆、思维、情感、性格等一些心理活动的发展。它直接关系到智力发育，是儿童健康成长的一个极其重要的方面。儿童的神经心理发育大量反映为日常的行为，因此也称之为行为发育。

1. 脑和脊髓的发育 胎儿时期神经系统发育最早，尤其是脑的发育最为迅速。年龄越小，脑的生长发育速度越快，出生后脑重量和体积的增加主要表现在脑细胞体积的增大、树突的增多加长以及神经髓鞘的形成和发育。新生儿脑的形态和结构与成人无明显差别，有主要的脑沟和脑回，但脑回较宽，脑沟较浅，皮层较薄；大脑皮层神经细胞的数目与成人相同，但细胞分化较差，3 岁时细胞分化基本完成，8 岁时已接近成人水平；神经髓鞘形成不完善，兴奋和抑制的神经冲动传导速度慢且容易扩散而产生泛化现象，因此婴幼儿睡眠的时间长，遇到各种较强的刺激易出现惊厥、昏迷，神经纤维的髓鞘化到 4 岁时基本完成。

儿童出生时脊髓的结构已较完善，功能也基本具备。但出生后脊髓的发育和脊柱的发育不平衡，脊髓的发育落后于脊柱，出生时脊髓末端位于第 3、4 腰椎水平，4 岁时退到第 1、2 腰椎之间。故婴幼儿腰椎穿刺进针的位置比成人低，以第 4、5 腰椎间隙较为安全，4 岁后可与成人相同。

2. 运动功能的发育 运动功能发育可分为大运动发育和细运动发育两大类。

大运动包括颈肌和腰肌的平衡性活动，细运动指手的精细捏弄动作。

儿童动作功能的发育遵循一定规律：①由上到下（如先会抬头，后会坐、站立）；②由近到远（如先会抬肩、伸臂，后会手指动作的控制）；③由不协调到协调；④由粗动作到细动作（如先会全掌握持物品，后会手指捏取）；⑤先有正向动作后有反向动作（如先抓后放，先向前走、后倒退走）。

大运动发育：大运动发育的过程可归纳为“二抬四翻六会坐，七滚八爬周会走”（数字代表月龄）。

细运动发育：新生儿两手握拳不易松开，婴儿 3～4 个月时可自行玩手，开始有意识地用双手取物；6～7 个月时能用单手抓物，出现换手及捏、敲等探索性动作；9～10 个月时可用拇指、食指取物；12～15 个月时学会用匙、乱涂画；18 个月时能叠 2～3 块方积木；2 岁时可逐页翻书；3 岁时在成人的帮助下会穿衣服，能画圆圈及直线；4 岁时能独自穿、脱简单的衣服。

3. 语言的发育 语言是用以表达思维、观念等心理过程的，与智能有直接关系。儿童语言的发育除受语言中枢控制外，还需要正常的听觉和发音器官，同时，周围人群经常与儿童的语言交流是促进儿童语言发育的重要条件。语言发育包括发音、理解和表达三个阶段。语言的发育对儿童神经心理的发育起着重要作用。应有目的地对儿童进行语言训练，提供适合语言发展的环境，鼓励家长与儿童进行交流，以促进儿童的语言发育。

知识链接 4-1

二、社区儿童健康管理

(一) 儿童保健

1. 新生儿家庭访视 根据新生儿的生理特点,需进行3～4次家庭访视,即在新生儿出生后1～2天的初访,出生后5～7天的周访,出生后10～14天半月访和出生后27～28天的月访。高危儿应适当增加家庭访视次数。新生儿家庭访视主要由社区卫生服务中心的妇幼保健人员实施,家庭访视的目的是早期发现问题,及时指导处理,降低新生儿的发病率或减轻发病的程度。

新生儿家庭访视内容包括:了解新生儿出生情况;观察新生儿面色、呼吸、哭声、吸乳能力、睡眠和大小便等情况;测量新生儿身长、体重、体温;检查新生儿皮肤、黏膜,尤其脐带、臀部和皮肤皱褶处;检查新生儿有无先天畸形等。每次新生儿家庭访视应有重点,根据具体情况进行有针对性的指导。

2. 婴幼儿健康管理

(1) 监测体重:利用一张绘有0～2岁正常儿童体重曲线的生长发育监测卡,定期为儿童称量体重,把历次的体重值标记在监测卡上,观察儿童的体重曲线的增长趋向,从而判断儿童的营养状况,早期发现儿童营养状况的异常,早期采取干预措施。定期测量体重,一般是出生后6个月内每个月测1次,6～12个月每2个月测1次,1～2岁每3个月测1次。

(2) 系统查体:根据婴幼儿生长发育的特点,对儿童定期进行系统查体,可以系统地了解生长发育和健康状况,早期发现发育缺陷和疾病,早期进行矫正和护理。定期检查的时间和次数根据儿童生长发育的规律确定,1岁以内的婴儿在3、6、9、12个月时各检查1次,共4次;1～2岁儿童每半年检查1次,每年2次;3～6岁儿童每年检查1次。这种定期检查简称"四二一"体检。定期检查的内容包括:①体格测量及评价,3岁后每年测视力、血压1次。②询问儿童出生史、喂养史、生长发育史、预防接种史、疾病情况、家庭环境与教育等。③全身各系统体格检查。④常见病的定期实验室检查,如缺铁性贫血、寄生虫病等,对临床可疑佝偻病、微量元素缺乏、发育迟缓等疾病应做相应的进一步检查。

3. 计划免疫 计划免疫是根据儿童免疫特点和传染病的疫情监测情况制订的免疫程序,通过有计划地使用生物制品进行人群预防接种,以提高人群的免疫水平,达到控制以致最终消灭相应传染病的目的。

1) 计划免疫程序 我国卫生健康委员会规定,儿童必须在1周岁以内完成卡介苗、脊髓灰质炎减毒糖丸活疫苗、百白破混合制剂、麻疹减毒活疫苗、乙型肝炎(简称乙肝)疫苗5种免疫制品的全程接种,同时实行预防接种证制度,使接种对象和接种项目准确、及时,避免发生漏种、错种和重种(表4-1)。

根据流行地区和季节或家长的意愿,也可进行乙型脑炎疫苗、流行性脑脊髓膜炎疫苗、风疹疫苗、流感疫苗、腮腺炎疫苗、甲型肝炎灭活疫苗等的接种。

表 4-1 儿童计划免疫程序

预防疾病	结核病	乙肝	脊髓灰质炎	百日咳、白喉、破伤风	麻疹
免疫原	卡介苗	乙肝疫苗	脊髓灰质炎减毒糖丸活疫苗	百白破混合制剂	麻疹减毒活疫苗
接种次数	1	3	3	3	1
接种年龄	出生后 2～3 天至 2 个月内	第一次出生后 24 小时内 第二次 1 个月 第三次 6 个月	2 个月以上儿童 第一次 2 个月 第二次 3 个月 第三次 4 个月	3 个月以上儿童 第一次 3 个月 第二次 4 个月 第三次 5 个月	8 个月以上易感儿童
部位	上臂三角肌上缘	上臂三角肌下缘	—	上臂外侧	上臂外侧
方法	皮内注射	肌内注射	口服	皮下注射	皮下注射
剂量	0.1 mL	酵母苗 5 μg/0.5 mL	每次 1 丸	0.2～0.5 mL	0.2 mL
复种	接种后 7 岁、12 岁复查，结核菌素阴性时加种	周岁时复查，免疫成功者，3～5 年复查乙肝五项，滴度下降者全程接种。免疫失败者，重复基础免疫	4 岁时加强一次	1.5～2 岁用百白破混合制剂加强一次，7 岁用白破二联疫苗加强一次	1.5～2 岁用麻疹疫苗加强一次，7 岁用麻疹疫苗加强一次
注意事项	2 个月以上婴儿接种前应做结核菌素试验，阴性者才能接种	除新生儿外，接种前需要查 HBsAg，阴性者接种	冷开水送服或含服，服后 1 小时内禁饮热饮	掌握间隔期，避免无效注射	接种前 1 个月及接种后 2 周避免用胎盘球蛋白、丙种球蛋白制剂

2）预防接种的注意事项　①严格掌握禁忌证；②严格执行免疫程序；③严格执行

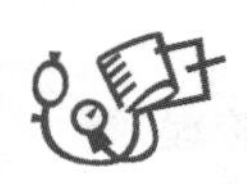

查对制度;④严格遵守无菌操作原则,按照规定方法稀释、溶解,准确抽取所需剂量。抽吸后的剩余药液,用无菌干纱布覆盖安瓿口,空气中放置时间不可超过 2 小时。接种时用 2%碘酊及 75%酒精消毒皮肤,待干后注射;接种活疫苗、活菌苗时,只用 75%酒精消毒。接种后剩余药液应废弃,活菌苗应烧毁。

3) 预防接种的反应及处理

(1) 一般反应:①局部反应:接种后数小时至 24 小时内在接种部位发生红、肿、热、痛。此种反应一般在 2～3 天消退。②全身反应:一般接种后 24 小时左右出现不同程度体温升高,持续 1～2 天,多为中低度发热。此外,还伴有头晕、恶心、呕吐、腹痛、腹泻、全身不适等反应。多数一般反应较轻微,无须特殊处理,只要适当休息,多饮水即可。局部反应较重者可用清洁毛巾热敷,若局部红肿继续扩大,高热持续不退,应及时就医。

(2) 异常反应:①过敏性休克:于接种时或接种后数秒至数分钟内发生,也有少数延至 30 分钟或 1～2 小时后发作。表现为胸闷、气急、烦躁不安、面色苍白、出冷汗、四肢发凉、血压下降、心率减慢、脉细速。如不及时抢救,短时间内可危及生命。死亡原因多为窒息和末梢循环衰竭。处理方法:患者平卧、头部放低,保持呼吸道通畅,注意保暖、给氧,并立即皮下或静脉注射 1∶1000 肾上腺素 0.5～1.0 mL,必要时可重复。②过敏性皮疹:各种疫苗接种后均可使一些过敏体质的儿童发生过敏性皮疹,常在接种后数小时或数天发生,荨麻疹最常见。服用抗过敏药物后即可治愈。③晕针:由各种刺激引起反射性周围血管扩张导致的一过性脑缺血,儿童多在空腹、疲劳、室内闷热、紧张或恐惧等情况下发生。轻者有心慌、恶心、手足发冷、发麻等,经短时间即可恢复正常。严重者面色苍白、恶心、呕吐、心跳缓慢、脉搏无力、血压下降伴失去知觉,数十秒至数分钟清醒。处理方法:患者平卧、头部放低,注意保暖,口服糖水,亦可针刺人中等穴位。如仍未见好转者皮下注射 1∶1000 肾上腺素 0.5～1.0 mL。④全身感染:有严重原发性免疫缺陷病或继发性免疫功能受损者,接种活疫苗后可扩散为全身感染。

(二) 常用健康管理技术

1. 母乳喂养 母乳是婴儿尤其是 6 个月以下的婴儿最适宜的食物,其营养成分合理,易消化吸收,能够满足婴儿的营养需求,增强婴儿免疫力,经济便捷又卫生,且能增加母婴感情交流并利于母亲产后恢复与身体健康,故应大力提倡母乳喂养。

(1) 指导母亲正确哺乳:①开始哺乳时间:尽早开乳,使母亲乳汁早分泌、多分泌。正常分娩新生儿后即可哺乳,可将新生儿裸体置于母亲胸前进行皮肤接触,同时吸吮乳头;剖宫产的母亲有应答反应后半小时内开始哺乳。②哺乳次数:婴儿出生后 1～2 个月,按需哺乳,以促进乳汁分泌。2 个月以后,随婴儿吸乳量逐渐增多,可每 2～3 小时哺乳 1 次,逐渐延长到 3～4 小时哺乳 1 次,夜间暂停哺乳 1 次,一昼夜哺乳 6～7 次。每次哺乳时间为 15～20 分钟。③哺乳方法:哺乳前,先给婴儿更换尿布,洗手,清洁乳头、乳晕。母亲最好取坐位,哺乳一侧的脚稍搁高,怀抱婴儿使其头、肩枕于母亲哺乳侧的肘弯,另一手的食、中指轻夹乳晕两旁,用乳头刺激婴儿的下颌,使其张开嘴含住大部分乳晕及乳头,并能用鼻自由呼吸。当乳汁流速过快、婴儿有呛乳时,食、中指应轻夹乳晕两旁使流速减慢。一般先吸空一侧乳房再换另一侧，下次哺乳交替进行，以促进乳汁分泌并防止发生乳腺炎。哺乳完毕后，用食指轻压婴儿下颌，将乳头轻轻拔出。然后将婴儿竖抱，头部靠在母亲肩上，用手掌轻拍其背部，使吞咽下的空气排出。再将婴儿右侧卧位，以防呕吐造成窒息。

(2) 观察乳汁是否充足：每次哺乳时能听到婴儿吞咽声；哺乳后婴儿能安静入睡或嬉戏自如；每天有 1 次量多或少量多次的软便和 10 余次小便；体重增加速度正常，则表示乳汁充足。

(3) 注意事项：①如有乳头内陷，应按摩、牵拉乳头或用吸乳器吸出乳汁。②如有乳头裂伤，应暂停直接哺乳，用吸乳器吸出乳汁，适当加温后用奶瓶喂养，同时用鱼肝油软膏涂擦乳头，愈合后再直接哺乳。③如因排乳不畅或每次哺乳未将乳汁排空，乳汁淤积在乳房内引起乳房肿胀(局部小硬块，有胀痛感)，应让婴儿勤吸吮，必要时用吸乳器将乳汁吸尽，局部热敷并轻轻按摩，使其软化。若 1～2 天肿块仍不退并出现局部皮肤发红、疼痛，乳母体温升高等，提示发生乳腺炎。④禁止婴儿含母亲乳头睡觉，以防发生吸入性肺炎、窒息等。

(4) 哺乳禁忌证：凡是乳母患急、慢性传染病如 HIV、肝炎、结核病等，或心功能不全、慢性肾炎、糖尿病、恶性肿瘤、精神疾病、癫痫等严重疾病应停止哺乳。但乙型肝炎(简称乙肝)病毒携带者并非绝对禁忌，因乙肝的母婴传播主要发生在临产或分娩时，是通过胎盘或血液传播的。

(5) 指导断乳：断乳要逐渐进行，应在婴儿出生后 4 个月开始添加含固体成分的辅食，8 个月开始逐步减少哺乳次数，先减少白天的，后减少晚上的，以辅食代替主食，使母子双方在生理、心理上做好准备，10～12 个月断乳。若遇婴儿患病或夏季炎热，可推迟断乳，但最迟不超过 1 岁半。

2. 人工喂养 人工喂养指因各种原因使 6 个月内婴儿完全用动物乳或其他代乳品喂养的一种方法。牛乳是最常用的代乳品。

1) 代乳品

(1) 牛乳。

牛乳的成分：与人乳比较，其蛋白质含量虽高，但以酪蛋白为主，遇酸形成凝块较大；脂肪含量相似，但以饱和脂肪酸为多，又缺乏脂肪酶；碳水化合物含量少，产热不足，且以甲型乳糖为主，促进大肠杆菌生长；缺乏维生素；矿物质较多，可加重肾脏的负担，钙磷比例不适宜(钙磷比例<2∶1)，不易吸收；缺乏各种免疫因子，易被细菌污染。

牛乳的配制：为了能使牛乳更接近人乳，可通过稀释、加糖(5%～8%)、煮沸灭菌来矫正。根据新生儿情况选用全乳或稀释乳，如 2 周内的婴儿可予 2∶1 乳(2 份乳加 1 份水)喂养，以后逐渐过渡到 3∶1 或 4∶1 乳，满月后即可喂全乳。牛乳含糖量低，产热不够，通过加糖增加能量。一般每 100 mL 牛乳中加糖 5～8 g。

牛乳量的计算：按每日所需的总能量和总液量来计算牛乳量，即婴儿每日需能量 110 kcal/kg(460 kJ/kg)，需水 150 mL/kg；另外，每 100 mL 牛乳产热 66 kcal，1 g 糖产热 4 kcal，则 8%糖牛乳 100 mL 产热约 100 kcal(66 kcal＋8 g×4 kcal/g≈100 kcal)。

例如，4 月龄婴儿，体重 6 kg，计算 8%糖牛乳量方法如下：

每日需总能量:110 kcal/kg×6 kg=660 kcal。

需 8%糖牛乳量:660 mL(假设需 8%糖牛乳 x mL,则 100 mL:100 kcal=x:660 kcal,计算 x=660 mL)。

需水量:150 mL/kg×6 kg=900 mL。

除牛乳外需水量:900 mL-660 mL=240 mL。

需 8%糖量:660 mL×8 g÷100 mL=52.8 g。

将全天牛乳及水量平均分次喂养。

(2) 婴儿配方奶粉:调整牛奶中酪蛋白、钙磷比例,降低矿物质含量,添加乳清蛋白、不饱和脂肪酸、乙型乳糖、维生素 A、维生素 D、β-胡萝卜素、铁、锌等营养素,使其成分尽量接近母乳,可直接加水喂养。不同月龄的婴儿应选择不同的配方奶粉。

(3) 全脂奶粉:鲜牛乳经灭菌、浓缩等处理制成的干粉。按重量比 1∶8(1 g 奶粉加 8 g 水)或按容量比 1∶4(1 勺奶粉加 4 勺水)配成牛乳。

(4) 羊乳:营养成分与牛乳相似,但维生素 B_{12}、叶酸含量较少,婴儿长期单纯喂养羊乳易致巨幼红细胞性贫血。

2) 人工喂养注意事项

(1) 乳汁的浓度和量应适宜,不可过稀、过浓或过少。

(2) 乳头软硬度应适宜,乳头孔的大小以奶瓶盛水倒置时液体呈滴状连续滴出为宜;喂养前先将乳汁滴在成人手背上无过热感为宜;乳汁应充满乳头,以免吸入空气。

(3) 观察婴儿食欲、睡眠、粪便性状及体重增加情况,随时调整喂养乳汁的量。

(4) 每次喂养所用的食具、用具等应洗净、消毒。

3. 辅食的添加

(1) 添加辅食的目的:①补充营养素,婴儿长到 4 个月后,母乳将不能完全满足其生长发育的需要,且晚期乳的质和量随着时间推移逐渐下降,因此必须添加辅食。②改变食物的性质,训练婴儿的咀嚼功能,为断乳做准备。

(2) 添加辅食的原则:循序渐进,从少到多,从稀到稠,从细到粗,由一种到多种,在婴儿健康、消化功能正常时添加。

(3) 添加辅食的顺序及供给的营养素见表 4-2。

表 4-2 添加辅食的顺序及供给的营养素

月龄	辅食种类	供给的营养素
1～3 个月 (水状食物为主)	菜汤、水果汁; 维生素 AD 滴剂	维生素 A、维生素 C; 维生素 A、维生素 D
4～6 个月 (泥状食物为主)	米汤、米糊、稀粥; 蛋黄、鱼泥、豆腐、动物血; 菜泥、水果泥	B 族维生素,供给热能; 蛋白质、铁、维生素; 维生素、矿物质、纤维素
7～9 个月 (末状食物为主)	粥、烂面、饼干、馒头片; 全蛋、鱼肉末、肉末、菜末	B 族维生素,供给热能;训练咀嚼,利于牙齿发育; 蛋白质、铁、锌、维生素、纤维素

续表

月龄	辅食种类	供给的营养素
10～12个月 (碎食物为主)	稠粥、软饭、面条、面包、馒头； 碎肉、碎菜、豆制品、带馅食品	B族维生素，供给热能； 蛋白质、维生素、矿物质、纤维素，供给热能

注：母乳所含的维生素C、维生素D不足，故从出生后2周始即可逐步添加维生素C和浓缩鱼肝油。

4. 婴儿抚触技术

1）目的　有助于增加婴儿体重，改变睡眠节律，提高应激能力；促进婴儿神经系统的发育，有益于婴儿的生长发育；增强婴儿机体的免疫力，有助于疾病康复。

2）操作流程

(1) 头面部：①额部：两拇指从额部中央向两侧推。②下颌部：两拇指从下颌部中央向两侧以上滑动，让上下唇形成微笑状。③头部：两手从前额发际抚向脑后，最后两中指分别停在耳后。

(2) 胸部：两手分别从胸部的外下方向对侧上方交叉推进，在胸部画成一个大的交叉，抚触避开乳头。

(3) 腹部：两手依次从婴儿的右下腹向左下腹移动，呈顺时针方向画半圆，抚触避开脐部。用右手在婴儿左腹由上向下画一个英文字母I；由左至右画一个倒的L(Love)；由左向右画一个倒写的U(You)，做这个动作时，用关爱的语调向婴儿说“我爱你”(I Love You)，与婴儿进行情感交流。

(4) 四肢：两手抓住婴儿胳膊，交替从上臂至手腕轻轻挤捏，像牧民挤牛奶一样，然后从上到下搓滚。对侧及双下肢做法相同。

(5) 手与足：捏拉指趾各关节。用两拇指的指腹从婴儿(掌面)足跟向足趾方向交叉推进，并捏拉足趾各关节。手的做法与足相同。

(6) 背部：以脊椎为中分线，双手与脊椎成直角，往相反方向重复移动双手，从背部上端开始移往臀部，再回肩膀。

3）注意事项　婴儿疲劳、烦躁哭闹时不宜抚触；4～7个月大的婴儿开始学习爬行，有较大活动量，不需要过多抚触；开始抚触时应轻轻抚触，逐渐增加压力，让婴儿慢慢适应起来；不要强迫婴儿保持固定姿势，留意婴儿的反应；不要让婴儿的眼睛接触润肤油；抚触的时间：开始每次5分钟，再逐渐延长到每次15～20分钟，每日2～3次；抚触避开乳头及脐部；抚触过程中，注意与婴儿进行情感交流，应面带微笑，语言柔和。

(三) 儿童健康管理流程

儿童健康管理流程见图4-2。

<table>
<tr><td colspan="2"></td><td>出生后5~7天</td><td>1个月</td><td>2个月</td><td>3个月</td><td>4个月</td><td>5个月</td><td>6个月</td><td>8个月</td><td>12个月</td><td>15个月</td><td>18个月</td><td>2岁</td></tr>
<tr><td rowspan="13">体格检查和处理</td><td>皮肤</td><td colspan="6">是否有胎记、色素异常、黄疸、苍白、皮疹、湿疹、增大淋巴结</td><td colspan="6">检查血红蛋白</td></tr>
<tr><td>四肢</td><td colspan="4">活动、肌张力、对称性、是否有锁骨骨折</td><td colspan="5">检查骨骼和关节</td><td colspan="3">观察步态是否正常</td></tr>
<tr><td>头部</td><td colspan="6">检查头围、囟门及颅缝、后囟应在4个月前闭合</td><td colspan="6">检查头围、囟门及颅缝、前囟应在18个月前闭合</td></tr>
<tr><td>口腔</td><td colspan="2">是否有腭裂、高腭弓</td><td colspan="8">口腔卫生教育、查看牙齿数目</td><td colspan="2">是否有龋齿、斑点、长齐20颗乳牙</td></tr>
<tr><td>眼睛</td><td colspan="2">是否流泪、分泌物</td><td colspan="2">是否有目光接触、斜视</td><td colspan="7">仍斜视，转诊到眼科</td><td></td></tr>
<tr><td>听觉</td><td colspan="2">是否感受到突发声音所惊吓</td><td>是否能停下聆听刚出现的声响</td><td colspan="2">是否对话时安静或微笑；转动头部，眼睛寻找生源</td><td colspan="2">立即转向细小声音方向</td><td>专心聆听熟悉声音；寻找视野以外细小声音</td><td>对自己的名字及熟悉的字做出反应</td><td colspan="3"></td></tr>
<tr><td>胸部</td><td colspan="3">畸形，心音异常及心脏杂音</td><td colspan="9">畸形（突出，凹陷），佝偻病（肋骨串珠、肋软沟、鸡胸等）、心音异常及心脏杂音</td></tr>
<tr><td>腹部</td><td colspan="12">是否有脐疝（若伴随其他症状，可转诊），肝脾肿大，包块</td></tr>
<tr><td>外生殖器</td><td colspan="12">尿道下裂或上裂，小阴唇粘连，阴囊水肿（可观察至1岁），隐睾，腹股沟疝等即转诊</td></tr>
<tr><td>髋关节</td><td colspan="6">采用Otolani-Barlow手法检查</td><td colspan="6">采用外展测试</td></tr>
<tr><td>手及足部</td><td colspan="5">检查手指、足趾数目，是否有赘肉；畸形足</td><td colspan="7">是否有佝偻病（手镯征、“O”及“X”形腿）</td></tr>
<tr><td>脊椎</td><td colspan="2">是否有脊膜膨出</td><td colspan="10">是否有脊柱侧弯</td></tr>
<tr><td>原始反射</td><td colspan="3">查看觅食、惊跳和握持反射、非对称性颈紧张反射</td><td colspan="2">查看原始反射是否减弱</td><td colspan="7">查看原始反射是否基本消失，结合其他临床情况考虑转诊</td></tr>
<tr><td colspan="2">预防接种</td><td>第一剂乙肝疫苗
第一剂卡介苗</td><td>第二剂乙肝疫苗</td><td>第一剂脊髓灰质炎减毒糖丸活疫苗</td><td>第二剂脊髓灰质炎减毒糖丸活疫苗，第一剂百白破混合制剂</td><td>第三剂脊髓灰质炎减毒糖丸活疫苗，第二剂百白破混合制剂</td><td>第三剂百白破混合制剂</td><td>第三剂乙肝疫苗</td><td>第一剂麻疹减毒活疫苗</td><td colspan="2">检查疫苗接种情况，若发现漏种，及时补种</td><td colspan="2">加强百白破疫苗和麻疹疫苗</td></tr>
</table>

图 4-2 儿童健康管理流程图

任务二 社区妇女健康管理

张女士，28岁，顺产正常足月新生儿，现产后第3天，已出院，所辖社区护士对该家庭进行访视。请思考：

1. 应对该新生儿家庭访视几次？

2. 本次家庭访视时，应对新生儿做哪项检查？

3. 访视时，发现该女士体温在37.8℃左右，子宫收缩良好，子宫体部无压痛，会阴缝合处无压痛，恶露无臭味。两乳腺局部出现红、肿、热、痛症状，可触及硬结。社区护士考虑该女士发热最可能的原因是什么？

4. 针对产妇发热的原因，如何进行护理指导？

社区妇女健康管理是以维护和促进妇女健康为目的，以预防为主，以保健为中心，以基层为重点，结合不同时期妇女的生理、心理特点，针对妇女不同阶段存在的健康问题，运用多学科综合知识，为妇女提供良好的健康保健和健康促进服务。社区妇女健康管理主要包括对围婚期、妊娠期、产褥期、围绝经期的妇女进行健康保健服务。

一、妇女的生理和心理特点

（一）围婚期妇女

围婚期是指妇女从确定婚姻对象到婚后受孕的一段时期。围婚期妇女的身体发育已经成熟，性心理发育渐趋成熟。树立科学性观念，建立健康性行为，预防性传播疾病，调整生活方式，选择合适的受孕时机，做到有计划、有准备地受孕是该时期妇女的重要任务。

（二）妊娠期妇女

知识链接 4-2

妊娠期妇女又称孕妇。妊娠全过程可分为 3 个时期：妊娠 12 周末以前称为妊娠早期；妊娠 13 周至 27 周末称为妊娠中期；妊娠第 28 周以后称为妊娠晚期。

1. 生理特点

（1）生殖系统：妊娠 12 周后子宫增大，超出盆腔；卵巢在妊娠期不排卵；妊娠期阴道黏膜皱襞增多，伸展性增加，阴道分泌物增多且 pH 值降低，有利于防止感染；妊娠期乳房组织发育增大，孕妇自觉乳房发胀或刺痛，出现乳头和乳晕着色，妊娠晚期乳头可挤出少许黄色初乳。

（2）循环系统：母体的血容量从妊娠早期开始，随着妊娠月份的增长而增加，在妊娠 32～34 周时达高峰；另外，由于膈肌上升，心脏向左上移位，心尖部左移，心脏浊音界稍扩大；由于妊娠子宫的压迫，在孕晚期可出现下肢和外阴静脉曲张或痔疮。

知识链接 4-3

（3）消化系统：半数以上孕妇早期有恶心、呕吐等消化道症状，症状或轻或重，多见于晨起空腹时，约在妊娠 3 个月时自行消失。

（4）体重增长：整个妊娠期的体重增加平均为 12.5 kg；妊娠早期由于妊娠反应，体重增长较慢；妊娠中期，由于胎儿发育较快，体重明显增加；妊娠晚期每周体重平均增加 0.3～0.5 kg。

（5）皮肤：妊娠期妇女皮肤色素增加，面部亦可有棕褐色蝴蝶状斑，称为妊娠斑，一般于产后逐渐消失；腹壁出现紫色或淡红色不规则平行的条纹，称妊娠纹，多见于初产妇。

2. 心理特点 妊娠期是家庭发展的一个阶段，家庭和社会角色都将会产生相应的变化，准父母亲要做好迎接新生命的准备，学习如何为人父母，调整婚姻生活，适应新情况。不同时期，孕妇的心理特点不同，表现为以下几个方面。

（1）妊娠早期：在确诊妊娠后，孕妇可能会出现震惊、惊讶、惊喜等。一方面感到怀孕的喜悦；另一方面也可能出现过分担心、焦虑、紧张不安，如担心胎儿是否健康，担心孩子出生后的照顾问题，面对早孕反应不知道如何应对，害怕怀孕对工作、学习、经济、社会关系造成影响，对妊娠产生较为复杂的矛盾心理。

（2）妊娠中期：随着妊娠的进展，腹部逐渐膨隆，早孕反应等生理不适基本消失，孕妇开始逐渐接受怀孕的状态，尤其是胎动的出现，孕妇开始真正感受到"孩子"的存在，越来越关注胎儿，主动学习孕期保健、胎教的知识，调整自己以适应妊娠期的生活；也有的孕妇会出现过度依赖现象，把自己放在被照顾的地位，连一般的工作和家务都不做，需要家人时刻关注。

（3）妊娠晚期：随着分娩的临近，大多数孕妇既期盼分娩的早日到来，同时也会担心能否顺利分娩、恐惧分娩时的疼痛、担忧胎儿发育是否健康、担心自己能否胜任母亲的角色等。

（三）产褥期妇女

产褥期妇女又称产妇。产褥期是指从胎盘娩出至产妇全身各器官（除乳腺外）恢复正常或接近正常未孕状态所需的时期，一般为 6 周。

知识链接 4-4

1. 生理特点　在产褥期,产妇的各系统逐渐恢复到非妊娠时的状态。

(1) 生殖系统:子宫逐渐缩小,产后第一天子宫平脐,以后每天下降 1～2 cm,产后 10～14 天降入骨盆;同时随着子宫蜕膜脱落,会有恶露经阴道排出,产后 1～3 天,为血性恶露,量多,色鲜红,含大量血液,3 天后转为浆液恶露,色淡红,含少量血液,约 2 周后变为白色恶露,色较白,黏稠,持续 2～3 周;产后卵巢逐渐恢复排卵,未哺乳的产妇在产后 10 周左右、哺乳的产妇在产后 4～6 个月恢复排卵;乳房的主要变化是泌乳,乳汁的分泌依赖于哺乳时吸吮的刺激,还与产妇的营养、睡眠、情绪和健康状况密切相关。

(2) 循环系统:产后大量血液从子宫流到体循环,体循环血容量增加,特别是产后 24 小时,心脏负担加重。

(3) 泌尿系统:分娩过程中膀胱受压可造成黏膜水肿充血、肌张力降低,加上产钳的使用等可能损伤尿道,影响排尿功能。

(4) 腹壁:腹壁明显松弛,需 6～8 周恢复。

2. 心理特点　产妇要经历从妊娠期和分娩期的不适、疼痛、焦虑中恢复,接纳家庭新成员,适应家庭新角色等心理调适的过程。美国妇产科专家 Rubin 认为产妇的心理调适过程可分为以下三个时期。

(1) 依赖期:产后 1～3 天,此期产妇较多地关注孩子和自己分娩的过程,特别需要丈夫及家人的关心和照顾,需要医生和护士的专业指导和协助。

(2) 依赖—独立期:产后 3～14 天,此期产妇表现出较为独立的行为,学习并开始自己照顾孩子,但由于照顾知识的缺乏,照顾过程遇到的挫折和身体的疲劳,容易产生抑郁情绪。

(3) 独立期:产后 2 周至 1 个月,此期产妇逐渐适应母亲角色和新家庭的调整,渐渐能独立照顾孩子,同时也承受许多压力,如喂养孩子、分担家务及维持夫妻关系等。

(四) 围绝经期妇女

围绝经期是指卵巢功能从旺盛状态逐渐衰退到完全消失的一个过渡时期,包括绝经和绝经前后的一段时间。根据 WHO 规定,围绝经期妇女的年龄范围在 40～60 岁。

1. 生理特点　由于卵巢功能的衰退,体内激素水平的改变,外阴、阴道、尿道、乳房结构与功能的退行性改变,围绝经期妇女出现一系列生理的改变,包括:①月经改变,经期不规律,经量时多时少,最后停经;②伴有潮热、多汗、心悸、腰背酸痛、失眠等症状;③容易出现高血压、骨质疏松、阴道炎、张力性尿失禁等健康问题;④一些妇科疾病的发病率增高如宫颈癌、乳腺癌等。

2. 心理特点　随着体内激素水平的变化,围绝经期妇女常出现自主神经系统功能紊乱的症状,表现为焦虑、抑郁、悲观、敏感、烦躁、失眠、神经质,甚至个性和行为都发生改变。

二、社区妇女健康管理

(一) 围婚期妇女

围婚期妇女健康管理主要是针对结婚前后的妇女,其主要问题为婚前保健知识缺乏和计划生育知识缺乏。因此,围婚期妇女健康管理的主要措施为根据社区妇女的需求进行相关健康知识的普及和个体化指导。健康指导的具体内容如下。

1. 婚前检查指导 结婚前男女双方都应进行婚前检查,有利于早期发现疾病,及时治疗,同时也有利于防止一些传染性疾病的传播和遗传性疾病的延续。虽然婚前检查应在自愿的基础上进行,但是,社区护士仍应指导妇女充分认识婚前检查的重要性,鼓励妇女主动进行婚前检查。

2. 性健康指导 介绍男女生殖系统的解剖及生理、性生活的生理过程及性生活卫生,通过系统的性生理、性心理方面的保健指导,使妇女获得健康的婚姻生活。

3. 生育健康指导 主要包括:①最佳生育年龄:根据女性的生理和心理发育情况,女性在25～29岁比较适宜生育;同时建议青年夫妇在结婚后2～3年生育,有利于夫妇逐渐适应婚后家庭生活;而且此时家庭已经有一定的经济基础,也可为育儿做好精神和物质的准备。②适宜受孕时机:应在双方身体状况良好,同时工作、生活压力都较低的时期选择受孕。③怀孕准备:准备怀孕前,夫妇应戒掉烟酒等不良嗜好,积极锻炼身体,避免接触放射线等对胎儿有害的物质;如口服避孕药者,应先停服一段时间再准备受孕,并于孕前3个月开始服用叶酸。

4. 节育指导 对于婚后暂时不想生育的妇女,社区护士应进行有关节育方面知识的指导。

(二) 妊娠期妇女

妊娠期妇女(孕妇)的主要健康问题包括:①因妊娠引起的不适症状,如早孕反应等;②胎儿发育问题;③妊娠期合并症和并发症;④缺乏孕期自我管理知识;⑤心理调适不良。针对上述问题,社区护士可通过产前检查、健康教育、咨询等方式,促进孕妇的身心健康和胎儿的健康发育,协助孕妇做好分娩的生理、心理准备。

1. 孕妇保健服务内容 社区卫生服务机构应对辖区内的所有孕妇提供产前保健服务,具体内容包括以下几点。

1) 建立档案 妊娠12周前由孕妇居住地的社区卫生服务机构为其建立孕产妇保健档案,进行1次妊娠早期随访。

(1) 评估孕妇健康状况,询问既往史、家族史等,观察体态、精神等,进行一般体检、妇科检查和血常规检查,有条件的地区建议进行血型、尿常规、肝功能、阴道分泌物检查,梅毒血清学试验、HIV抗体检测等实验室检查。

(2) 开展妊娠早期个人卫生、心理和营养保健指导,特别要强调避免致畸因素和疾病对胚胎的不良影响,同时进行产前筛查和产前诊断的宣传告知。

(3) 根据检查结果填写第一次产前随访服务记录表,对具有妊娠危险因素和可能有妊娠禁忌证及严重并发症的孕妇,及时转诊到上级医疗机构,并在2周内随访转诊结果。

2) 定期产前随访、检查 一般妊娠12周前:初次检查;妊娠12～28周:每4周检查1次;妊娠28周后:每2周检查1次;妊娠36周后:每周检查1次,高危妊娠者应酌情增加产前检查次数。

(1) 评估孕妇健康状况,通过询问(如上一次产前检查之后有无特殊情况出现)、测体重及血压、检查有无水肿及其他异常、产科检查(查胎位、听胎心、测子宫底高度、腹围,并注意胎儿大小与妊娠周期是否相符)、实验室检查(复查血常规和尿常规),对孕妇健康和胎儿的生长发育状况进行评估,特别要关注孕期并发症和合并症的表现特征,识别需要做产前诊断和需要转诊的重点孕妇。

(2) 对未发现异常的孕妇,除了进行妊娠期的个人卫生、心理、运动和营养指导外,还应进行预防出生缺陷的产前筛查和产前诊断的宣传告知。

(3) 对发现有异常的孕妇,要及时转至上级医疗保健机构;对出现危急征象的孕妇,要立即转上级医疗保健机构急诊。

(4) 开展自我监护方法指导、分娩准备教育和母乳喂养指导,并让孕妇在妊娠 24 周后到有助产资质的医疗保健机构继续进行产前检查和住院分娩。

2. 孕妇保健服务流程 孕妇保健服务流程见图 4-3。

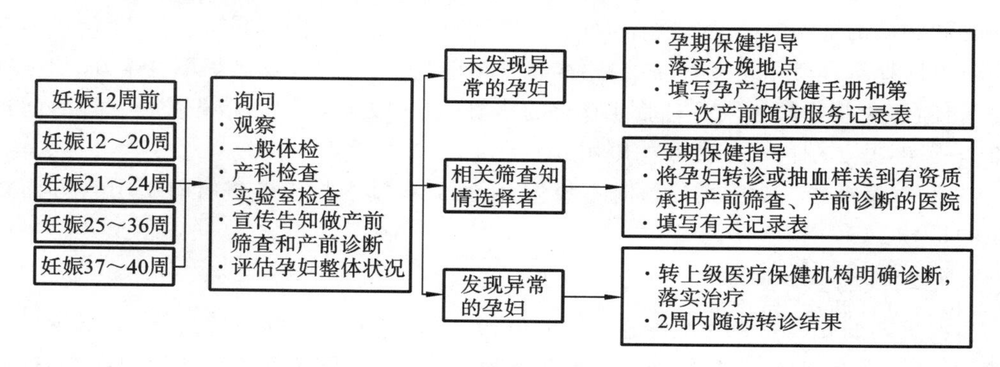

图 4-3 孕妇保健服务流程图

3. 孕妇健康指导

1) 均衡营养 孕妇饮食要均衡,保证各种营养素的均衡摄入,以满足孕妇自身健康和胎儿生长发育的需求,同时也为分娩和泌乳等做好准备。妊娠早期,饮食以清淡为主,妊娠中后期,胎儿生长发育较快,应加强营养,保证足够蛋白质的摄入,多食新鲜蔬菜、水果等富含维生素的食物,适当限制糖、含脂肪较多的食物和控制盐的摄入。同时,妊娠期不要抽烟、饮酒,并避免被动吸烟。

2) 活动与休息 适当的锻炼有利于孕妇身心健康,一方面可放松孕妇身体,舒缓心情,另一方面也有利于增强腰部、盆底肌肉及关节的柔韧性,为顺利分娩做好准备。因此,孕妇要进行适当的活动。散步是最佳的活动形式,散步时以保证安全为前提,以不感觉疲劳为宜,一般每天 2～3 次,每次约 30 分钟;也可根据孕妇的个人运动喜好和身体状况,选择游泳、骑自行车等运动方式,每次运动 10～15 分钟后休息 2～3 分钟,再进行 10～15 分钟的运动,每周运动 3 次;运动后监测心率,若运动后心率超过 140 次/分,则应休息至心率恢复到 90 次/分以下,再进行运动;若心率不能及时恢复,则应降低运动强度。另外,从妊娠中期开始,孕妇可进行一些盆底肌肉的锻炼,锻炼方法有缩肛活动、盘腿坐和蹲踞活动等。孕妇由于身体负担增加,容易产生疲劳,应保证充足的睡眠与休息。正常孕妇要保证每天 8～9 小时的睡眠,午休 1～2 小时,睡觉时以左侧卧位为宜,因左侧卧位有利于改善子宫的血液供应,减轻子宫对动静脉的压迫,有利于减轻下肢水肿。

3) 衣着与个人卫生　孕妇衣着应以宽松、舒适、柔软为宜，不要穿紧身衣裤，鞋底有防滑纹，避免穿高跟鞋。妊娠期应加强个人卫生，包括进行刷牙、沐浴和会阴部清洁等。具体措施：每次餐后刷牙，注意有无口腔疾病；尽量采取淋浴方式，并注意淋浴时的安全问题；另外，由于孕妇阴道分泌物增加，容易发生泌尿系统感染，所以孕妇应勤换内裤，每日清洗外阴。

4) 孕期用药　多数药物均可通过胎盘，对胎儿的发育造成影响，严重者可导致胎儿畸形或流产。因此，孕妇要慎用药物，尤其是在妊娠早期；必要时，须经医生指导，选用适当的药物。

5) 性生活　怀孕期间的性生活应根据孕妇的具体情况而定。一般妊娠前 12 周和妊娠 28 周后应避免性生活，以防流产、早产、感染等。妊娠中期，应节制性生活并采取适当的体位。

6) 妊娠期乳房护理指导　良好的乳房护理可以为产后母乳喂养创造有利条件。妊娠期乳房护理包括：①选择大小合适的胸罩，支托乳房，防止乳房下垂。②每日用温毛巾擦洗乳头，预防乳头皲裂。③每日按摩乳房，按摩方法：用手掌侧面，轻轻按摩乳房，每日一次，每次 5 分钟。④乳头扁平或凹陷者，进行乳头伸展练习和乳头牵拉练习。乳头伸展练习方法：将两拇指或食指平行放在乳头两侧，慢慢地将乳头向两侧外方拉开，牵拉乳晕皮肤及皮下组织，使乳头向外突出；以同样的方法将乳头向上、下纵行牵拉。每日两次，每次 5 分钟。乳头牵拉练习：用一手托住乳房，另一手拇指、中指和食指抓住乳头，轻轻向外牵拉，并左右捻转乳头。每日两次，每次重复 10～20 次。注意有早产、流产史，处于妊娠晚期或刺激乳头后出现宫缩的孕妇要避免按摩乳头。

7) 妊娠期自我监测指导　社区护士应指导孕妇学会自我监测，了解胎儿在宫内的状况。自我监测的内容包括以下几个方面。

(1) 数胎动：妊娠 18～20 周开始孕妇有自觉胎动，正常情况下，每小时 3～5 次；如有缺氧等情况发生，胎动次数会增加，若缺氧未得到改善，则胎动减弱，次数减少甚至停止。监测方法：孕妇自妊娠 30 周开始，每日早、中、晚各计数 1 次，每次 1 小时，3 次胎动数之和乘以 4，即得 12 小时的胎动次数。数胎动时，孕妇可静坐或平卧，集中注意力，以免漏数；每次数后应记录。

(2) 听胎心：有条件者，可教会家属在妊娠 20 周后每日监测胎心，每次计数 1 分钟，正常胎儿心率为 120～160 次/分。如胎心异常，应及时到医院就诊。

(3) 测体重、腹围：孕妇应每周监测体重，一般孕妇每周体重增加不超过 0.5 kg，整个妊娠期体重增加平均为 12.5 kg。若体重增加过快或过慢，应注意调整饮食，同时注意有无水肿等情况。妊娠 20 周后，可指导家属测量腹围，若腹围在 2～3 周未增加或增加过快，提示胎儿发育迟缓或胎儿过大。

(4) 异常症状监测：妊娠期常见的异常症状有阴道流血、腹痛，如出现阴道流血，腹部持续性疼痛，应及时就诊。另外，在妊娠晚期，要注意有无胎膜早破，如发生胎膜破裂，从阴道突然涌出清澈液体即羊水，应立即取卧位，减少站立或蹲踞姿势，以免脐带脱垂，并及时由家人送往医院。

8) 适宜的胎教指导　适宜的胎教可以促进胎儿宫内的良好发育，增进母子感情。

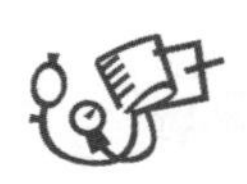

胎教有很多种类和途径,包括音乐和语言等。胎教音乐应选择低频、缓和的乐曲,胎儿听后能够安静、舒适;也可通过与胎儿交谈和抚摸孕妇腹壁等与胎儿进行交流。

9) 妊娠期心理调适指导　孕妇不同时期的心理反应不同,社区护士应根据不同孕妇的心理特点,给予适当的支持与协助,包括提供妊娠期自我保健、胎儿监护、分娩相关知识,与孕妇一起分享她的感受,指导孕妇与家庭进行有效的沟通,使孕妇能很好地适应妊娠期变化,保持心情舒畅,减少焦虑、紧张、抑郁等负性情绪。

10) 分娩相关知识指导　随着分娩的临近,在妊娠晚期社区护士应指导孕妇做好产前准备,了解分娩的过程,指导分娩时应对疼痛的技巧,并教会孕妇识别临产先兆。具体内容如下。

(1) 识别临产先兆:分娩前,往往出现一些预示不久即将临产的症状,称为临产先兆。一旦出现临产先兆,孕妇应立即去医院分娩。临产先兆包括:①子宫不规律收缩,其特点是持续时间短、宫缩力弱、间隔长且不规律,常于夜间出现而于清晨消失;②见红,是分娩即将开始比较可靠的征兆,一般于分娩开始前的 24～28 小时出现,由于子宫颈内口附近的胎膜与子宫壁剥离,毛细血管破裂,导致从阴道排出少量的血性分泌物;③胎儿下降感,随着胎先露下降入骨盆,子宫底也随之下降,由于子宫压迫膀胱,孕妇出现尿频,但孕妇会感觉上腹部较以前舒适,呼吸轻快。

(2) 分娩前准备:孕妇及其家属要在产前尽早决定分娩场所,并尽量在孕中期将分娩后产妇和新生儿的所需物品准备齐全。母亲所需的物品包括:合适的哺乳内衣、吸乳器、卫生巾等;新生儿所需的物品包括:尿布、包被、衣服、小床、脸盆、浴盆、奶瓶及奶嘴等。

(3) 应对分娩疼痛及不适的技巧:随着分娩临近,孕妇对分娩既好奇又焦虑,对分娩过程的不了解和对分娩疼痛的恐惧会加重孕妇的焦虑;而分娩过程中,产妇对疼痛的恐惧和应对技巧的缺乏等也会直接影响产程的进展。因此,在分娩前应帮助孕妇正确认识分娩时的疼痛,并教会孕妇如何应对分娩疼痛,包括掌握放松技巧,分散注意,学会控制呼吸等。

(三) 产褥期妇女

产褥期妇女(产妇)的主要健康问题包括:①子宫复旧不良或会阴切口愈合问题;②母乳喂养知识缺乏;③产后保健知识缺乏;④产后避孕知识缺乏;⑤产后心理调适不良等。产妇健康管理的重点是评估产妇的恢复情况和母乳喂养情况,针对产妇出现的相关问题给予针对性的指导,如发现一些异常症状,及时转至上一级医院产后门诊或急诊处理。

1. 产妇保健服务内容

(1) 家庭访视:社区卫生服务机构在得到分娩医院转来产妇分娩的信息后,应于 3～7 天到产妇家中进行产后访视,进行产褥期健康管理,加强母乳喂养和新生儿护理指导,同时进行新生儿访视。①通过观察、询问和检查,了解产妇一般情况、乳房、子宫、出血和恶露、会阴或腹部伤口恢复等情况。②对出现母乳喂养、产后便秘、痔疮、会阴伤口疼痛等问题的产妇要进行产褥期保健指导和相关问题处理。③发现有产后感染、产后出血、子宫复旧不佳、妊娠合并症未恢复者及产后抑郁等问题的产妇,应及时转至上级医疗保健机构治疗。④通过观察、询问和检查了解新生儿的基本情况。

(2) 产后 42 天健康检查:①为正常产妇做产后健康检查,异常产妇到原分娩医疗保健机构检查。②通过询问、观察、一般体检和妇科检查,必要时进行辅助检查对产妇康复情况进行评估。③对已康复者进行性保健、避孕、避免生殖道感染、纯母乳喂养 6 个月等方面的指导。

2. 产妇保健服务流程 产妇保健服务流程见图 4-4。

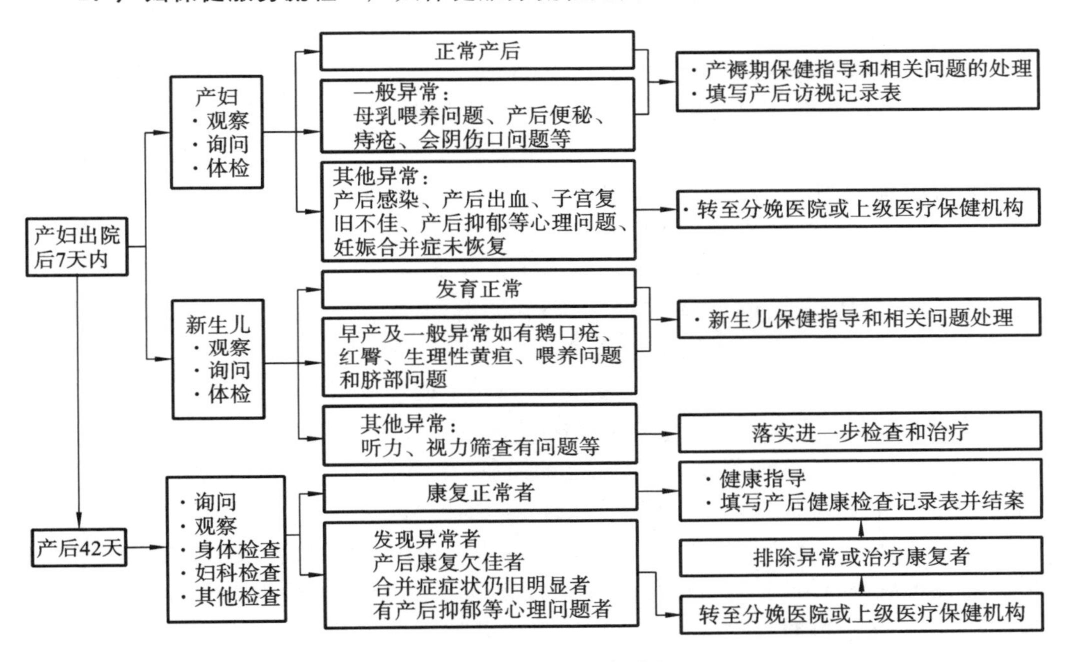

图 4-4 产妇保健服务流程

3. 产妇健康评估

(1) 生命体征:产妇的体温大多在正常范围,产后 1 天内体温稍有升高,但一般不超过 38℃,且多在 24 小时后降至正常;产后 3～4 天,因乳房肿胀,体温偶可达 38 ℃以上,但一般持续数小时恢复,如产后体温持续升高,超过 38 ℃,要考虑是否有产褥感染的可能。产妇脉搏一般较缓慢,为 60～70 次/分,呼吸深慢,为 14～16 次/分,血压平稳。

(2) 子宫复旧情况:评估子宫底高度和恶露情况。子宫底高度测量方法:嘱产妇排空膀胱,平卧,双膝稍屈曲,腹部放松,护士一只手放在产妇耻骨上方,托住子宫下缘,另一只手轻轻按压子宫底。正常产后子宫圆而硬,位于腹部中央。如子宫质地软,考虑是否有产后宫缩乏力;如子宫底高度不能如期下降,血性恶露持续时间超过两周,说明子宫复旧不好;如恶露混浊、有臭味,或恶露量增多,持续时间长,且伴有发热等全身症状,提示产褥感染。

(3) 会阴情况:自然分娩的产妇,产后会阴有轻度的水肿,多于产后 2～3 天自行消退;如有会阴切口,会阴部会有疼痛,如疼痛厉害,局部有肿胀、发红、皮肤温度高,要考虑切口是否有感染。

(4) 乳房和母乳喂养情况:检查乳头有无皲裂,乳腺管是否通畅,乳房有无红肿、硬结,乳汁的量是否足够;评估产妇对母乳喂养的态度,母乳喂养的方法是否正确。如果母乳喂养适当,哺乳时可听见婴儿的吞咽声,母亲有泌乳的感觉,哺乳前乳房丰满,哺乳后乳房较柔软;两次哺乳之间,婴儿满足、安静,体重增长理想。

4. 产妇健康指导

(1) 日常生活指导:①环境:应选择安静、舒适,有利于修养的环境,经常开窗通风,保持室内空气清新。②均衡的营养:产妇应多进食含蛋白质高的食物和营养丰富的汤汁类,以促进乳汁的分泌;应避免辛辣、刺激性食物,禁止吸烟、饮酒、喝咖啡,以免对婴儿造成影响。③休息与活动:产妇应保证充分的休息,教会产妇与婴儿同步休息;指导产妇进行适当的活动。产后早运动能促使产妇全身各器官功能的恢复,加快子宫收缩和恶露排出,锻炼腹壁和盆底肌肉,促进肠蠕动,增加食欲。注意产后体操要循序渐进,产妇如有大出血、发热、严重合并症与并发症等异常情况,不宜做产后体操;另外,尽量避免重体力劳动或蹲踞活动,以防子宫脱垂。④保持个人卫生:产妇要注意个人卫生,每天坚持梳洗、刷牙,勤换衣物等;在恶露期,保持会阴部清洁,每天用温水清洁会阴,勤换会阴垫;产后 4 周禁止盆浴。

(2) 母乳喂养指导:社区护士应提供产妇充足的母乳喂养知识,使产妇正确认识并掌握母乳喂养的正确方法。①母乳喂养的优点与方法:详见本项目任务一。②促进乳汁分泌:产妇保持精神愉快,保证充足的睡眠,多进食营养丰富的汤汁,如鱼汤、鸡汤、骨头汤等有利于促进乳汁分泌;哺乳时,尽量让婴儿先吮吸空一侧乳房,再吮吸另一侧,如乳汁充足,婴儿吸不完,应用吸乳器将乳汁吸出,以免乳汁淤积影响乳汁再生;增加哺乳次数,通过反复地吮吸促进乳汁分泌;避免过早添加其他代乳品。③乳房胀痛的护理:每次哺乳时,应尽量吸空乳汁,保持乳腺管通畅;哺乳前热敷乳房,使乳腺管畅通,但在两次哺乳的间隙,冷敷乳房以减少局部充血、肿胀;按摩乳房,从乳房边缘向乳头中心按摩,使乳腺管畅通,同时减轻疼痛;佩戴胸罩,扶托乳房,减少胀痛;如乳房局部出现红、肿、热、痛症状,或有结节,提示患有乳腺炎。在炎症初期,产妇没有高热等全身症状,仍可继续哺乳,但注意哺乳前应湿热敷乳房 35 分钟,并按摩乳房。④乳头皲裂的预防与护理:用温水擦洗乳房;采取正确的哺乳姿势,避免婴儿长时间吮吸乳头;哺乳后,涂少量乳汁于乳头上,乳汁不仅有抑制细菌生长的作用,还有修复乳头表面局部损伤的作用;乳头皲裂严重者,可暂停哺乳,将乳汁挤出后再喂养。

(3) 产后计划生育指导:产褥期内禁止性生活,产后 6 周指导产妇选择适当的方法进行避孕。哺乳的妇女不宜服用含雌激素的避孕药。停止哺乳后,可采取安全、有效的长期避孕措施。

(4) 产后复查指导:社区护士需告知产妇于产后 42 天(6 周)左右,带新生儿一起去分娩的产科医院进行产后体格检查,以评估产妇全身和生殖器官恢复的情况,了解新生儿的生长发育情况。

(5) 心理调适指导:社区护士应对产妇提供有针对性的心理支持与协助,充分发挥家庭、社会支持系统的作用,帮助产妇适应母亲的角色。在依赖期,重点是让产妇充分休息,协助完成新生儿日常护理;在依赖-独立期,重点是提供新生儿喂养和护理知识，提高产妇照顾新生儿的能力和信心，培养亲子感情；在独立期，继续为产妇提供一些新生儿护理方面的知识，指导产妇渐渐恢复日常活动，应对各种压力。

（四）围绝经期妇女

围绝经期妇女的主要健康问题：①围绝经期综合征的防治；②心血管疾病、泌尿系统感染、骨质疏松、乳腺癌、宫颈癌等疾病的危险性增加；③自主神经功能紊乱，心理适应不良，严重影响日常工作和生活。针对围绝经期妇女的生理、心理特点，社区护士应指导妇女及其家庭正确应对围绝经期的各种健康问题，帮助妇女健康度过围绝经期，适应围绝经期后的生活。

1. 围绝经期妇女的保健服务内容

（1）通过询问、观察、检查，了解围绝经期妇女有无围绝经期症状（包括月经改变、情绪异常），有无潮热、多汗、心悸、失眠、阴道炎、骨质疏松、尿失禁等症状与问题；了解围绝经期妇女生活方式、一般体格检查情况、妇科检查情况、乳房检查情况、有无其他慢性病等。

（2）无异常症状者，也无明显危险因素者，进行常规社区围绝经期妇女健康管理，包括每年一次宫颈防癌普查和乳腺防癌普查；定期参加围绝经期健康讲座和交流，接受有关心理健康保健指导、生活方式指导、乳房自检指导、计划生育指导、健康咨询等；每年进行一次全面体检。

（3）评估中发现存在乳腺癌危险因素（乳腺癌家族史、月经初潮年龄不足 12 岁、绝经年龄超过 55 岁、大龄无婚姻或生育史、未哺乳或哺乳时间短、长期性激素治疗或使用避孕药等）、宫颈癌危险因素（宫颈癌家族史、多次生产或流产、子宫颈有慢性炎症、曾有 HPV 感染等）、围绝经期抑郁症危险因素（如离异、失去亲人、子女问题、工作改变、社会经济地位改变等）的人群，在常规社区围绝经期妇女健康管理的基础上，提供有针对性的健康教育。有肿瘤危险因素者缩短防癌普查时间，每 6 个月进行一次；有围绝经期抑郁症危险因素者每 2 个月随访一次，提供必要的心理疏导。

（4）评估中发现与围绝经期生理变化相关的可疑症状或已有异常者，由社区医生指导治疗，必要时转诊至上级医院治疗。

2. 围绝经期妇女的保健服务流程 围绝经期妇女的保健服务流程见图 4-5。

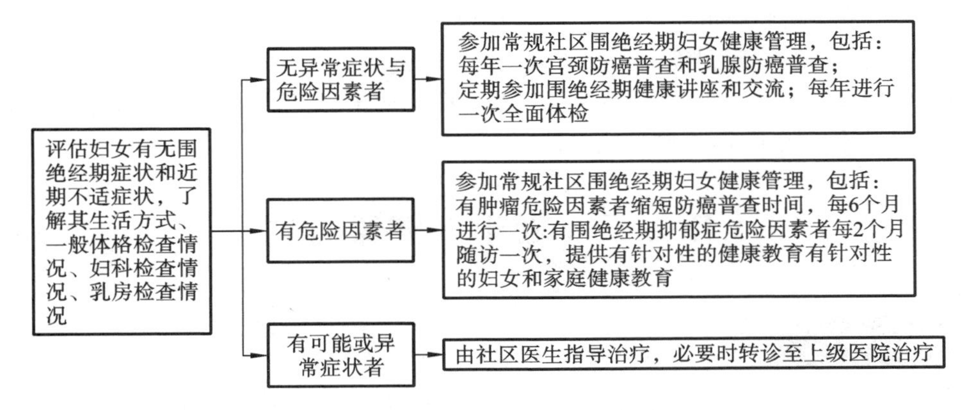

图 4-5 围绝经期妇女的保健服务流程

3. 围绝经期妇女的健康指导

(1) 提供心理支持:围绝经期妇女的最大问题是心理上不能接受与适应,认为自己老了,不再有女性特征,加上体内激素紊乱引起的各种症状的困扰,均对妇女的心理健康造成威胁。社区护士应指导妇女正确认识围绝经期,围绝经期是一个正常的生理阶段,出现这些症状属正常现象,围绝经期症状在一定时候会自动缓解、消失。耐心倾听妇女的困扰,引导、鼓励、支持妇女正确应对围绝经期症状所造成的困扰,同时也让家属给予妇女充分的理解与支持,帮助家中妇女度过此期。

(2) 饮食指导:围绝经期妇女应调整饮食,注意饮食清淡少盐,限制摄入高脂肪、高胆固醇食物,多吃蔬菜、水果,常吃乳类、豆类及其制品,有条件者可每天补充钙剂和维生素 D。

(3) 运动指导:适当的运动可以改善全身血液循环,使人精神爽朗,是缩短围绝经期、减轻各种不适症状的有效方法;同时有利于控制体重,降低心血管疾病、骨质疏松发生的危险。社区护士应指导围绝经期妇女选择适宜的运动强度和运动方式,要求每周运动 3 次及以上,每次运动不少于 30 分钟,可以选择散步、慢跑、打太极拳、跳舞、游泳、骑车等中等强度运动。

(4) 盆底肌肉训练指导:围绝经期妇女应进行有针对性的盆底肌肉锻炼,有利于预防子宫脱垂和尿失禁。训练方法:妇女可取坐位或仰卧位,深吸气,用力收缩肛门,坚持 10 秒,然后呼气,放松 10 秒,反复进行 20 分钟,每天做 3 遍。

(5) 个人卫生指导:围绝经期妇女应特别注意保持外阴清洁,勤换内裤,每天用温水清洗外阴,预防阴道炎和泌尿系统感染。

(6) 性保健指导:围绝经期妇女有性需求是一种正常的生理现象,即使绝经后的妇女仍应继续维持适当的性生活,有助于延缓生殖器官的萎缩,防止机体老化。注意性生活前后用温水清洗外阴,避免经期性生活。

(7) 用药指导:对于确实因性激素水平降低引起明显症状者,宜在医生指导下用性激素治疗,以达到有效控制症状的目的。社区护士为围绝经期妇女提供有关用药目的、用药量、用药方法、可能出现的反应及有关注意事项方面的信息支持;督促、指导长期用药者定期接受随访。

(8) 妇科疾病监测指导:社区护士应指导围绝经期妇女定期参加妇科疾病普查,以早期发现、早期诊断、早期治疗妇女常见病。一般 40~60 岁妇女应每年做 1 次乳腺检查和宫颈癌普查。另外,如出现外阴瘙痒、疼痛、阴道分泌物增多、分泌物有恶臭等,提示有阴道或外阴炎症,应到医院就诊,接受规范治疗。

任务三　老年人健康管理

张某,男,72 岁,患糖尿病 10 余年。间断服用降糖药,比较注重日常保健,无并发症,生活可以自理。请思考:

1. 目前我国老年人的划分标准是什么？

2. 对张某的健康管理要求是什么？

随着生活水平的提高，人均预期寿命的延长，老年人口日益增多，对卫生保健服务需求也急剧增加。开展社区老年护理，重视并做好老年保健工作，既是社会人口老龄化的基本需要，也是满足人民群众对美好生活需求的落地之举。

联合国规定，欧美及工业发达国家认定65岁以上者为老年人；经济欠发达的发展中国家，认为60岁以上作为该国划分老年人的标准。我国现采用60岁作为老年人的起始年龄，其中，69岁以下者为低龄老年人，70～79岁为中龄老年人，80岁及80岁以上者为高龄老年人。具体分期：45～59岁为老年前期；60～89为老年后期；90岁以上为长寿期。老龄化社会也称为老龄化国家或地区，联合国将60岁及60岁以上人口占总人口的10%以上，或65岁及65岁以上人口占总人口的7%以上称为老龄化社会。全国老龄工作委员会于2011年8月向社会发布《2010年度中国老龄事业发展统计公报》，显示2010年全国60岁及60岁以上老年人口已达1.78亿，65岁以上老年人口为1亿，分别占总人口的13.26%和8.87%。据2018年全国人口普查结果显示，中国老年人口约2.49亿，预测分析指出，2025年老年人口将达到3亿。老龄化已成为21世纪不可逆转的世界趋势，这也是社会进步的表现。

一、老年人的生理和心理特点

（一）生理特点

随着年龄的增长，机体的激素水平降低，骨骼、肌肉发生退行性变，老年人会出现头发变白、脱落稀疏，皮肤变薄，皮下脂肪减少，骨质疏松，关节活动不灵，身高降低，体重减轻等现象。器官功能逐渐下降，呼吸道纤毛运动减退，老年人易患肺部感染；大动脉弹性减弱，易出现动脉血压升高，进而引起心脑血管疾病病变；消化功能减退，出现食欲下降、便秘；脑组织体积缩小，脑血管退行性变、血量减少，出现记忆力减退、思维能力下降；机体免疫功能下降，继而易发生感染。

（二）心理特点

老年人的记忆保持能力（记忆力）随着年龄增长而逐渐下降，但对远期记忆的保持相对较近期记忆好；再认能力比回忆能力强；理解能力变化不大，但死记硬背能力减退；逻辑记忆比机械记忆好；液态智力随着增龄而减退，晶态智力减退不明显；老年人的思维能力伴随感知和记忆能力的衰退而有所下降，特别是思维的敏捷度、流畅性、灵活性、独特性和创新性较青年时期减退明显；人格一般不会随年龄的增长而变化，但伴随生理功能和环境的变化、社会和家庭角色的改变，老年人会按照其不同的人格模式采用整合良好型、防御型、被动依赖型和整合不良型四种不同方式适应环境。

（三）老年人的患病特点

随着身心机能的减退，老年人患病的机会增加，其患病特点如下。

（1）临床症状不典型，容易延误治疗。

（2）病程长，病情重，恢复慢。

(3) 多种疾病共存,病情错综复杂。

(4) 易发生并发症,常见的有压疮、静脉血栓形成、水和电解质紊乱、坠积性肺炎、大小便失禁、运动障碍、多器官衰竭等。

(5) 易发生意识障碍,给诊断、治疗带来困难。

(四) 老年人的健康需求

进入老年期后,老年人的健康意识逐渐增强,不仅关注自己身患疾病的治疗、护理和康复,更关注自己该如何生活,如何防病。他们希望获得相关的预防保健知识以及家庭和社会的支持与照顾。社区老年人的健康需求主要集中在以下几个方面。

(1) 因生理功能衰退所引起的老年常见疾病的治疗与护理需求。

(2) 因生理功能减退所带来的在居住、衣着、营养等方面的特殊需要。

(3) 因活动受限所带来的生活自理能力障碍方面的帮助与照料。

(4) 因心理状态的变异和人际交往的障碍所带来的一系列心理反应的护理需求。

二、社区老年人健康管理

(一) 老年人的健康管理规范

《国家基本公共卫生服务规范(2011年版)》要求,社区卫生服务机构应为辖区内65岁及65岁以上常住居民每年提供1次健康管理服务,内容包括以下几个方面。

1. 生活方式和健康状况评估 通过问诊及老年人健康状态自评了解其基本健康状况,体育锻炼、饮食、吸烟、饮酒情况,慢性病常见症状,既往所患疾病、治疗及目前用药和生活自理能力等情况。

2. 体格检查 包括体温、脉搏、呼吸、血压、身高、体重、腰围、皮肤、浅表淋巴结、肺部、心脏、腹部等常规体格检查内容,并对口腔、视力、听力和运动功能等进行粗测判断。

3. 辅助检查 包括血常规、尿常规、肝功能(血清谷草转氨酶、谷丙转氨酶和总胆红素)、肾功能(血清肌酐和尿素氮)、空腹血糖、血脂(总胆固醇、甘油三酯、低密度脂蛋白胆固醇、高密度脂蛋白胆固醇)、心电图和腹部B超(肝、胆、胰、脾)检查。

4. 健康指导 告知评价结果并进行相应健康指导。

(1) 对发现已确诊的原发性高血压和2型糖尿病等患者,同时开展相应的慢性病患者健康管理。

(2) 对患有其他疾病的(非高血压或糖尿病)患者,应及时治疗或转诊。

(3) 对发现有异常的老年人,建议定期复查或向上级医疗机构转诊。

(4) 进行健康生活方式、骨质疏松预防、防跌倒措施、意外伤害预防和自救、认知和情感等健康指导。

(5) 告知或预约下一次健康管理服务的时间。

(二) 社区护士在老年护理中的作用

社区是老年人生活的基本环境,加强社区老年护理工作对于增进老年人的身心健康,提高老年人的生活质量、减少国家医疗费用支出,具有重要的意义。社区护士是社区保健的中坚力量,他们可以深入到社区的每个角落,为老年人提供专业性的护理服务。

1. 社区老年人健康教育 社区护士与其他学科人员共同合作，了解社区老年人的基本情况，确定优先干预的健康问题，制订健康教育计划，通过多种途径实施健康教育，帮助老年人树立健康意识，获得健身防病和疾病康复的知识，改变不良行为，避免行为危险因素，从而促进健康。

2. 社区老年患者的护理 社区护士可为老年患者提供护理服务，如注射、换药、氧疗、鼻饲、压疮护理等，以及疾病或创伤的院前急救。

3. 临终护理 社区护士可以满足老年人在自己熟悉的环境中、在亲人的陪伴下走完生命历程的愿望，为老年人及其家人提供临终护理，包括控制疼痛、缓解症状、心理支持和死亡教育等，尽最大可能地保持舒适，维护自尊，使临终老年人安详而宁静地离开人世。

4. 指导和培训指导 指导老年人的家属、保姆或志愿者学会老年保健知识和一般照顾技能，使其更好地为老年人服务。

5. 组织协调 社区护士在老年保健中扮演着组织管理和协调的重要角色，与其他专业人员一起，对老年保健服务的人员、物资及各种活动进行统筹安排。

（三）社区老年护理服务体系

相关文件指出，要以维护老年人健康权益和满足老年人健康服务需求为出发点和落脚点，大力推进老年人健康服务供给侧结构性改革，强化基层医疗卫生服务网络功能，积极推广家庭医生签约服务，为老年人提供综合、连续、协同、规范的基本医疗和公共卫生服务。探索建立从居家、社区到专业机构的比较健全的长期照护服务供给体系。实现服务体系由以提高老年疾病诊疗能力为主向以生命全周期、健康服务全覆盖为主的转变，保障老年人能够获得适宜的、综合的、连续的整合型健康服务，提高老年人健康水平，实现健康老龄化，建设健康中国。

1. 日间老年人护理服务 日间老年人护理服务又被称为日托服务，是对那些不愿入住在老年护理医院、生活自理有困难、白天无人照顾的老年人，提供接送、用餐、康复等医疗护理服务。此类服务能免除家属为照顾老年人而产生的工作角色与家庭角色冲突，同时使老年人较好地享受家庭生活的舒适和便利，是一种值得推广的社区服务项目。

2. 家庭病床 家庭病床是医疗机构为了最大限度地满足社会医疗需求，选择适宜在家庭环境中医疗和护理的病种，让患者在自己熟悉的环境中，在家人的照顾下接受社区医护人员的治疗和护理。护理范围包括心理护理、用药护理、物理治疗、语言治疗、营养咨询等。家庭病床服务可缓解我国医院床位不足与患者多、住院费用上升与老年人医疗支出有限的矛盾。

3. 老年护理医院 老年护理医院是以社区内老年人的需求为导向，解决老年人健康问题为重点，提高老年人生命质量为目的，集老年医疗、保健、预防、康复、护理为一体，且方便、经济、综合、连续的基层老年人卫生服务。老年护理医院一般收治年龄超过 60 岁的需长期护理、确诊为内科慢性病急性期、需临终关怀的患者，也可根据具体情况收治患有痴呆或其他精神科疾病的老年人。

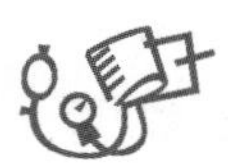

4. 居家养老护理服务 家庭养老是以血缘关系为纽带,以自我保障和家庭保障为基础的养老模式,人们易接受,具有一定的稳定性,供养成本低。居家养老是我国老年人长期护理照料的主要服务形式。居家养老护理服务就是在家庭养老的基础上提供社区护理服务。社区护士可为居家的老年人提供皮肤护理、个人卫生指导、病情观察、药物保管及居家护理安全教育等服务,可以有效地节约患者的医疗费用,方便家庭照顾,解决医院床位紧张问题,是我国社区老年护理服务应大力推广的服务模式。

三、社区老年保健策略

1. 老年保健的概念 世界卫生组织认为,老年保健是指在平等享用卫生资源的基础上,充分利用现有的人力、物力,以维护和促进老年人的健康为目的,发展老年保健事业,使老年人得到基本的医疗、护理、康复、保健等服务。老年保健并非单纯延长老年人的预期寿命,而是最大限度地延长老年期独立自理生活的时间,缩短功能丧失及在生活上依赖他人的时间,达到延长健康预期寿命,提高老年人生命质量,进而实现健康老龄化的目的。

2. 老年保健的原则

(1) 独立性原则:老年人应当借助收入、家庭和社区支持及自我储备,获得足够的食物、住宅及庇护场所;老年人应当有机会继续参加工作或发展其他有收入的事业;老年人应当参与决定何时及采取何种方式从劳动力队伍中退休;老年人应当有机会获得适宜的教育和培训;老年人应当能够生活在安全和与个人爱好和能力变化相适应以及丰富多彩的环境中;老年人应当能够尽可能长地生活在家中。

(2) 参与性原则:老年人应当保持融入社会,积极参与制定和实施与其健康直接相关的政策,并与年轻人分享他们的知识和技能;老年人应当能够寻找和创造为社区服务的机会,在他们感兴趣和有能力的位置上服务;老年人应当有自己的协会或组织。

(3) 保健与照顾原则:老年人应当得到与其社会文化背景相适应的家庭和社区的照顾保护;老年人应当能够获得卫生保健护理服务,以维持或重新获得最佳的生理、心理与情绪健康水平,预防或推迟疾病的发生;在一个有人情味和安全的环境中获得政府提供的保障、康复、心理社会服务和精神支持;老年人在其所归属的任何一种场所、保健和治疗机构中都享受人权和基本自由。

(4) 自我实现或自我成就原则:老年人应当有追求充分发展他们潜力的机会。

(5) 尊严原则:老年人应当能够生活在尊严和安全中,避免受到剥削和身心虐待;老年人无论处于任何年龄、性别、种族背景或其他状态,都应当能够被公正对待,并得到他们对社会贡献的独立评价。

3. 老年保健的重点对象 社区老年保健的对象应是辖区内的所有老年人。其中,高龄老年人、独居老年人、丧偶老年人、患病老年人、新近出院的老年人、精神障碍的老年人在生理、心理和生活应对能力方面更加脆弱,对医疗、护理、保健的需求更大,是社区老年保健的重点对象。

四、社区老年人常见健康问题与保健护理

（一）社区老年人常见躯体健康问题及护理

1. 便秘的预防及处理 便秘是指正常排便的改变，排便次数减少（每周少于 3 次），排出过干、过硬的大便，排便不畅、困难，便后无舒畅感。便秘的原因有生理、心理、社会等多种因素。便秘是老年人的常见健康问题，约有三成老年人有便秘症状。便秘不仅影响老年人的生理功能，还影响其生活质量。

便秘的预防在于建立合理的饮食和生活习惯，其护理措施有以下几点。

（1）养成定时排便的习惯：即使没有便意也应坚持上厕所练习排便，利用生物反馈的方法，定时有意识地诱导排便。

（2）合理饮食：多饮水，晨起、餐前饮用温开水以促进肠蠕动，刺激排便反射。平时多饮水，病情允许情况下每天液体摄入量不少于 2000 mL，温开水中可加入少量蜂蜜。多食用富含膳食纤维的食物。

（3）适当活动：避免久坐不动，对卧床高龄老年人或行动不便老年人，可采用床上被动运动，可促进排便，有效预防便秘。

（4）腹部环形按摩：顺着结肠走行方向顺时针做环形按摩，每天 2～3 次，每次 5～10 分钟被动运动，每天至少运动 15 分钟。

（5）协助排便：对便秘严重的老年人可给予开塞露、甘油栓等软化剂，必要时遵医嘱给予灌肠。如发生大便嵌塞时，早期可使用栓剂、口服缓泻剂来润肠通便，必要时行油类保留灌肠，无效时行人工取粪。人工取粪操作时注意动作轻柔，切忌暴力硬抠。心脏病患者及脊椎受损老年人行人工取粪时应特别小心，以免刺激迷走神经引发意外，操作中出现心悸、头晕时须立刻停止。

2. 大便失禁的预防及护理 大便失禁是指肛门括约肌不受意识控制而不自主地排便。其发生是由于某种器质性病变或支配肛门括约肌的神经作用失常而导致肛门括约肌的控制功能发生障碍，使大便随时呈液态流出，自己不能控制。

大便失禁通常同时伴有尿失禁，多见于 65 岁以上的老年人，女性多于男性，多产的老年妇女发生率最高。这是一种有损自尊的身体功能减退现象，常造成老年人焦虑、困窘、羞愧心理，严重影响老年人日常生活和社会交往。

大便失禁以轻症居多，护理应重视个体化原则，其护理措施有以下几点。

（1）心理护理：大便失禁常造成焦虑、恐惧、尴尬，老年人常感到自卑和忧郁，期望得到理解和帮助。社区护士应尊重理解老年人，主动给予心理安慰与支持，帮助其树立信心，配合治疗护理。

（2）保护皮肤：协助老年人清洗、沐浴，更换衣物、床单、被套，每次便后用温水洗净肛门周围及臀部皮肤，保持皮肤清洁、干燥。必要时肛门周围涂擦软膏以保护皮肤，避免破损感染。床上铺橡胶单和中单或一次性尿布。

（3）重建控制排便的能力：指导老年人进行肛门括约肌及盆底肌肉收缩锻炼。老年人取坐位或卧位，收缩肛门 10 秒，放松间歇 10 秒，每次 15～30 分钟，每日数次，以老年人感觉疲乏为宜。对卧床老年人要掌握老年人排便规律，按时给便盆排便。定时

排便,加强排便规律性。

(4) 饮食指导:进食营养丰富、易消化吸收、少渣少油的食物。如无禁忌,应鼓励饮水,口服补盐液,保持水和电解质平衡。酌情给予清淡的流质饮食或半流质饮食,避免油腻、辛辣、高纤维素食物;必要时可短期禁食,止泻后由软食过渡到普通饮食。

(5) 保持环境舒适:定时开窗通风,除去不良气味,保持室内空气清新。及时更换污湿的衣物被单,保持床褥、衣服的清洁。

3. 尿失禁的预防及护理 尿失禁是指排尿失去控制,尿液不自主地自尿道口溢出或流出。其发生是由于膀胱括约肌损伤或神经功能障碍而丧失排尿自控能力。根据尿失禁的原因分为真性尿失禁(完全性尿失禁)、假性尿失禁(充溢性尿失禁)、压力性尿失禁(不完全性尿失禁)。尿失禁可发生于各个年龄段,但最常发生于老年人,女性发病率高于男性。尿失禁可引起皮肤糜烂,身体异味,反复尿路感染,令老年人身体不适。更重要的是,它会长期影响老年人的生活质量,给生活带来许多不便,严重影响着老年人的心理健康,是造成老年人孤僻、抑郁的原因之一,被称为“不致命的社交癌”。尿失禁的预防护理措施主要有以下几点。

(1) 心理护理:尿失禁会给老年人造成很大心理压力,苦闷、忧郁、丧失自尊,老年人因长期尿失禁而自卑,对治疗信心不足。社区护士应尊重理解老年人,注意保护其隐私,主动给予心理安慰与鼓励,帮助其树立信心,积极配合治疗护理。

(2) 皮肤护理:床上铺橡胶单和中单或一次性尿布,经常清洗会阴部,勤换衣裤、床单保持皮肤清洁、干燥,减少异味。

(3) 引流尿液:女性老年人可用吸乳器连接胶管接尿;男性老年人可用阴茎套连接尿液引流袋接尿,但只能短时间使用,每天要定时取下。需清洗会阴部和阴茎,并暴露于空气中防止造成尿液浸泡龟头,引起糜烂,同时评估有无红肿、破损。

(4) 使用失禁护垫:常用的失禁护垫为纸尿裤,能有效处理失禁问题,是最普遍安全的方式。针对某些特定的失禁者,可使用纸尿裤和常规如厕时间表以重建老年人排尿控制。纸尿裤的使用是针对可以自己排尿而无法控制的老年人,它具有良好的预防措施,既不造成尿道及膀胱的损害,又不影响膀胱生理活动。

(5) 重建正常排尿功能:措施有盆底肌肉收缩训练、膀胱行为训练、提示排尿法、间歇性导尿等。盆底肌肉收缩训练适用于轻度压力性尿失禁,且认知功能良好的老年人,训练方法见大便失禁。膀胱行为训练适用于认知功能良好的老年人。根据其排尿记录,如憋尿超过 3 分钟会出现尿失禁,则每 2 小时排尿一次,若出现尿急可通过收缩肛门、两腿交叉的方法来控制,然后逐步延长间隔时间。提示排尿法适用于有认知障碍的老年人。根据其排尿记录,制订排尿计划,定时提醒,帮助老年人养成规律性排尿习惯。

(6) 指导液体摄入:向老年人解释说明足量尿液对排尿反射刺激的必要性及预防泌尿系统感染的作用,保持每天摄入液体 2000～2500 mL,每天的饮水量包括三餐、水果和饮料,避免摄入有利尿作用的咖啡、浓茶、可乐、酒类等。

(二) 社区老年人常见社会心理问题及护理

1. 离退休综合征 离退休综合征是指老年人由于离退休后不能适应新的社会角

色、生活环境和生活方式的变化而出现的焦虑、抑郁、悲哀、恐惧等消极情绪，或因此产生偏离常态行为的一种适应性的心理障碍。

离退休综合征是一种复杂的心理异常反应，主要表现在情绪和行为方面。主要表现：①焦虑症状：心烦意乱、坐立不安、急躁易怒、行为重复、对什么都不满、注意力不能集中，做事常出错。②抑郁症状：对未来生活感到悲观失望、缺乏信心、行为退缩、不愿主动与人交往、兴趣减退。③躯体不适症状：全身疲乏、四肢无力、失眠多梦、阵发性全身燥热等症状。离退休综合征的预防护理措施如下。

(1) 进行心理疏导，帮助老年人适应新生活：帮助老年人认识和接受离退休事实，衰老是不以人的意志为转移的客观规律，离退休是不可避免的，离退休后应坚定美好生活的信念，重新安排自己的工作、学习和生活，做到老有所为、老有所学、老有所乐。

(2) 鼓励老年人发挥余热，重归社会：离退休老年人如果身体健康、精力旺盛，又有一技之长，可以积极寻找机会，做一些力所能及的工作。

(3) 鼓励和支持老年人学习，培养兴趣爱好："活到老，学到老"，学习可使大脑越用越灵活，延缓智力的衰退，同时老年人通过学习更新知识，可避免孤陋寡闻。老年人要有意识地培养一些兴趣爱好，以丰富和充实老年生活，增进身心健康。

(4) 积极为老年人搭建社交平台，拓宽老年人生活领域：老年人退休后生活圈子缩小，但不应自我封闭，而应该积极主动地参加社区组织的各种有益于老年人身心健康的活动，努力建立新的人际关系。良好的人际关系可以开拓生活领域排解孤独寂寞，增添生活情趣。

(5) 督促老年人生活自律，促进身心健康：老年人的生活起居要有规律，离退休后也应给自己制订切实可行的作息时间表，早睡早起，按时休息，努力做到合理饮食、适当运动、戒烟限酒、心理平衡，建立起以保健为目的的健康生活方式。

(6) 必要的药物和心理治疗：老年人出现身体不适、心情不佳、情绪低落时，应该主动寻求帮助，切忌讳疾忌医。对于患有严重的焦躁不安和失眠的离退休综合征的老年人，必要时可在医生的指导下适当服用药物以及接受心理治疗。

2. 空巢综合征 空巢综合征是指无子女或子女成年后相继离开家庭，老年人生活在空巢环境下，由于人际关系疏远而产生一系列身心症状的一种心理失调症状。

在我国，由于人口老龄化及独生子女政策的实施，核心家庭逐渐成为主导性家庭。而随着社会文化的变迁，人们的家庭观念逐渐淡薄以及住房紧张、人口流动、工作变动、年轻人选择自己自由的生活方式等原因，造成不能或不愿与父母同住，因子女离巢而产生大量空巢家庭。据调查，在我国老年人中空巢率达 26.4%。空巢综合征的老年人常出现孤独、空虚、寂寞、伤感、精神萎靡、情绪低落、焦虑、抑郁、失眠、头痛、食欲不振等一系列心理失调症状。若体弱多病，行动不便，生活困难时，上述症状更明显。空巢综合征会使老年人的神经内分泌系统调节紊乱，导致免疫功能及机体抵抗力下降，进而引发各种疾病或使原有疾病加重，严重影响老年人的生活质量。空巢综合征的预防护理措施有以下几点。

(1) 健康教育：在社区组织心理知识讲座，向老年人介绍相关心理健康知识，帮助老年人进行心理调适，使其在子女离家前就调整自己的生活重心和生活节奏，子女离家后接受空巢现状，建立自己新的生活规律和情感支持，寻求新的精神依托，摆脱对子

女的依赖，积极主动参与社区文体社交活动。

(2) 社交活动：鼓励老年人广交朋友，积极参加社交活动，同时倡导和营造社会氛围，鼓励子女常回家看看，给予孤独中的老年人以安慰。

(3) 运动疗法：体育锻炼可以改善空巢老年人的消极心理，增加老年人的积极情绪反应，有益于良好情绪的培养，养成积极进取的心态，提升老年人的生活幸福感。

(4) 作业疗法：书法、绘画、摄影、陶艺、编织、烹饪、种花、养草等活动，可以提高老年人注意力，增强记忆力，消除负性情绪，增强自信心和独立感，而且集体和社会活动可加强人际交往，培养老年人参与社会和重返社会的意识。

(5) 必要的药物和心理治疗：空巢综合征的症状长期得不到缓解会导致老年人性格变得孤僻、自闭，严重时甚至可以引发老年期痴呆。因此，必要时应在医生的指导下适当服用药物以及接受心理治疗。

五、社区老年人常见精神障碍的护理

(一) 老年期抑郁症

老年期抑郁症泛指发生于老年人这一特定人群的抑郁症，是一种以持久(2 周以上)的情绪低落或抑郁为临床表现的精神障碍。老年期抑郁症是老年人最常见的精神障碍，具有复发的倾向，可使老年人丧失劳动能力和日常生活功能。相关研究表明，老年人的自杀和自杀企图有 50%～70%继发于抑郁症，老年期抑郁症已成为全球性的重要精神卫生问题，老年期抑郁症的护理措施有以下几个方面。

1. 睡眠护理 睡眠障碍是老年期抑郁症最常见的症状，老年人应保证合理的休息和睡眠时间，鼓励老年人白天参加娱乐活动和适当的体育锻炼，尽量减少白天睡眠时间，晚上不看紧张刺激类电视节目或书籍，不做剧烈活动，入睡前饮热牛奶，用热水泡脚或洗热水澡，必要时遵医嘱服用安眠药。创造舒适安静的入睡环境，保证老年人充足睡眠。

2. 饮食护理 抑郁常导致老年人食欲减退，甚至厌食，易出现营养不良，故应加强营养。多食高蛋白、富含维生素的食品，少食多餐，注意选择老年人喜爱的食物，烹调食物尽量符合老年人的口味，以增进食欲，必要时给予鼻饲或静脉营养。

3. 用药护理 因抗抑郁治疗用药时间长，有些药物有不良反应，老年人往往由于治疗信心不足而放弃治疗，社区护士要用心说服、督促老年人遵医嘱服药，并密切观察药物疗效和可能出现的不良反应。

4. 安全护理 提供安全环境，严防自杀。凡能成为老年人自杀的工具都应严加管理，尤其是保管药物，避免老年人一次性大量吞服造成急性药物中毒；对有强烈自杀企图的老年人要专人 24 小时看护，必要时给予约束。

5. 健康指导 向老年人及其家属介绍抑郁症相关知识，说明坚持服药和定期门诊复查的重要性，指导家属帮助老年人管理药物并监督其按时服药。鼓励子女与老年人同住，老年人要学会倾诉，而子女要耐心倾听父母的唠叨，经常与父母聊天，主动安慰老年人。

(二) 老年期痴呆

老年期痴呆是指发生在老年期，由于退行性病变、脑血管性病变等原因导致的脑功能减退而产生的获得性智能障碍综合征，表现为智力及认知功能的减退和行为人格的改变。老年期痴呆包括阿尔茨海默病（老年性痴呆）、血管性痴呆、混合性痴呆和其他类型痴呆，阿尔茨海默病和血管性痴呆是常见的两种类型，占老年期痴呆的70%～80%。

老年期痴呆在老年人的疾病谱和死亡谱中占有重要的位置，是老年人中危害甚大的疾病。通常具有四大特征：①机械记忆障碍突出，如对数字、外文的记忆障碍。②思维判断障碍：情感障碍和性格改变，如表现为爱发脾气、不讲卫生、不遵守规则等。老年期痴呆是老年人在意识清醒的状态下出现的持久而全面的智能减退，表现为记忆力、计算力、判断力、注意力、抽象思维能力、语言功能减退，情感和行为障碍，独立生活和工作能力丧失。老年期痴呆的护理措施有以下几个方面。

1. 用药护理 痴呆老年人常忘记服药、吃错药或服后忘记而再服。因此老年人服药时，要在旁陪伴，帮助老年人将药全部服下，以免遗忘或错服。监督确认老年人把药服下，防止老年人在无人时将药吐掉。

2. 生活护理 加强对老年人生活起居的照料及指导，督促老年人尽量按时自行穿衣、洗漱、进食、梳头、如厕等，以提高老年人生活能力。衣着：衣服按穿着的先后顺序叠放，避免太多纽扣，以弹性裤腰取代皮带，鞋子选择不用系带的，选用宽松的内裤。进食：定时进食，进餐前清洁双手，允许老年人用手拿取食物，也可使用一些特别设计的碗筷，以降低老年人使用困难度。食物要简单、软、滑，最好切成小块。义齿必须安装正确并每天清洗。睡眠：睡前让老年人先上厕所，避免半夜醒来如厕。

3. 安全护理 妥善保管药品，让老年人远离危险物品如热水瓶、电插头、煤气等，防止老年人接触伤人伤己物品。老年人居住环境布置尽量简单，不要经常变换，便于老年人识别，保持地面平整防滑。老年人外出时最好有人陪同或佩戴写有老年人姓名、家庭地址和联系电话的卡片，以备迷路时被人送回。

4. 康复训练 鼓励老年人参加一些力所能及的社交活动，通过动作、语言、声音、图像等信息刺激提高记忆力；通过一些活动对老年人进行智力锻炼，如拼图游戏，对一些图片、实物、单词进行归纳和分类等；鼓励老年人回忆过去的生活经历，帮助其认识目前生活中的人和事，以恢复记忆并减少错误判断。

5. 心理护理 关心、理解老年人，鼓励家人多陪伴老年人，给予老年人各方面的帮助，让老年人充分感受家庭的温暖和家人的关爱。多安慰鼓励老年人，注意老年人情绪变化，和老年人谈话要亲切耐心、和颜悦色、专心倾听、耐心回答问题，说话温和清晰。

6. 健康指导 宣传介绍老年期痴呆预防知识及早期症状，提高对该疾病的认识。重视对痴呆前期的及时发现，鼓励有记忆减退的老年人及早就医，以做到早发现、早干预。鼓励老年人积极用脑，注意脑力活动多样化。保证充足睡眠，培养广泛兴趣和开朗性格，养成良好饮食、卫生习惯。积极防治高血压、脑血管疾病、糖尿病等慢性病，保护大脑，预防老年期痴呆。

思维导图

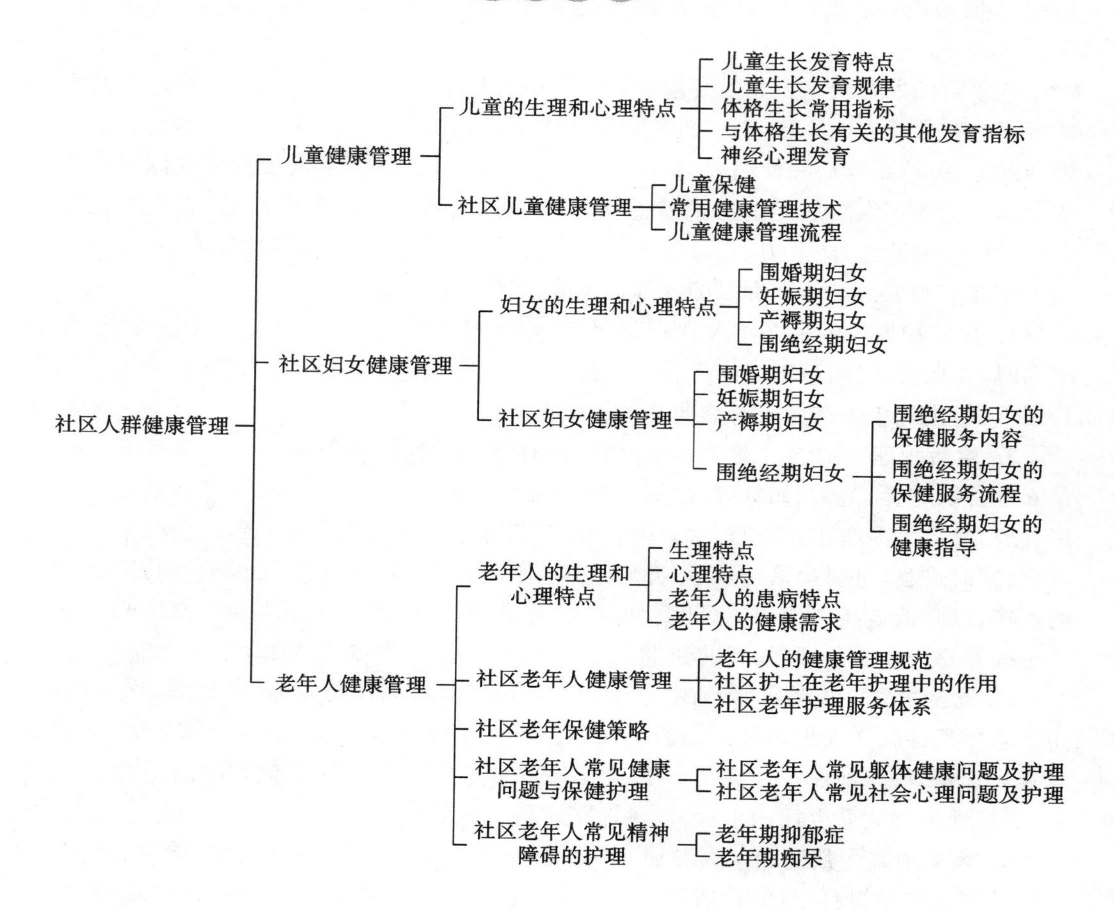

目标检测题

本项目参考答案

一、选择题

1. 早产儿室内温度以多少为宜?(　　)

A. 18～20 ℃　B. 0～22 ℃　C. 20～22 ℃　D. 24～28 ℃　E. 24～25 ℃

2. 有关妇女保健措施不妥的是(　　)。

A. 防治绝经前期月经失调,重视绝经后出血

B. 更年期妇女应搞好个人卫生

C. 更年期妇女应每 6 个月至 1 年进行一次健康体检

D. 更年期妇女都应接受激素代替治疗

E. 更年期妇女应定期进行防癌普查

3. 社区儿童预防接种乙肝疫苗正确的时间是(　　)。

A. 接种 3 次,分别在出生时、1 月龄、6 月龄

B. 接种 1 次，出生时接种
C. 接种 3 次，分别在出生时、2 月龄、6 月龄
D. 接种 1 次，6 岁时接种
E. 接种 1 次，1 月龄接种

4. 下列哪个不是疫苗接种后出现的异常反应？（　　）
A. 发热　B. 晕针　C. 全身感染　D. 皮疹　E. 过敏性休克

5. 预防接种工作中错误的是（　　）。
A. 第一次接种的起始月龄不能提前
B. 脊髓灰质炎减毒糖丸活疫苗用冷开水送服或含服，服后 1 小时禁用热开水
C. 接种的间隔可缩短
D. 未按期接种者应在规定的月龄范围内及时补种
E. 儿童接种后应在现场观察 30 分钟，无不良反应后可离去

6. 孕妇应每周监测体重，一般孕妇每周体重增加不超过（　　）。
A. 0.5 kg　B. 1.0 kg　C. 1.5 kg　D. 2.0 kg　E. 2.5 kg

7. 下列关于产前检查叙述，正确的是（　　）。
A. 妊娠 28 周后每周 1 次
B. 妊娠 36 周后每周 1 次
C. 妊娠 36 周后每 4 周 1 次
D. 妊娠 12 周后每 2 周 1 次
E. 妊娠 36 周后每 2 周 1 次

8. 产妇分娩后接受产后全面复查的时间为（　　）。
A. 产后 2 周　B. 产后 4 周　C. 产后 6 周　D. 产后 12 周　E. 产后 10 周

9. 以下哪项不是妇女产后家庭访视的主要内容？（　　）
A. 评估全身状况
B. 乳房的检查
C. 评估恶露、子宫
D. 饮食营养指导、新生儿护理指导
E. 指导产妇尽早做产褥保健操

10. 目前我国使用的围产期是指（　　）。
A. 妊娠 24 周末到产后 1 个月
B. 妊娠 28 周末到产后 1 个月
C. 妊娠 28 周开始到产后 2 周
D. 妊娠 28 周末到产后 1 周
E. 胎盘形成至产后 7 日

11. 宫颈癌的筛查最常用的方法是（　　）。
A. B 超检查
B. 宫颈脱落细胞涂片检查
C. 阴道镜检查
D. 宫颈活组织检查
E. 分段诊刮

12. 某婴儿 5 个月，体重 6 kg，家长带其来咨询喂养知识。该婴儿最合理的喂养方法是（　　）。
A. 单纯母乳喂养
B. 牛奶＋鸡蛋、碎菜和粥
C. 母乳＋豆浆、烂面条
D. 母乳＋米糊、稀粥、蛋黄、菜泥、鱼泥
E. 牛奶＋面糊

(13～16 题共用题干)

某儿童,营养发育中等,身长 75 cm,头围与胸围相等,能听懂自己的名字,能说简单的单词,两足贴地能独站,能独立行走数步。

13. 该儿童的年龄可能是(　　)。

A. 4 个月　　B. 6 个月　　C. 8 个月　　D. 12 个月　　E. 18 个月

14. 衡量该儿童营养状况、骨骼发育的最佳指标分别是(　　)。

A. 体重、身长　　B. 体重、头围　　C. 牙齿、身长

D. 胸围、头围　　E. 上臂围、前囟

15. 该儿童的头围可能是(　　)。

A. 34 cm　　B. 36 cm　　C. 40 cm　　D. 44 cm　　E. 46 cm

16. 下列哪项内容该儿童尚不能进行?(　　)

A. 能用拇指、食指对指拿东西　　B. 弯腰拾东西

C. 穿衣能合作　　D. 指出自己的手、眼等主要部位

E. 能跑

(17～19 题共用题干)

社区护士小李正在剖宫产后 7 天的小李家做家庭访视,小刘发现产妇体温 38.8 ℃,心率 88 次/分,血压 116/74 mmHg,血性恶露,量与正常月经相似,无特殊异味。产妇精神状态较好,饮食和睡眠都正常。乳房肿胀明显,有胀痛,但无红、肿、热,乳汁充足,婴儿能正常吸吮。

17. 本次家庭访视时,对新生儿所做检查,哪项是正确的?(　　)

A. 脐带有无感染,胎粪是否排出

B. 脐带是否脱落,胎粪是否排完

C. 体重是否下降至最低,黄疸是否出现

D. 体重是否基本恢复

E. 黄疸是否消退

18. 产妇发热最可能原因是(　　)。

A. 产褥热　　B. 呼吸道感染　　C. 伤口感染

D. 乳房肿胀　　E. 乳腺炎

19. 针对产妇发热的原因,以下哪项处理是错误的?(　　)

A. 注意观察体温变化

B. 早期使用抗生素

C. 嘱产妇每次哺乳后都要吸出剩余的乳汁,排空乳房

D. 暂时不降温,解释发热的原因

E. 按摩乳房、湿热敷

二、名词解释

1. “四二一”体检

2. 产褥期

3. 离退休综合征

三、填空题

1. 根据 WHO 规定,围绝经期妇女的年龄范围在(　　)岁。

2. 美国妇产科专家 Rubin 认为产妇的心理调适过程可分为(　　)(　　)(　　)三个时期。

3. 我国现用采用(　　)岁作为老年人的起始年龄,其中,(　　)岁以下者为低龄老年人,(　　)岁为中龄老年人,(　　)岁及以上者为高龄老年人。

四、简答题

1. 儿童计划免疫程序的“五苗”“七病”具体是指什么?

2. 社区护士如何对妊娠期妇女进行自我监测指导?

3. 简述社区老年人常见躯体健康问题及护理。

项目五　慢性病的社区管理

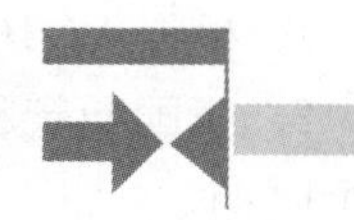

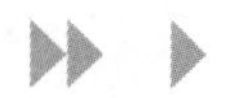

学习目标

知识目标：

1. 掌握：慢性病的概念、危险因素、三级预防，高血压、糖尿病、脑卒中、冠心病的诊断与评估、预防、社区管理内容与健康指导。

2. 熟悉：慢性病的流行病学特点与社区管理的基本步骤，脑卒中社区规范化治疗原则，脑卒中患者的双向转诊。

3. 了解：慢性病管理的干预方式、效果评价，高血压、糖尿病、冠心病、脑卒中的流行病学特点。

技能目标：能正确运用所学知识对社区高血压、糖尿病等慢性病患者进行管理。

素质目标：具有预防为主的观念，良好的团队合作意识和能力，能用爱心为社区居民服务，增强患者自我照顾的意识和能力。

任务一　慢性病的概述

情景导入

某社区进行健康普查，张先生检查结果显示体重超重、高血脂、高血压，张先生向做体检的全科医生和护士咨询，很不解地说："我才退休，在家歇了1年，怎么就有了这么多问题？"请思考：

1. 慢性病的危险因素有哪些？张先生退休后的生活状态与他的健康状况有何关系？

2. 针对张先生的健康问题，作为一名社区护士，你如何去帮助张先生？

一、慢性病的概念

慢性病（chronic disease）是慢性非传染性疾病的简称，是一类起病隐匿、病程长且病情迁延不愈、缺乏明确生物学证据的病因复杂或病因尚未确认、需要长期的医疗指导的疾病概括性总称。常见的慢性病主要有心脑血管疾病、糖尿病、癌症、慢性呼吸系统疾病，其中心脑血管疾病包括高血压、脑卒中和冠心病。

二、慢性病的流行病学特点

1. 复杂性 慢性病很少由某种单纯的致病因素引起，而是由多种因素长期交互作用所致，症状常常变化多样，易造成不同系统或器官的功能受损，因此，慢性病在治疗、护理与预后方面显示出复杂性。

2. 隐匿性 慢性病与急性病不同，一般潜伏期较长，在不知不觉的情况下发生与发展。慢性病在发病初期症状和体征不明显，缺乏特征性，多数患者在症状反复出现或不断加重时才引起重视去求医诊治，错过了早诊断、早治疗的机会。

3. 长期性 一方面，慢性病的病理变化是一个长期的过程，且病理变化的不可逆导致了病程长、迁延不愈，被称为不能完全治愈的终身性疾病。另一方面，慢性病在长期的病理过程中组织和功能损伤不断加重，致残率及致死率高，因此需要长时间的治疗和康复，甚至要通过终身治疗与护理来控制与缓解症状，提高生活质量。

4. 可防性 在导致慢性病的危险因素中，除了遗传、性别、年龄等少数不可改变的生物学因素，不良的环境、不良的行为与生活习惯及精神心理因素等大多数致病因素都可以预防和干预的，因此，慢性病具有可防性。

三、慢性病相关的危险因素

慢性病相关的危险因素主要包括行为因素、精神心理因素、环境因素和个体固有因素四大类，其中个体固有因素在目前的医疗条件下是不可控制的危险因素。

（一）行为因素

1. 不合理膳食 常见不合理的膳食主要有高胆固醇、高盐饮食等。喜食动物内脏、肉类、甜食，会出现高胆固醇和高脂血症，而高胆固醇和高脂血症是冠心病、缺血性脑卒中等疾病的危险因素；高盐饮食中的钠离子在体内储存会聚集水分，造成水钠潴留，还会促进血管的收缩，使血压升高，因此摄入过多的食盐可引起高血压；腌制的食物多含有较高的亚硝胺类物质，长期食用易引发胃癌。此外，不良的饮食习惯如进食不规律、暴食暴饮可导致胃炎、胃癌的发生；少食粗粮、蔬菜、水果致膳食纤维和维生素摄入量不足是导致动脉粥样硬化等心脑血管疾病及肠道疾病如痔疮、结肠癌的危险因素。

2. 饮酒过量 少量、适度饮酒能加速血液循环，对健康有一定益处，但过度饮酒会造成肝脏、心脑血管的损害。世界卫生组织指出，全球每年大约有 230 万人死于酒精的有害使用。

3. 吸烟 吸烟是高血压、冠心病、脑卒中、糖尿病、慢性阻塞性肺疾病、恶性肿瘤等慢性病的重要危险因素，吸烟量越大，吸烟起始年龄越小，吸烟史越长对身体的损害越大。

4. 缺乏运动 现在人们常以车代步，运动量小，普遍存在着运动不足的问题，导致肥胖，出现高脂血症，增加了高血压、冠心病和糖尿病等的危险性。静坐生活方式和缺乏体力活动者的高血压、超重、血脂异常、空腹血糖受损等患病率分别是重体力活动者的2～4倍。

(二) 精神心理因素

现代社会的生活和工作节奏加快,竞争日益激烈,人际关系复杂,人们承受着来自多方面的压力。长期持续的精神紧张,可使血压升高、心率加快、血中胆固醇增加,机体免疫力下降,从而引起各种慢性病的发生。

(三) 环境因素

环境因素包括自然环境和社会环境,自然环境中的空气污染、噪声污染、水源污染、土壤污染与癌症及肺部疾病的发生密切相关。社会环境中的政治制度、经济状况、科学技术水平、居住条件、政府的卫生政策、医疗保健资源的配置和利用程度、风俗习惯和价值观念等都会影响人们的健康。

(四) 个体固有因素

个体固有因素主要包括年龄、性别及遗传因素等,许多慢性病如高血压、糖尿病、冠心病、肿瘤、精神分裂症等都有家族倾向,可能与遗传因素或家庭相似的生活习惯共同作用有关。

四、慢性病社区管理

慢性病社区管理是以社区为单位,以社区内影响人们健康的发病率较高的慢性病患者和高危人群为工作对象,通过社区卫生服务人员采取有计划的指导和干预,从而降低疾病的发病率、致残率和死亡率,提高治愈率的健康管理方法。慢性病社区管理的实质是对三级预防工作的具体落实,是以一级预防为主,二、三级预防并重,实现患者管理、高危人群管理和全人群管理相结合的疾病管理与危险因素干预相结合的慢性病综合防治体系。其目的不仅包括阻止慢性病的发生,还包括慢性病发生后阻止和延缓其发展恶化,最大限度地减少疾病的危害。

(一) 三级预防

疾病的自然史粗略地分为发病前期、发病期和发病后期三个阶段。在发病前期,虽未发病,但已存在各种潜在的危害因子,如血清胆固醇高是冠心病的危险因子,吸烟是肺癌的危险因子,肥胖是糖尿病的危险因子。发病前期也可包括某种病理生理的改变,如血管粥样硬化等。在发病期,一般都有轻重不一的临床表现。在发病后期,其结局可能是痊愈或死亡,也可能留下后遗症等。

在疾病自然史的每一个阶段,都可以采取措施防止疾病的发生或恶化。因此慢性病预防工作也应根据疾病的自然史进行三级预防,一级预防为病因预防;二级预防为"三早"预防,即早发现、早诊断、早治疗;三级预防为对症治疗、防止伤残和加强康复工作。

1. 一级预防 一级预防也叫初级预防,主要是针对致病因子(或危险因素)采取措施,预防疾病的发生。一级预防主要包括自我保健和健康教育。自我保健即在发病前期就进行干预,以增强人的健康状况,促进健康。健康教育是以教育手段促使人们主动采取有利于健康的行为,消除危险因素,预防疾病,促进健康。一级预防还包括保护和改善环境，旨在保证人们生产和生活区的空气、水、土壤不受工业三废——废气、废水、废渣和生活三废——粪便、污水、垃圾，以及农药、化肥等的污染。

2. 二级预防 二级预防又称“三早”预防，是发病期所进行的防止或减缓疾病发展的主要措施。为了保证“三早”的落实，可采用普查、筛检、定期健康检查、高危人群重点项目检查以及设立专科门诊等措施。

3. 三级预防 三级预防主要为对症治疗，防止病情恶化，减少疾病的不良作用，防止复发转移，预防并发症和伤残；对已丧失劳动力或残废者，通过康复治疗，促进其身心方面早日康复，使其恢复劳动力，病而不残或残而不废，保存其创造精神价值和社会劳动价值的能力。

（二）预防对策

控制慢性病的增长是人类跨世纪的英明战略。1965—1975 年，美国通过改善人们的生活方式等预防措施，使冠心病患病率下降了 40%，脑血管疾病患病率下降了 50%。从 1969—1978 年，仅在 35～74 岁人群中，因心血管疾病死亡人数就减少了 804359 人。并且，从前瞻性流行病学研究中测算出：壮年时期因冠心病死亡人数的2/3以及各种原因死亡人数的一半以上都是可以预防的。芬兰通过采取有效预防措施，1972—1977 年 5 年间，男性冠心病死亡率下降了 24%，女性下降了 51%。我国在一级预防方面也积累了丰富的经验，首钢工人、石景山区农民、河北正定县农民、舟山渔民、汉中农民等冠心病、脑卒中一级预防都取得了不同程度的效果，有的死亡率下降了约一半。北京北郊心血管疾病防治结果表明：在 8 万余社区人群中开展了 11 年防治，脑卒中、心肌梗死发病率分别下降了 51%和 48%，死亡率分别下降了 37%和 72%。

1977 年世界卫生大会提出了到 2000 年人人享有卫生保健的全球性号召，1978 年又进一步指出，开展初级卫生保健是实现这一目标的主要途径，并强调这不仅是 2000 年的目标，而且是永久性目标。

1. 加强慢性病防治的机构建设 慢性病防治是一项巨大的社会系统工程，没有行政领导的观念更新和高度重视，没有坚强有力的组织机构，没有整个社会的积极参与，单靠卫生部门少数医务人员孤军奋战，控制慢性病只能是一种美好的空想。因此，要坚持改革，加强慢性病防治的机构建设。

2. 实施综合卫生规划 综合卫生规划是针对生活方式疾病的规划，这是 WHO 1990 年在赫尔辛基发起的，其思想基础：同一病因（某种不健康的生活方式）造成的疾病不应分别处理，而应一起处理。WHO 估计，实施综合卫生规划，提倡健康的生活方式，至少可以使死亡率降低一半，即每年可拯救数百万人的生命。

3. 加强慢性病病因的流行病学调查 寻找危险因素及保护因素，阐明确切病因和疾病形成模式，以明确预防什么和如何预防。

4. 改变和避免不良的生活方式和行为 建立良好的健康的生活方式和行为，从而达到预防慢性病，增进健康的目的。不良的生活方式和行为主要包括吸烟、饮酒、不合理的膳食、钠摄入过多、钾摄入过低、精神紧张、静息的生活方式等。其中重要的是吸烟和不合理的膳食。天津市在控制慢性病上提出“不吸烟，少吃盐，合理膳食，适当锻炼”。

(三)慢性病社区管理的基本步骤

1. 患者的筛查 通过筛查确定管理的目标人群,主要有以下几种筛查方式。

(1) 建立社区居民健康档案:将社区居民健康档案与社区常规的诊疗信息系统连接起来,开展持续性保健服务。

(2) 健康体检:通过体检,发现属于管理范围的患者。

(3) 门诊就诊:对常规门诊就诊的属于管理范围的患者进行登记。

(4) 其他途径:如流行病调查等。

2. 确定目标人群 目前疾病管理的常见病种人群如下。

(1) 高血压:高血压是目前我国患病率最高的慢性病,但其知晓率、治疗率、控制率却很低,通过社区管理可提高治疗效果,提高依从性,减少并发症和死亡的发生。

(2) 糖尿病:因糖尿病严重的并发症近年来在疾病管理领域很受重视,中国疾病预防控制中心指出如不采取控制措施,糖尿病将给中国居民健康带来严重威胁。

(3) 冠心病:冠状动脉是高血压、糖尿病和高脂血症最常累及的靶器官血管。近年来冠心病发病率不断上升,心肌梗死成为很多慢性病主要致死原因,管理控制冠心病是当前社区卫生服务的任务之一。

(4) 脑卒中:2006 年的《中国慢性病报告》指出脑血管疾病死亡是我国的第 1 位死亡原因。存活的脑血管疾病患者中,约有 3/4 的患者不同程度地丧失劳动能力,其中重度致残者约占 40%,需要卫生服务机构长期科学看护和康复指导。

(5) 恶性肿瘤:当前我国恶性肿瘤死亡人数占总死亡人数的 20%,《中国慢性病报告》指出发达国家随着癌症治疗取得进展,并由于开展早期发现和筛查干预,许多癌症患者存活率大幅提高。因此,发挥社区卫生服务职能,以一级、二级预防为主,对恶性肿瘤患者进行社区管理也是当前基层卫生服务的重点工作之一。

3. 疾病管理的干预

(1) 疾病管理的干预方式:慢性病的社区管理注重临床措施和非临床措施相结合,对于已经纳入疾病管理的患者,临床措施是针对门诊复查和治疗的患者,为其开具处方、转诊和实验室检查,具有一定的周期性,提供管理服务者是全科医生。非临床措施是对患者提供支持或解释、观察随访和健康指导等,保证患者能坚持服药、定时服药、定期复查、采取健康生活方式和科学康复锻炼等,具有长期性和随时性,提供管理服务者是全科医生和社区护士。

针对非临床措施,常用的疾病管理干预方式包括电话咨询、邮寄材料、上网阅读、家庭访视等,以达到社区管理对患者督促监管的目的。邮寄材料和上网阅读的干预成本低,但管理方式松散,患者依从性差。家庭访视最能全面评估患者的情况及家庭支持状况,患者的依从性最好,但是人力、物力消耗也相对比较大。因此,一般选择电话咨询,由于其费用低廉且干预效果良好,目前为我国慢性病管理非临床措施中最常用的方式。

(2) 疾病管理的过程:慢性病管理的过程包括以下四方面:①评估管理的患者:一般通过询问的方式对患者进行评估。②制订管理目标:目标需与患者共同探讨制订,具有可行性和个体性的特点。在制订目标时应注意一次不要设定太多的目标,最好每次设定1个目标，并且在目标表述时，体现患者的主观能动性，以患者为第一人称，并作为目标陈述的主语，如"目标：下周我要在没有任何帮助的情况下走到大门口"；"目标：下次见医生时，我能说出低血糖的处理办法"。③制订干预计划：计划要个体化，具有针对性、可操作性。④鼓励和指导患者采取健康行为。

(3) 社区慢性病自我管理：慢性病自我管理是指在卫生保健专业人员的指导和协助下，患者个人承担一些预防性或治疗性的卫生保健活动。慢性病患者自我管理既是社区慢性病管理的手段，也是慢性病管理的目标。在慢性病的防控工作中，只有20%的急症期和高危期患者需要临床专业治疗处置，其余80%病情稳定者和健康人都是在卫生保健人员的指导下通过自我管理，自身采取积极有效的、有利于健康的措施。

慢性病的自我管理包括以下三个方面：①所患疾病的医疗和行为管理，如按时服药、加强锻炼、就诊、改变不良饮食习惯。②角色管理，如维持日常角色、做家务、工作、保持社会交往。③情绪的管理，如愤怒、对未来担心、挫折感和偶尔的情绪低落时都要及时调整。

4. 效果评价 疾病管理的评价结果对疾病管理成功与否是十分重要的，对找出管理的不足，提高疾病管理质量十分有益。评价的主体包括卫生管理部门、社区居民及患者。评价的方法包括询问、检查、行为观察和问卷调查等。评价的指标包括：疾病健康知识知晓率、自我管理的临床结果和指标结果、患者的满意度、行为结果(如对患者是否执行了戒烟行为、合理膳食、规律运动、限制饮酒、自我减压等行为进行评价)。

任务二 原发性高血压患者的社区管理

情景导入

张某，男性，49岁，身高175 cm，体重85 kg，1年前，单位体检发现血脂高、血压高，但因当时没有任何症状未予以重视，未就诊。近日来常出现头痛、头晕，遂来社区医院就诊，查体：BP 160/110 mmHg，心、肺、心电图未见异常。患者平时喜饮酒，喜食油腻高脂食物，无家族遗传史。诊断为高血压。给予复方降压片口服，健康指导，并嘱定期随访。请思考：

1. 根据目前已知的信息，张先生的心血管危险水平分层处于哪个级别？
2. 如果连续两次随访，发现张先生血压均在150/95 mmHg以上，如何干预？
3. 作为一名社区护士，应如何对该患者进行健康指导？

一、高血压概述

血流冲击血管壁引起的压力称为血压，其中，心脏收缩所测得血压为收缩压，心脏舒张时所测血压为舒张压。

高血压(hypertension)是以体循环动脉血压增高为主要临床表现的一种常见病、多发病，可引起严重的心、脑、肾并发症，是脑卒中、冠心病的主要危险因素。在临床上，根据病因的不同高血压又分为原发性高血压和继发性高血压两大类。原发性高血压临床简称为高血压病,占所有高血压患者的90%以上,是社区人群中最常见的高血压类型。由于某些疾病而导致高血压,称为继发性高血压。高血压的社区预防与管理针对的是原发性高血压。

大量流行病学调查显示,高血压在人群呈现明显的"三高三低"情况,即发病率高、致残率高、病死率高、知晓率低、治疗率低、控制率低。高血压病已严重危害居民健康,需引起高度重视。①高血压发病率逐年上升,我国从1991年至2002年曾进行过三次大规模的高血压人群抽样调查。2002年国家卫生健康委员会组织的全国居民27万人营养与健康状况调查资料显示,我国18岁以上居民高血压发病率为18.8%,估计全国发病人数1.6亿多,这一结果同1991年相比发病率上升了31.0%,发病人数增加了7000多万。目前,估计每3个家庭中就有1个高血压患者。②高血压致残率和病死率高,随着血压水平升高,人群心脑血管疾病发病危险持续增加,这是导致高血压患者致残的主要原因。研究表明血压水平与脑卒中发生危险因素相关,收缩压每升高10 mmHg,脑卒中危险就增加20%。同时,血压升高也是中国人群冠心病主要危险因素,血压急剧升高可诱发急性心肌梗死。有高血压病史者的心力衰竭危险性比无高血压病史者高6倍。③高血压知晓率、治疗率和控制率偏低,1991年的调查结果显示,高血压患者知晓率、治疗率、控制率(以下称三率)分别为26.3%、12.1%、2.8%,其中城市地区的三率分别为35.6%、11.1%、4.1%,农村地区的三率分别为13.9%、5.4%、1.2%,可以看出农村地区三率均明显低于城市地区。2002年全国抽样调查的三率分别为30.2%、24.7%、6.1%。而美国在2000年的调查显示,居民高血压的三率分别为70%、59%、34%,显著高于我国的水平。

二、高血压的危险因素

1. 不可改变因素

(1) 遗传:高血压的发病有较明显的家族聚集性,60%的高血压患者有高血压家族史,父母均为高血压者其子女的发病率高达46%。

(2) 年龄:高血压发病的危险度随年龄增长而上升。

(3) 性别:男性发病率高于女性,但60岁以后性别差异缩小。

2. 可改变因素

(1) 超重、肥胖或腹型肥胖:是高血压发病的重要危险因素,也是其他多种慢性病的独立危险因素。一般采用体重指数来测量肥胖程度。体重指数(BMI)=体重(kg)/身高的平方(m^2),体重指数分级如表5-1。

表5-1 体重指数分级

分级	体重指数(BMI)
体重过轻	BMI＜18.5
正常范围	18.5≤BMI＜24
超重	24≤BMI＜27
轻度肥胖	27≤BMI＜30

续表

分级	体重指数(BMI)
中度肥胖	30≤BMI<35
重度肥胖	BMI≥35

BMI≥24 者,患高血压的危险是体重正常者的 2.5 倍;BMI≥27 者,患高血压的危险是体重正常者的 3.3 倍。男性腰围≥85 cm,女性腰围≥80 cm 者患高血压的危险为腰围正常者的 2.3 倍;男性腰围≥90 cm,女性腰围≥85 cm 者患高血压的危险为腰围正常者的 4 倍。

(2) 膳食不合理:食盐的摄入量与血压水平显著相关,人群平均每人每天食盐摄入增加 2 g 时收缩压上升 2.0 mmHg、舒张压上升 1.2 mmHg。我国居民食盐摄入量偏高,每人每日食盐摄入量北方人群为 12～18 g,南方人群为 7～8 g,高于 WHO 推荐每人每日食盐摄入量(不超过 6 g)。此外,高脂、低钙、低钾饮食亦与高血压发生有关。低钠饮食并摄入足够的钾盐可以降低血压,减少心血管疾病的发生率和死亡率。

(3) 缺乏运动锻炼:活动过少是造成超重和肥胖的重要原因之一,使患高血压的危险增加。

(4) 不良嗜好:长期大量饮酒、吸烟是高血压的重要危险因素之一。饮酒量与血压呈显著的正相关,每天饮酒量超过 50 g 者高血压发病率明显增高。研究发现,吸一支普通的香烟,可使收缩压升高 10～30 mmHg,香烟中的尼古丁能刺激心脏和肾上腺释放大量的儿茶酚胺,使心跳加快,血管收缩,血压升高。

(5) 精神心理因素:长期从事高风险、高压力的职业导致心情过于紧张;周围环境中长期存在视觉、听觉刺激;抑郁或易于紧张与焦虑的性格特点等都容易导致高血压的发生。

三、原发性高血压的诊断与评估

(一) 诊断

按照国际高血压的诊断标准和测量要求,同时还应进行相关检查排除继发性高血压后才能诊断为原发性高血压。首次发现血压增高的患者,应在不同的时点多次测量血压,在未服用抗高血压药物的情况下,非同日 3 次测量,收缩压≥140 mmHg 和(或)舒张压≥90 mmHg,可诊断为高血压;既往有高血压史,目前正在服用抗高血压药,血压虽低于 140/90 mmHg,也应诊断为高血压;收缩压≥140 mmHg 和舒张压≥90 mmHg 为收缩期和舒张期(双期)高血压;收缩压≥140 mmHg 而舒张压<90 mmHg,为单纯收缩期高血压;收缩压<140 mmHg 而舒张压≥90 mmHg 为单纯舒张期高血压。高血压确诊后按血压水平分为 1、2、3 级(表 5-2)。

表 5-2　高血压的分级

级别	收缩压/mmHg	舒张压/mmHg
1 级高血压(轻度)	140～159	90～99
2 级高血压(中度)	160～179	100～109

续表

级别	收缩压/mmHg	舒张压/mmHg
3 级高血压(重度)	≥180	≥110

注:级别确定时收缩压和舒张压之间的关系为"和(或)";若两者分属于不同级别时,则以较高分级为准。

(二) 高血压的心血管危险水平分层

高血压患者的治疗决策不仅根据其血压水平,还要根据患者危险因素的数量和程度(含年龄>55 周岁、吸烟、血脂异常、早发心血管疾病家族史、肥胖、缺乏体力活动等)、靶器官受损情况(含左心室肥厚、颈动脉内膜增厚、斑块或肾功能受损等)以及并发临床情况(含脑血管疾病、心脏病、肾脏病、周围血管病、视网膜病变、糖尿病等)确定患者的心血管危险水平。高血压的心血管危险水平可分为低危、中危、高危和极高危四层(表 5-3)。

表 5-3　高血压的心血管危险水平分层

危险因素和其他病史	高血压分级		
	1 级	2 级	3 级
无危险因素	低危	中危	高危
1～2 个危险因素	中危	中危	极高危
≥3 个危险因素	高危	高危	极高危
靶器官损害	高危	高危	极高危
并存临床情况	极高危	极高危	极高危

四、高血压的预防

在社区开展三级预防,提高高血压知晓率、治疗率和控制率,降低其发病率、致残率和病死率。

(一) 一级预防(病因预防)

针对普通健康人群,开展以倡导健康生活方式为主要内容的健康教育和健康促进活动,提高社区人群对高血压危害性的认识和重视,帮助社区人群提高自我保健意识和能力,避免和推迟高血压的发生。健康教育和健康促进活动的内容主要是指导社区人群养成良好的生活方式,即合理饮食、适当运动、保持心态平衡、戒烟限酒等;定期健康体检,如测量血压/体重、计算体重指数、监测血脂等。

(二) 二级预防

针对高危人群,实施高血压危险因素控制,以及高血压病的早发现、早诊断、早治疗。二级预防主要措施包括疾病普查、筛查、定期健康检查、居民自我监护等。对收缩压在 130～139 mmHg 或舒张压在 85～89 mmHg、超重/肥胖、长期高盐饮食、过量饮酒者要进行重点干预,预防高血压的发生。对社区内年龄≥35 岁常住居民进行高血压筛查,一般一年至少测量一次血压,高危人群每半年至少测量一次血压,并接受医务人员的生活方式指导。

（三）三级预防

针对高血压患者，定期随访，每年进行一次较全面的健康检查，积极治疗高血压，努力使血压达标，减缓靶器官损坏，预防（或早发现）心、脑、肾并发症，降低致残率、病死率。

五、高血压的社区管理

（一）高血压的社区管理内容

高血压的社区管理内容包括筛查、随访评估、分类干预、健康体检。

案例 5-1

1. 筛查 对辖区内 35 岁及 35 岁以上常住居民，社区护士应每年在其第一次到乡镇卫生院、村卫生室、社区卫生服务中心（站）就诊时为其测量血压。对第一次发现收缩压≥140 mmHg 和（或）舒张压≥90 mmHg 的居民在去除可能引起血压升高的因素后预约其复查，非同日连续 3 次血压高于正常，可初步诊断为高血压。如有必要建议转诊到上级医院确诊，2 周内随访转诊结果，对已确诊的原发性高血压患者纳入高血压患者健康管理。高血压高危人群每半年至少应测量 1 次血压，并接受医务人员对其生活方式的指导。高血压的筛查流程见图 5-1。

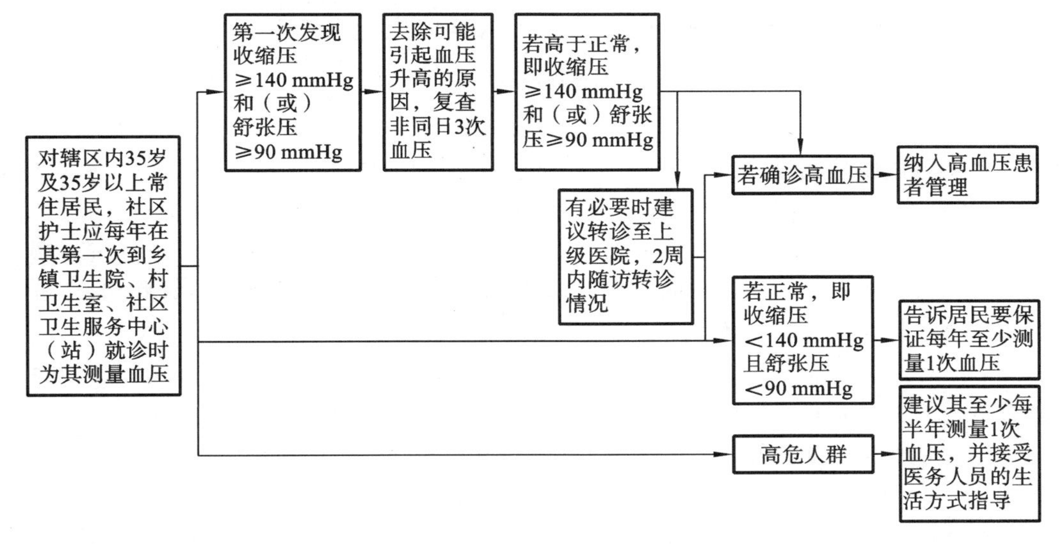

图 5-1 高血压的筛查流程图

2. 随访评估 随访评估是医院或社区卫生服务中心等医疗机构对曾在本机构就诊的患者在一定时间范围内的追踪观察，以便及时了解其病情的变化，合理调整治疗方案，提高社区慢性病患者的治疗依从性。随访评估的步骤主要包括：①建立随访卡：患者的主要信息如姓名、性别、年龄、居住地址、联系方式、疾病诊断、诊断日期、诊断依据、出院日期、治疗方案、随访结果、日期等。②评估患者：包括身体方面、心理方面和社会方面。③评估医疗服务可及性。④计算发病率。⑤评估环境。

对确诊原发性高血压的患者，每年要提供至少 4 次面对面的随访，内容包括：测量

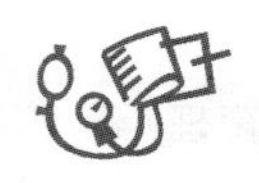

血压并评估是否存在危急情况;若不需紧急转诊,询问上次随访到此次随访期间的症状;测量体重、心率、计算体重指数(BMI);询问患者疾病情况和生活方式;了解患者服药情况。具体内容见图 5-2。

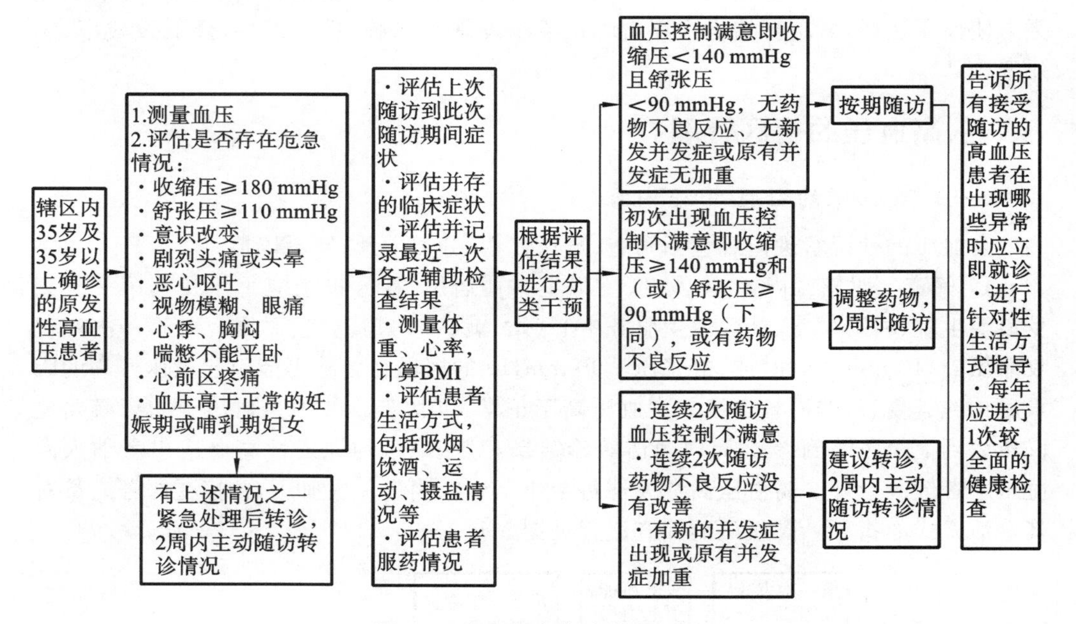

图 5-2　高血压患者随访流程图

3. 分类干预

(1) 对血压控制满意(收缩压<140 mmHg 和舒张压<90 mmHg),无药物不良反应,无新发并发症或原有并发症无加重的患者,预约进行下一次随访时间。

(2) 对第一次出现血压控制不满意(如收缩压≥140 mmHg 和(或)舒张压≥90 mmHg),或出现药物不良反应的患者,结合服药依从性,必要时增加现有药物剂量、更换或增加不同类的降压药物,2 周内随访。

(3) 对连续 2 次出现血压控制不满意,或药物不良反应难以控制以及出现新的并发症或原有并发症加重的患者,紧急转诊到上一级医院,2 周内主动随访转诊情况。

(4) 对所有的患者进行有针对性的健康教育,与患者一起制订生活方式改进目标并在下一次随访时评估进展,告诉患者出现哪些异常时应立即就诊。

4. 健康体检　对原发性高血压患者每年进行一次较全面的健康检查,可与随访相结合。内容包括体温、脉搏、呼吸、血压、身高、体重、腰围、皮肤、浅表淋巴结、心脏、肺部、腹部等常规体格检查,并对口腔、视力、听力和阅读功能等进行判断。

(二) 高血压患者的健康指导

(1) 教育患者正确认识高血压的危害,规范治疗,预防心脑血管疾病的发生。

(2) 指导患者合理膳食,控制体重,戒烟限酒,减少食盐(每日食盐不超过 6 g)、动物脂肪、糖类和甜食、刺激性食物的摄入,忌饮食过饱,注意粗细搭配,多食绿色蔬菜、水果、豆制品类食品,适当补充微量元素钾、钙。

(3) 指导患者适当运动,如快走、慢跑、骑自行车、游泳、打羽毛球等,当患者血压控制不好或有明显并发症时，只可进行较温和的运动，如散步、做操、打太极拳等。运动强度要注意个体差异，锻炼要循序渐进，避免心血管意外，运动后最高心率达到(170－年龄)次/分，自觉舒适，精神愉快，睡眠、食欲好，说明运动适度。

(4) 指导患者规范用药，向患者或家属说明高血压需坚持长期、终身规范治疗和保健护理的重要性，遵医嘱定时服用降压药，不可自行随意减量或停药，防止血压出现反跳。在服用降压药的过程中，要向患者说明坐位或平躺需要起立时，动作要尽量缓慢，以免血压突然降低引起晕厥而发生意外。

(5) 指导患者保持良好的心态，学会控制情绪，不要过度兴奋、激动或发怒，避免过度紧张、焦虑及各种不良刺激，提高患者心理调节能力，避免心血管意外。

任务三　脑卒中患者的社区管理

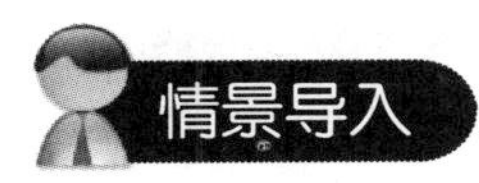

社区护士对李某进行家访时发现，李某患有高血压病 20 余年，年前因脑卒中致左侧面部及上下肢出现偏瘫，现卧床在家，进行家庭康复，由其女儿小李照料其生活起居，小李说李某对她非常依赖，即使力所能及的事情也不愿意去做，现在自己很辛苦。请思考：

1. 如何对患者进行日常生活活动能力评定？
2. 脑卒中生存链的“七个 D”具体内容是什么？
3. 如何对脑卒中患者进行分期管理？

一、脑卒中概述

脑卒中(stroke)又称脑血管意外，是由于各种原因造成的急性脑血管循环障碍导致持续性(超过 24 小时)大脑半球或脑干局灶性神经功能缺损的一组疾病的总称。根据病因和临床表现的不同，可分为出血性脑卒中(脑实质内出血、蛛网膜下腔出血)和缺血性脑卒中(脑梗死、脑栓塞)两类。

根据流行病学调查结果推算，我国脑卒中年发病率约为 210/10 万，死亡率约为 65/10 万，幸存者中有 70％～80％遗留有不同程度的残疾，近一半患者生活不能自理。脑卒中以其发病率高、致残率高、死亡率高及复发率高的“四高”特点已成为当前严重威胁人类健康的一类重要疾病。

二、脑卒中的危险因素

(一) 可改变因素

1. 高血压　几乎所有的研究一致证实，高血压是各种脑卒中的危险因素，无论是何种原因所致的血压升高，无论是收缩压升高还是舒张压升高，也无论出血性脑卒中还是缺血性脑卒中，高血压都是一个重要的独立的危险因素。日本一项研究发现，脑出血死亡率在高血压患者组比血压正常组高 17 倍，脑梗死死亡率在高血压患者组比

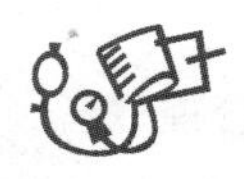

血压正常组约高出4倍。

2. 心脏病 多种心脏病可导致脑卒中的发病,如冠心病、心房颤动、心功能不全、心律失常等。在任何血压水平,有心脏病的患者患脑卒中的危险都要增加2倍以上。

3. 糖尿病 研究证实糖尿病是缺血性脑卒中的危险因素。糖尿病与微血管和大血管病变、高脂血症有密切关系,糖尿病和糖耐量异常患者发生脑卒中的可能性比一般人群高,高血糖可进一步加重脑卒中后脑损伤。

4. 血脂异常 血脂异常与缺血性脑卒中的关系更为密切,如高胆固醇血症可使脑梗死的风险明显增加,但与出血性脑卒中的关系并不明显。将血脂水平维持在正常范围,可防止或延缓动脉粥样硬化的发生与发展,降低脑卒中发病的风险。

5. 吸烟 吸烟是脑卒中的独立危险因素。吸烟者脑卒中的风险随着吸烟量增加、吸烟年限延长而上升。

6. 饮酒 研究发现,饮酒与脑卒中的关系曲线呈"U"字形,即不饮酒者和饮酒过量者患脑卒中的风险明显高于适量饮酒者。因此,过量饮酒增加脑卒中发病风险,而适量饮酒有助于降低脑卒中发病风险。

7. 超重或肥胖 肥胖列入疾病名单,并被认为是包括脑卒中在内的多种慢性病的危险因素。

(二) 不可改变因素

不可改变因素包括年龄、性别、种族、遗传、气候等。

三、脑卒中康复护理评估

对脑卒中患者进行康复护理前,要对其进行康复护理评估,分别从脑损伤程度、躯体功能、日常生活活动能力和工作能力等方面进行评估。

(一) 脑损伤程度评估

1. 格拉斯哥昏迷量表(glasgow coma scale,GCS) GCS包括睁眼反应(1~4分)、运动反应(1~6分)和语言反应(1~5分)3个项目,3个项目求和所得分数为判断患者昏迷程度的客观评分。GCS≤8分为重度昏迷,脑损伤严重;9~12分为中度昏迷,脑损伤中度;13~15分为轻度昏迷,脑损伤轻度;15分为正常(表5-4)。

表5-4 格拉斯哥昏迷量表

项目	状态	分数
睁眼反应	自发性睁眼反应	4
	声音刺激有睁眼反应	3
	疼痛刺激有睁眼反应	2
	任何刺激均无睁眼反应	1

续表

项目	状态	分数
运动反应	可按指令动作	6
	能确定疼痛部位	5
	对疼痛刺激有肢体退缩反应	4
	疼痛刺激时肢体过屈(去皮质强直)	3
	疼痛刺激时肢体过伸(去大脑强直)	2
	疼痛刺激时无反应	1
语言反应	可准确回答人物、时间、地点等定向问题	5
	对话混淆不清,不能准确回答有关人物、时间、地点等定向问题	4
	言语不当,但字意可辨	3
	言语模糊不清,但字意难辨	2
	任何刺激均无语言反应	1

2. 美国国立卫生研究院脑卒中评分量表(NIHSS) 该评分量表共有 11 个条目,总分为 0～35 分,0 分为正常,＜7 分为轻度神经功能缺损,7～15 分为中度神经功能缺损,＞15 分为重度神经功能缺损(见二维码)。

知识链接 5-1

(二) 躯体功能评估

躯体功能评估内容包括认知功能和语言功能评估,知觉、浅感觉和本体感觉评估,运动功能评估,步态分析和平衡功能评估,心肺功能评估、排泄功能和神经心理功能(如情绪)等评估。其中,脑卒中患者的运动功能评估是重点。

(三) 日常生活活动能力和工作能力评估

日常生活活动能力和工作能力评估内容包括个人日常生活活动、工具性日常生活活动、业余活动、性功能评定等。

四、脑卒中的预防

(一) 一级预防

在社区进行健康教育和健康管理,使人人都能了解脑卒中的基本知识,消除危险因素,如高血压、高血脂、糖尿病、寒冷、吸烟等,防止脑卒中发生。

(二) 二级预防

具有脑卒中危险因素,但未合并其他慢性病者,应加强脑血管疾病危险因素监测。主要监测内容为血压、血糖、血脂、暂时性脑缺血发作,通过监测,争取做到早发现、早诊断和早治疗(“三早”),及时处理疾病的早期症状,防止或减缓疾病的进展。脑卒中患者的家属也应列为高危人群进行管理,尤其是已患高血压、糖尿病、高血脂的家属,也应和患者同步管理。

(三) 三级预防

目标是减少后遗症和并发症的发生,提高生活质量。通过健康教育使患者尽快稳定情绪,明确脑卒中的管理目标,能主动配合治疗与护理,家庭成员能够提供预防脑卒中合并症的护理措施。

五、脑卒中的社区管理

(一)脑卒中社区规范化管理内容

1. 登记建档 建立登记制度,并且建立脑卒中患者的健康档案。

2. 对急性脑卒中患者进行正确处理

(1) 神经科医生具有比较完善的专科知识,能正确地、科学地指导治疗。具有危险经历的患者应在神经科就诊,与专科医生保持长期联络,有条件的医院可以建立专病档案。

(2) 脑卒中生存链的"七个 D":脑卒中的急性期治疗是提高脑卒中患者存活率的必要条件。而脑卒中的急性期治疗涉及脑卒中的现场识别、呼叫急救系统、患者转运及到达有治疗脑卒中资质的医院后的临床检查、决策及用药等。在这一连续的过程中社区医生在前期阶段有不可替代的作用。社区医生处理得当,将为后续治疗创造一个良好条件。

现场识别是社区医生在脑卒中急性期承担的第一项任务,社区医生应了解脑卒中常见症状。识别之后,呼叫 120,急救中心到达现场进行简单识别和处理后,和社区医生一起将患者转移到大医院。现场不要停留太长时间,大多数脑卒中患者在社区医院是不可能完成急性期治疗的。早期的时间是关键,社区医生的主要任务不是治疗,而是识别和转运。

常用"七个 D"来表示脑卒中早期救治的七个环节,"七个 D"的具体内容如下。

第一个 D,发现患者(detection),要识别什么是脑卒中,识别到现场有脑卒中患者后再去呼叫 120。

第二个 D,是派遣(dispatch),派遣救护车到现场转运患者。

第三个 D,是快速转运(delivery),转运到有资质的医院。

第四个 D,是医院的门口(door),就是到达一个合适的门口,而不要随意转院。

第五个 D,是收集资料(date)。

第六个 D,是治疗决策(decision)。

第七个 D,是用药(drug)。

在这"七个 D"中,我们可以看出脑卒中急性期的治疗,是一个多学科的团队工作,而社区医生是整个团队中非常重要的成员,社区医生是启动第一个 D 的主要角色,而第一个 D 的启动非常关键。

(3) 对脑卒中患者进行分期管理:脑卒中患者一般分为急性期、恢复期、后遗症期三个阶段。其中,急性期持续时间为 2～4 周;恢复期又分为恢复早期(发病后 1～3 个月)、恢复中期(发病后 3～6 个月)、恢复后期(发病后 6 个月至 2 年);后遗症期是指虽然经过急性期、恢复期及临床和康复治疗,但是由于某些神经功能严重损害,大脑无法得到完全代偿,部分患者不可避免留下了程度不同的后遗症。来社区进行治疗的脑卒中患者,主要为恢复中后期和后遗症期患者。

脑卒中恢复中期，是康复治疗和各种功能恢复的最重要时期，对于该类患者可列为强化管理对象；脑卒中恢复晚期和脑卒中后遗症期，可列为一般管理对象。脑卒中患者分期管理内容见表5-5。

表5-5 脑卒中患者分期管理内容

项目	一般管理	强化管理
管理范围	恢复晚期及以后	恢复中期
建立健康档案	立即	立即
非药物治疗	立即开始	立即开始
测量BMI	至少6个月一次	至少3个月一次
颈动脉听诊	至少6个月一次	至少3个月一次
监测血压	至少3个月一次	至少1个月一次
监测空腹血糖	至少6个月一次	至少2个月一次
监测血脂	至少6个月一次	至少2个月一次
尿常规	至少1年一次	至少6个月一次
肝功能	至少1年一次	至少6个月一次
肾功能	至少1年一次	至少6个月一次
心电图检查	至少1年一次	至少1年一次
康复评定	1年一次	3个月一次
管理/随诊间隔	至少3个月一次	半个月至1个月一次
转诊	必要时	必要时

（二）脑卒中社区规范化治疗原则

1. 非药物治疗

（1）控制体重，保持体重指数(BMI)在正常范围之内。

（2）检测血糖，控制血糖在正常范围之内，如果出现空腹血糖异常，则要注意控制碳水化合物的摄入，保持血糖接近正常水平。

（3）戒烟，吸烟明显增加脑卒中复发的危险，建议患者戒烟并避免环境中被动吸烟。

（4）低盐低脂饮食及低淀粉饮食，忌暴饮暴食。

（5）少喝酒或不喝酒。

（6）适度运动，避免过度劳累或突然用力。

（7）避免剧烈情绪波动。

（8）注意保暖防感冒。

2. 药物治疗

（1）脑卒中患者药物治疗目标：降低脑卒中的复发率，减少死亡。

（2）治疗原则：针对脑卒中复发的病因及危险因素，进行有效预防和治疗。如合并高血压者进行降压治疗、合并糖尿病者进行降血糖治疗、合并高血脂者进行降血脂

治疗,同时可结合患者实际情况给予抗血小板、抗凝治疗。

3. 康复治疗 康复目标是争取运动协调,坐、立位平衡;能学习生活自理,发挥其健侧代偿和残余功能;对于一年以上患者争取生活全自理或轮椅上全自理,最大程度回归社会。

(三)脑卒中患者社区健康教育

社区根据现有可利用资源开展形式多样的宣传方式进行预防脑卒中的健康教育。脑卒中患者社区健康教育的主要内容包括以下几个方面。

1. 改变不健康的生活方式 不健康的生活方式包括吸烟、酗酒、久坐不动、饮食不规律或不节制及高脂、高盐饮食等。

2. 积极调整心态,恰当地评价自己 对脑卒中患者来说,要保持心理平衡,不要被疾病所击垮,要有与疾病相抗争的决心和信心。科学对待,积极锻炼,不要过于悲观。社区护士要通过心理护理做好以下几方面的工作:消除患者的无用感;减少患者的孤独感;减轻患者的失落感;消除患者的死亡恐惧。

3. 了解自己的血压 既往有高血压病史的患者应该至少每月测量一次血压,以便了解自己的血压变化、服药或换药后的效果,以及是否需要调整药物剂量等。对于无高血压的脑卒中患者也应该关注自己的血压,至少3个月测量一次血压。

4. 了解自己的胆固醇和血糖水平 社区医护人员要对脑卒中患者进行健康教育,要求患者至少每半年测量一次血糖和血脂,如出现异常,则应告诉患者尽快明确是否存在相关疾病并进行治疗。

5. 控制体重,预防肥胖 肥胖是脑卒中可控的危险因素之一,肥胖可增加脑卒中的危险。所以控制体重、预防肥胖对于预防脑卒中复发非常重要。

6. 对脑卒中患者做好脑卒中的基础知识健康教育 如怎样早期发现脑卒中、脑卒中复发的诱因、早期脑卒中的主要表现等。

(四)脑卒中患者的双向转诊

社区医院应该同有资质的急性脑血管疾病的三级医院建立双向转诊合作系统,合理使用医疗卫生资源,保证脑卒中患者的全程管理。上级医院将病情稳定的脑卒中患者直接转诊到患者所辖社区,全科医生、社区护士、康复师、心理咨询师等组成社区卫生服务团队,通过建立脑卒中社区健康管理专案,记录脑卒中患者的情况并定期进行随访管理,及时录入信息;社区医院对病情加重、疾病复发、不宜在家中治疗康复者,及时转入上一级医院进一步治疗,为患者赢得抢救时间,最大限度提高治愈率,减少致残率和降低死亡率。

任务四　糖尿病患者的社区管理

王先生,45岁,软件工程师,患2型糖尿病5年,目前采用二甲双胍治疗,但服药不规律,未监测血糖,除偶感疲乏,无其他不适主诉。平时食欲佳,饮食未控制,喜欢吃

肉，不喜欢吃蔬菜，每日进食肉类约 250 g，进食主食约 400 g。不喜欢运动，每日以车代步。对糖尿病知识不太了解，认为“想吃就是身体需要”“自己没有不舒服，身体就没什么事”。妻子非常关心他的身体，陪同他到社区卫生服务中心就诊。患者身高 167 cm，体重 78 kg，血压 150/85 mmHg，体型肥胖。查餐后 2 小时血糖 12 mmol/L，糖化血红蛋白 8.5%。请思考：

1. 目前患者糖尿病控制是否达标？
2. 目前患者糖尿病管理中最重要的问题是什么，应如何处理？

一、糖尿病概述

糖尿病(diabetes mellitus)是由胰岛素分泌绝对或相对不足以及靶细胞对胰岛素敏感性降低而引起糖、蛋白质、脂肪、水和电解质等一系列代谢紊乱综合征，临床以血液中的葡萄糖升高为主要特点，久病可造成多个系统损害，重者可致残、致死。

随着人们生活水平的提高、生活方式改变、人口老龄化，糖尿病患病人群正在迅速增加，糖尿病已成为发达国家继心血管疾病和肿瘤之后的第三大慢性非传染性疾病(慢性病)。据国际糖尿病联盟的最新统计显示，目前世界上有 2.46 亿左右的人患糖尿病，预计到 2025 年患糖尿病的人数将达到 3.8 亿。我国糖尿病发病率也正在以惊人的速度上升，2007 年为 4000 万，预计 2025 年将接近 1 亿，成为世界上糖尿病发病人数仅次于印度的第二大糖尿病国家，糖尿病已经成为我国主要的公共卫生问题之一。

我国糖尿病的发病特点：城市高于农村；发病率随年龄增长而升高，近些年发病有年轻化的趋势，可能与不健康的生活方式有关；血糖升高，但未达到糖尿病诊断标准的人大量存在；患者血糖总体控制差，慢性并发症也较重。

糖尿病分为 1 型糖尿病、2 型糖尿病、其他特殊类型糖尿病和妊娠期糖尿病，其中最常见的为 2 型糖尿病，其次为 1 型糖尿病。糖尿病的社区预防与管理主要针对 2 型糖尿病。

二、糖尿病的危险因素

糖尿病的危险因素可归纳为以下几类。

1. 遗传因素 2 型糖尿病有明显的遗传性和家族倾向性。

2. 环境因素 病毒感染是重要的环境因素之一，已知与 1 型糖尿病有关的病毒有柯萨奇病毒、腮腺炎病毒、风疹病毒等。病毒可直接损伤胰岛组织引起糖尿病，也可能诱发自身免疫反应，进一步损伤胰岛组织引起糖尿病。另外，环境中的化学毒物或某些药物可影响糖代谢，体质敏感者可发生糖尿病。

3. 个人行为因素 个人行为因素为可改变因素，主要包括不合理膳食(如高盐、高糖、高脂、低纤维、低维生素饮食)、中度以上饮酒和缺少体力活动、超重/肥胖以及心理压力过大等。

4. 高血压、冠心病、高脂血症 均可诱发糖尿病的发生或使病情加重。

5. 妊娠期出现糖尿病者 妊娠期糖尿病患者大多在分娩后恢复正常，但相当多的患者分娩后可发展为 2 型糖尿病。

三、糖尿病的诊断与评估

(一) 糖尿病症状

1 型糖尿病(胰岛素依赖型糖尿病)多发生于青幼年,临床特点为起病急、多尿、多饮、多食、体重减轻较明显,容易发生酮症酸中毒。2 型糖尿病(非胰岛素依赖型糖尿病)多见于 40 岁以上的中老年人,有家族性发病倾向,肥胖是其重要的诱发因素,一般起病缓慢,临床症状相对不明显或缺如。此外,糖尿病患者可能因血糖高和末梢神经病变导致皮肤干燥与瘙痒、乏力、四肢酸痛、便秘、性欲缺乏、月经不调、伤口不易愈合、腹泻等其他症状。

(二) 糖尿病并发症

1. 急性并发症

①酮症酸中毒,多在感染、胰岛素治疗不当、减量或停药、妊娠、分娩、麻醉、手术及应激状态下出现,可表现为糖尿病症状加重,四肢乏力,极度口渴,多饮、多尿伴恶心、呕吐、头痛,烦躁不安,呼吸深快,呼吸和尿液可闻烂苹果味,严重者意识障碍。②高血糖高渗状态,多由感染、急性胃肠炎、脑卒中、胰腺炎、不合理限制水分、严重肾脏疾病、糖皮质激素等药物诱发。患者血浆渗透压显著增高,血糖常≥33.3 mmol/L。症状先有多尿、多饮,但多食并不明显,脱水随病情进展逐渐加重,并出现嗜睡、幻觉、定向力障碍、偏盲等明显的神经系统症状,甚至昏迷、死亡。③低血糖,常见于接受药物治疗者,多在体力活动过度、摄入饮食太少或胰岛素剂量过大的情况下诱发。患者血糖≤2.8 mmol/L。典型表现:心悸、大汗、无力、手抖、饥饿、面色苍白、心率加快、四肢冰冷等交感神经过度兴奋的表现,思维和语言迟缓、头晕、视物模糊、嗜睡等脑功能障碍表现,后期可有幻觉、易怒、性格改变,严重者发生抽搐、昏迷。

2. 慢性并发症

①糖尿病大血管病变,是糖尿病最严重且突出的并发症。主要表现为动脉粥样硬化病变,可引起冠心病、出血性或缺血性脑病、肾动脉硬化、肢体外周动脉硬化等。②糖尿病微血管病变,是一种特异性并发症,主要发生在视网膜、肾脏、心肌和神经组织,引起糖尿病肾病、糖尿病眼病、糖尿病心肌病等。③糖尿病神经病变,以多发性周围神经病变多见,可引起肢端袜套状分布的感觉异常,随后有肢体疼痛,后期可造成肌力减弱及肌肉萎缩;此外,自主神经损害也常见,可导致排汗异常、便秘或腹泻等胃肠功能紊乱、尿潴留、阳痿等。④糖尿病足,是糖尿病患者截肢和致残的主要原因。常见诱因是足部或趾间皮肤瘙痒而搔抓导致皮肤破损、摩擦与碰撞伤、修脚损伤等。主要症状有疼痛、酸麻、间歇性跛行,足部出现溃疡、感染,甚至深层组织破坏,出现坏疽,创口久不愈合,严重者不得不截肢致残。

(三) 糖尿病的诊断

糖尿病症状加任意时间血浆葡萄糖水平≥11.1 mmol/L;或空腹血浆葡萄糖≥7.0 mmol/L(空腹指 8~10 小时内无任何热量摄入);或口服葡萄糖耐量试验中 2 小时血浆葡萄糖水平≥11.1 mmol/L 者可以确诊为糖尿病。

四、糖尿病的预防

(一) 一级预防

一级预防的目标是纠正可控制的糖尿病危险因素，预防糖尿病的发生。针对一般人群，加强宣传糖尿病知识，提高人群对糖尿病及其危害性的认识；提倡健康的生活方式；定期体检，一旦发现有糖耐量受损或空腹血糖受损，及早进行干预。针对高危人群，开展糖尿病教育，强调控制糖尿病危险因素的重要性。加强筛查，尽早检出糖尿病。进行生活方式干预，如减少主食摄入，增加运动时间，减少体重等。

(二) 二级预防

二级预防的目标是尽早发现无症状的糖尿病患者，及早给予规范治疗，预防糖尿病并发症。对每一位糖尿病患者都要确立血糖控制目标，为患者制订饮食计划、运动计划、血糖监测计划；教会患者如何监测血糖及尿糖；纠正可能导致并发症的危险因素；进行并发症筛查。

(三) 三级预防

三级预防的目标是减少糖尿病的致残率和死亡率，提高糖尿病患者的生活质量。督促患者定期进行肾功能、视网膜、周围血管、周围神经等检查，发现问题及时处理，减少糖尿病肾病、糖尿病眼病、周围神经病变等慢性并发症的发生。

五、糖尿病的社区管理

(一) 糖尿病的社区管理内容

1. 筛查 社区护士应对所在辖区内的 35 岁以上的人群测量血糖。在筛查中，对发现的 2 型糖尿病高危人群应进行有针对性的健康教育，同时建议其每年至少进行 1 次空腹血糖的测量，并接受医务人员的健康指导。

2. 随访 对确诊的 2 型糖尿病患者，每年提供 4 次免费空腹血糖监测，至少进行 4 次面对面随访。随访评估内容：①测量空腹血糖和血压，并评估是否存在危急情况。如患者出现空腹血糖≥16.7 mmol/L 或空腹血糖≤3.9 mmol/L；收缩压≥180 mmHg 和(或)舒张压≥110 mmHg；有意识或行为改变、呼气有烂苹果样丙酮味、心悸、出汗、食欲减退、恶心、呕吐、多饮、多尿、腹痛、深大呼吸、皮肤潮红、持续性心动过速、体温超过 39 ℃、视物模糊、眼痛等情况时，需在处理后紧急转诊，对于紧急转诊的患者，社区卫生服务人员应在 2 周内主动随访转诊情况。②测量体重，计算体重指数(BMI)，检测其足背动脉搏动情况。③询问患者疾病情况和生活方式，包括心脑血管疾病、吸烟、饮酒、运动、饮食控制情况等。④了解患者的服药情况。

3. 分类干预 社区卫生服务人员根据随访评估的不同结果，有针对性地对糖尿病患者进行分类干预。

(1) 血糖控制满意者，即空腹血糖<7.0 mmol/L，无药物不良反应、无新发并发症或原有并发症无加重，按期对其进行随访。

(2) 初次出现血糖控制不满意者，即空腹血糖≥7.0 mmol/L，或有药物不良反应

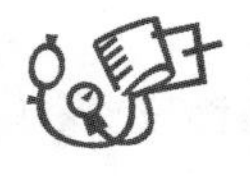

者,指导患者调整服用药物的剂量或更换/增加不同种类药物,同时对其在 2 周内进行随访。

(3) 连续 2 次随访血糖控制不满意、药物不良反应没有改善,以及有新的并发症出现或原有并发症加重者,应建议患者转诊到上级医院,并在 2 周内主动随访其转诊情况。

随访时,社区护士应对所有糖尿病患者进行针对性的健康教育,与其共同制订改进生活方式的目标,并在下一次随访时评估进展。告知患者一旦出现异常情况应立即就诊。

4. 健康体检 对确诊为 2 型糖尿病的患者每年进行 1 次较全面的健康体检,其内容包括血压、体温、脉搏、呼吸、身高、体重、腰围、皮肤、浅表淋巴结、心脏、肺部、腹部等常规体格检查,并对患者视力、听力、活动能力、足背动脉搏动检查,条件许可建议增加糖化血红蛋白、尿常规、血脂、眼底、心电图、胸部 X 片、B 超等检查。患者的健康体检可与随访相结合。糖尿病患者社区管理服务流程见图 5-3。

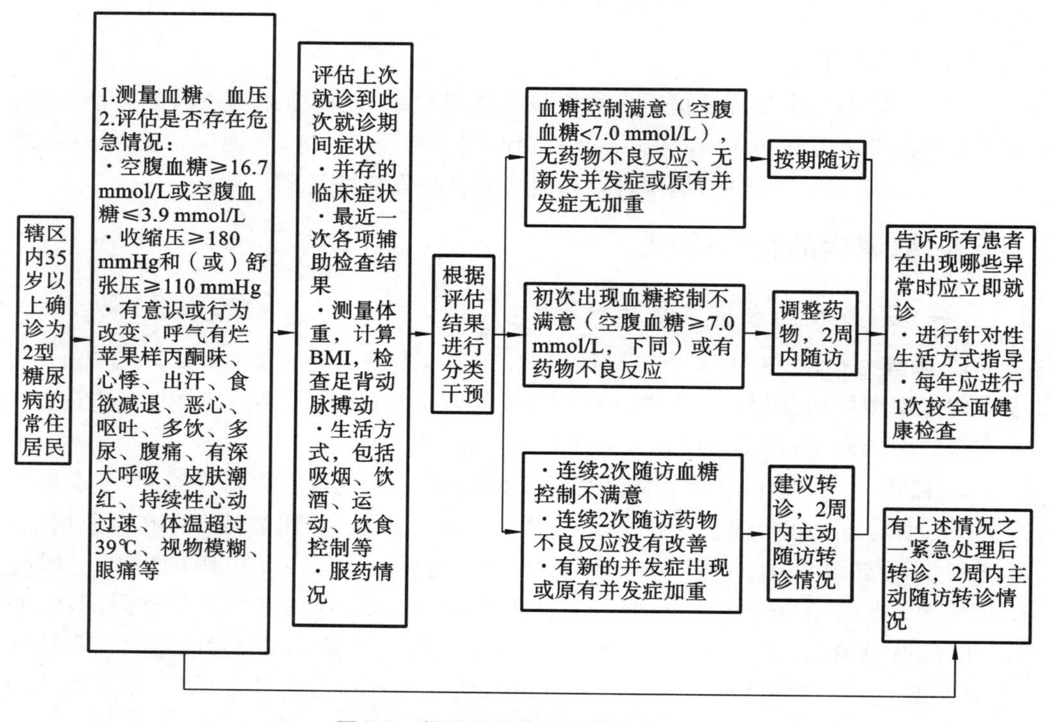

图 5-3 糖尿病患者社区管理流程图

(二) 糖尿病患者的健康指导

1. 饮食治疗 合理的饮食治疗是糖尿病患者的基础治疗,它能帮助控制血糖在理想水平,减少药物用量,减少并发症的产生和发展,减少医疗费用。

(1) 总热量:根据患者活动强度及体重状况,确定每日热能摄入量(表 5-6)。

表 5-6 糖尿病患者每日热能摄入量(kcal/kg)

活动(劳动)强度	体重/kg		
	消瘦	正常	肥胖
重体力劳动(如搬运工)	45～50	40	35
中体力劳动(如电工安装)	40	35	30
轻体力劳动(如坐着工作)	35	30	20～25
休息状态(如卧床)	25～30	20～25	15～20

(2) 碳水化合物:碳水化合物供给量占总能量的50%～60%,多吃粗粮,也可用土豆、山药等代替部分主食,不吃白糖、红糖、冰糖、蜂蜜等精制糖,喜甜食者可用木糖醇来代替。

(3) 蛋白质:蛋白质成人每天摄入量为1 g/kg,儿童、孕妇、乳母、消耗性疾病者酌情增加,其中优质蛋白质占1/3。糖尿病肾病时,则根据病情适当控制。

(4) 脂肪:脂肪所供给的能量占总能量的30%～35%,限制饱和脂肪酸的摄入,避免食用牛油、猪油、奶油等动物性脂肪,胆固醇每天摄入量小于300 mg,控制动物内脏、脑组织、蛋黄等富含胆固醇食物的摄入。

(5) 膳食纤维:提倡高膳食纤维饮食,膳食纤维每日摄入量在25～35 g,选择含膳食纤维高的食物,如玉米、燕麦片、麸皮、米糠及叶菜类蔬菜等。

(6) 维生素、矿物质:多食含能量低的各种新鲜蔬菜,血糖控制好者限量食用水果,黄瓜、西红柿等能量含量低,可不限制,以补充各种维生素;另外多食各类精肉、鱼虾、牛奶等,以补充机体铁、钙等矿物质的需要;同时减少盐的摄入,每天盐的摄入量小于6 g。

(7) 酒:减少酒的摄入。

为保证上述饮食治疗要求能正确执行,护士应帮助患者制订具体的、简单易执行的食谱。

2. 运动治疗 运动可增加患者心肺功能和改善体内新陈代谢,纠正血糖、血脂代谢紊乱,预防和减少糖尿病慢性并发症,降低致残率。糖尿病伴严重眼病、肾病、糖尿病足、神经病变、心力衰竭、严重心律失常、严重高血压及各种急性感染、并发急性代谢紊乱时暂不宜运动。

(1) 运动准备:运动前做一次全面的体检,制订合理的运动计划。运动前要进行准备活动,避免关节、肌肉损伤。运动不宜在空腹时进行,应随身携带一些糖果、饼干,以防低血糖。

(2) 运动强度:运动强度要注意个体差异,循序渐进,逐渐增强,避免剧烈运动,不能过于疲劳。选择以低至中等强度的持续、有序、有度的有氧运动方式为佳,有血管硬化的糖尿病患者应避免高强度的剧烈运动。糖尿病患者运动强度应相当于70%～80%的最大心率,或运动后即时心率为(170－年龄)次/分。

(3) 运动时间与频率:每次30～40分钟,可从10分钟开始逐步增加。每周3～5次。

3. 指导药物治疗 使患者了解常用药物的作用和副作用,遵医嘱正确用药。如需注射胰岛素,则教会患者如何正确注射和药物保存方法及如何避免低血糖的发生等。

4. 预防并发症 糖尿病是终身性疾病,需长期坚持药物治疗、饮食治疗及运动治疗,控制好血糖,预防和延缓慢性血管性并发症(如动脉硬化、糖尿病性视网膜病变、糖尿病肾病、糖尿病足等)。同时避免一些诱发因素,防止发生酮症酸中毒、急性心脑血管意外、低血糖等急性并发症。糖尿病患者外出应随身携带急救卡,定期体检,注意心脑血管并发症的发生。下面主要就糖尿病足、低血糖的预防与处理介绍如下。

(1) 糖尿病足:糖尿病患者因血管病变和神经病变造成足部供血不足,感觉缺失并伴有感染。预防糖尿病足要做到:经常检查双脚,鞋袜要舒适,正确修剪脚指甲;每天坚持小腿和足部运动 30～60 分钟;小心处理伤口,对于小伤口应先用消毒剂(如酒精)彻底清洁,然后用无菌纱布覆盖,避免使用碘酒等强烈刺激性的消毒剂,不要使用紫药水等深色消毒剂,因为药品的颜色会遮盖伤口感染的征兆,不要使用鸡眼膏等腐蚀性药物,以免发生皮肤溃疡,若伤口在 2～3 天仍未愈合,应尽早就医。

(2) 低血糖:是糖尿病治疗过程中常见的并发症。预防低血糖应注意以下几点:药物治疗逐渐加量,慎重进行调整;定时、定量进食;在体力活动前吃一些碳水化合物食物;不要饮酒过多。如出现上述低血糖症状,意识清醒的患者应尽快口服含糖饮料,如橙汁、糖水、可乐等,或吃些糖果点心,意识不清的患者应立即送医院治疗,注意检查低血糖的原因,予以纠正。

5. 加强支持系统的支持作用 可在社区成立糖尿病俱乐部并开展相应的活动,使患者之间相互沟通,相互支持。同时发掘社区资源,利用患者的家人、朋友、社区工作者、志愿者等的力量,加强患者的健康责任感,使其主动地参与、配合疾病管理,控制病情发展,预防并发症,提高生存质量。

任务五　冠心病患者的社区管理

张先生,54 岁,一年前曾被诊断为心绞痛,经治疗后病情稳定。近日因工作劳累出现心前区疼痛,疼痛发作时含服硝酸甘油无效,便去医院就诊,在急诊候诊的过程中,突然出现心前区疼痛,急诊医生嘱给硝酸甘油舌下含服,很快缓解。张先生的硝酸甘油是 8 个月前购买的,曾用过 2 次效果明显。请思考:

1. 为什么张先生此次服用硝酸甘油没有效果?
2. 社区护士如何指导张先生避免疾病的复发?

一、冠心病概述

冠心病是冠状动脉粥样硬化性心脏病的简称,又称缺血性心脏病,是指冠状动脉粥样硬化使管腔狭窄或阻塞,和(或)因冠状动脉功能性改变(痉挛)导致心肌缺血、缺氧或坏死而引起的心脏病。

随着我国人民生活水平的提高，膳食结构的改变，冠心病的发病率和死亡率逐年上升。据统计，2004 年我国冠心病死亡率占 48%，是威胁人民健康的心脏病中的“头号杀手”；2005 年心脏病位居我国城市死亡原因的第 3 位、农村的第 4 位。冠心病多发生在 40 岁以上人群，男性多于女性，脑力劳动者多于体力劳动者，城市多于农村。随着生活方式改变，冠心病发病率还呈现出年轻化的趋势。其发病率和死亡率高，严重危害人民健康。

二、冠心病的危险因素

（一）不可改变危险因素

1. 年龄、性别 冠心病多见于 40 岁以上的人群，男性发病率高于女性。

2. 遗传 近亲家属中有冠心病患者，尤其是 60 岁以前发生急性心肌梗死或死于冠心病者，发病率增加。

（二）可改变危险因素

1. 血脂异常 人群血清总胆固醇水平与冠心病发病率成正比，高胆固醇血症患者发生冠心病的机会是正常胆固醇者的 5 倍。胆固醇在体内可形成脂蛋白，其中低密度脂蛋白胆固醇为粥样斑块中胆固醇的主要来源，高密度脂蛋白与冠心病的发生呈负相关。

2. 高血压 冠心病的发病及其并发症所造成的死亡是随着血压的升高而增加的。血压升高可导致冠状动脉和脑动脉粥样硬化，冠状动脉粥样硬化患者 60%～70%有高血压，高血压患者患冠心病的概率是血压正常者的 4 倍。

3. 超重与肥胖 超重与肥胖可使血压增高、血清胆固醇水平增加，是冠心病的危险因素。

4. 糖尿病 糖尿病是冠心病独立且重要的危险因素，2 型糖尿病中有近 80%的患者会发生或死于心脑血管疾病。偶尔测到的高血糖也会导致心脑血管疾病的危险性增加。

5. 吸烟 烟草中的有害物质可刺激血管收缩，使血管内膜受损，亦可引起冠状动脉痉挛，诱发心绞痛和心肌梗死。一氧化碳造成的缺氧，可使血管内皮受损，促进动脉粥样硬化的形成。

6. 其他 缺乏体力活动，进食过多动物性脂肪、胆固醇、糖、食盐，A 型性格等。

以上因素中血脂异常、高血压、糖尿病、吸烟被认为是目前冠心病的主要危险因素。冠心病是由多种因素引起的，联合危险因素越多，动脉粥样硬化或发生合并症的可能性越大。

三、冠心病的临床表现

冠心病可分为隐匿型冠心病、心绞痛型冠心病、心肌梗死型冠心病、心力衰竭和心律失常型冠心病、猝死型冠心病。各型冠心病临床表现各异，下面主要介绍心绞痛和心肌梗死的表现。

1. 心绞痛 心绞痛为一过性心肌缺血所致，常见诱因为劳累、激动、饱食、寒冷。主要表现为突发性胸痛；部位：胸骨体上中段后可波及心前区，常放射至左肩、左臂内侧达无名指和小指；性质：胸痛常为压迫、发闷或紧缩性；持续时间：在3～5分钟内渐消失；缓解方式：休息或含用硝酸甘油可缓解，一日内可多次发作。

2. 心肌梗死 心肌梗死是严重类型的冠心病，在冠状动脉粥样硬化的基础上，某支严重狭窄或完全闭塞，导致部分心肌缺血性坏死。主要表现：持久的胸骨后剧烈疼痛，休息或含用硝酸甘油不能缓解，同时有心律失常、血清心肌坏死标记物增长、心电图进行性改变等。预后的好坏与梗死的范围、侧支循环建立、是否治疗有关，病死率高。

四、冠心病的预防

（一）一级预防

一级预防是为了降低人群中冠心病的发病率和死亡率，必须控制那些对发病率和死亡率起关键作用的危险因素。通过体检、门诊检查等找出人群中有危险因素的个体，如高血脂、高血压、糖尿病、长期吸烟和体重超重者，针对危险因素，通过药物和非药物方法控制高血脂、高血压、高血糖。体重超重的人要增加体力活动，改善饮食结构，减轻体重。预防冠心病要从儿童、青少年入手，培养良好的生活习惯，坚持运动、合理膳食、不吸烟、不酗酒、防止肥胖及高脂血症；在成人中宣传吸烟对人体的危害，做到不吸烟或主动戒烟，避免长期精神紧张，情绪过分激动。

（二）二级预防

二级预防重点是社区人群的监测和发病筛查，做到早发现、早诊断、早治疗。对已确诊的冠心病患者采取药物或非药物方法预防冠心病复发或加重。

（三）三级预防

三级预防的目标是控制和减少心肌梗死危险因素，延长和逆转病程进展，防止急性冠心病事件发生，最大限度地改善患者生活质量。

五、冠心病的社区管理

（一）冠心病的社区管理内容

1. 分层 根据患者的临床诊断和目前的状况可分为以下几类。

(1) 慢性稳定性心绞痛的患者。

(2) 经皮冠状动脉重建术后的患者。

(3) 冠状动脉搭桥术后的患者。

(4) 冠心病合并慢性心力衰竭的患者。

2. 随访管理

(1) 慢性稳定性心绞痛患者的随访与管理内容见表5-7。

表 5-7 慢性稳定性心绞痛患者的随访与管理内容

随访内容	随访间隔	
	治疗的第一年	一年后
1. 健康评估 ①心绞痛发作的频率和严重程度加重与否； ②当前使用的所有药物； ③体格检查(体重、血压、脉搏、心脏、肺、血管、肝脏、有无水肿等)； ④血糖、血脂以及心功能情况； ⑤体力活动水平下降与否； ⑥患者的生活方式，是否消除了危险因素； ⑦是否有新的伴随疾病，已有的伴随疾病的严重程度，对其治疗是否加重了心绞痛	每 4～12 个月一次	每 4～12 个月一次
2. 特殊检查		
①心电图；	每 3～6 个月一次或需要时	每年一次或需要时
②监测糖化血红蛋白(有糖尿病患者)；	每年一次	每年一次
③监测肾功能；	需要时	需要时
④监测肝功能	需要时	需要时
3. 健康教育与行为干预	每 4～12 个月一次	每年一次

(2) 经皮冠状动脉重建术后患者的随访与管理内容见表 5-8。

表 5-8 经皮冠状动脉重建术后患者的随访与管理内容

项目	裸支架	药物支架
1. 观察内容	①心绞痛发作情况； ②活动能力； ③有无劳力性呼吸困难	①心绞痛发作情况； ②活动能力； ③有无劳力性呼吸困难
2. 复查心电图	①术后 6 个月内，每月一次； ②胸痛发作时	①术后 9 个月内，每月一次； ②胸痛发作时
3. 抗血小板制剂	①阿司匹林 100 mg/d，终身服用，加波立维 75 mg/d，服用 1～3 个月； ②特殊情况下不能使用阿司匹林或波立维者，调整华法林到 INR 2.0～3.0	①阿司匹林 100 mg/d，终身服用，加波立维 75 mg/d，服用 9～12 个月； ②特殊情况下不能使用阿司匹林或波立维者，调整华法林到 INR 2.0～3.0

(3) 冠状动脉搭桥术后患者的随访与管理内容见表 5-9。

表 5-9 冠状动脉搭桥术后患者的随访与管理内容

项目	内容
1. 观察内容	心绞痛发作情况;活动能力;有无劳力性呼吸困难
2. 专科复诊	术后1、3、6个月复诊,以后每半年复诊一次
3. 辅助检查	每次复诊做心电图和超声心动图检查;必要时血管造影复查
4. 抗血小板或抗凝药物治疗	术后48小时开始阿司匹林治疗,以后100 mg/d,终身服药。不能使用阿司匹林者可用波立维75 mg/d
5. 硝酸酯类药物	术后3个月内继续服用,但剂量不宜过大,3个月后根据病情和活动量决定是否继续服用
6. β受体阻滞剂	术后可逐渐减少剂量。心肌梗死患者仍需继续服用,避免突然停药,但严重心动过缓须及时处理

(4) 冠心病合并慢性心力衰竭患者的随访与管理内容见表5-10。

表 5-10 冠心病合并慢性心力衰竭患者的随访与管理内容

随访内容	随访频率	备注
1. 功能评价:评估患者完成日常生活活动的能力和期望达到的运动能力	1～3个月	
2. 非药物治疗:如饮食、饮酒、吸烟、运动训练和心理状况	1～3个月	
3. 容量状态评价:询问尿量、测量体重、坐位与立位血压、颈静脉充盈及肝颈静脉回流征、脏器充血情况及其严重程度、腹水情况、周围性水肿情况	1～3个月	①评价液体状态短期变化的最好方法是测量体重变化; ②每日体重的变化是最可靠的监测利尿剂效果和指导剂量调整的指标
4. 血清电解质和肾功能	1个月或需要时	
5. 胸部X线检查	1～2年一次或需要时	
6. 超声心动图(有新发或正在恶化的慢性心力衰竭进行)	1～2年一次或需要时	

3. 冠心病的院前急救 死于急性心肌梗死的患者中50%～60%死于1小时内,其中90%是由室颤所致。因此,院前急救,即发病初期就地抢救成功,能大大降低急性心肌梗死的死亡率。社区护士应掌握院前急救方法和措施,掌握抢救冠心病的医学

和药物知识，按医嘱准、稳、快地使用各类药物。院前急救主要措施包括：①吸氧，含服硝酸甘油，快速建立静脉通道；②剧烈胸痛时应用吗啡或哌替啶；③溶栓治疗是院前急救的重要措施；④纠正心律失常，室性期前收缩用利多卡因静脉注射 150～200 mg；⑤心动过缓、心率慢、血压低，用阿托品 0.5 mg。

（二）冠心病患者的健康指导

1. 进行冠心病相关知识教育 对冠心病患者进行干预相关知识教育是基础。

2. 指导患者建立良好的生活方式

（1）饮食指导：控制热量，限制脂肪、糖、盐的摄入，保持理想体重。少量多餐，定时、定量，切忌暴饮暴食。冠心病患者适宜选择的食物：①含纤维素较多的碳水化合物（如粳米、小米、玉米）、豆类及大豆制品。②富含维生素 C 和维生素 P 的新鲜蔬菜和水果（如小白菜、油菜、西红柿、大枣、柠檬）。③富含维生素 E 的食物（如酸奶、鸡蛋清、深海鱼）及高蛋白低脂肪食物（瘦猪肉、牛肉）等。

（2）戒烟限酒：吸烟和过量饮酒是诱发心绞痛的常见因素。如果血压不高、无肝病和溃疡病，每日早晚可少量饮些酒（＜30 g 酒精），这对冠心病的恢复是有一定好处的。

（3）运动指导：根据患者身体状况与耐力，可选择散步、慢跑、骑自行车、打太极拳等活动，运动量因人而异，循序渐进，持之以恒。运动不但可以提高身体素质，增加运动耐力，还可以改变心脏原来的状况，同时有利于减肥、降脂、降血压。

（4）生活指导：①预防便秘，保持大便通畅，如厕使用坐式马桶，排便时不要用力。②注意保养，随天气变化及时增减衣物，冷天注意保暖，避免冷风刺激。③洗澡时水温不宜过高或过低，洗澡时间不超过 30 分钟，以免加重心脏负担。④避免劳累，注意休息。

（5）心理调适：保持乐观情绪，避免激动。

3. 用药指导 高血压、冠心病患者需要长期服药。不可随意停用或增减，在用药过程中，学会自我监测，使用抗凝药阿司匹林时，应饭后用温水服用，出现牙龈出血、呕吐、黑便和皮肤出血点时立即停药；使用利尿药，注意观察尿量，出现异常随时就诊；β受体阻滞剂与钙通道阻滞剂合用会出现抑制心脏的危险，脉搏＜60 次/分，应该暂停服药，去医院就诊。外出时要随身携带硝酸甘油，居家时硝酸甘油放在易取之处，定位放置，家人也应知道，以便发病时及时取用。

知识链接 5-2

（三）冠心病社区管理的评价指标

1. 规范管理率 规范管理率是指实施规范管理的冠心病患者人数占年初登记管理的冠心病患者人数的比例。

2. 冠心病事件率 冠心病事件率是指一年内发生冠心病事件数占年初登记管理的冠心病患者人数的比例。

思维导图

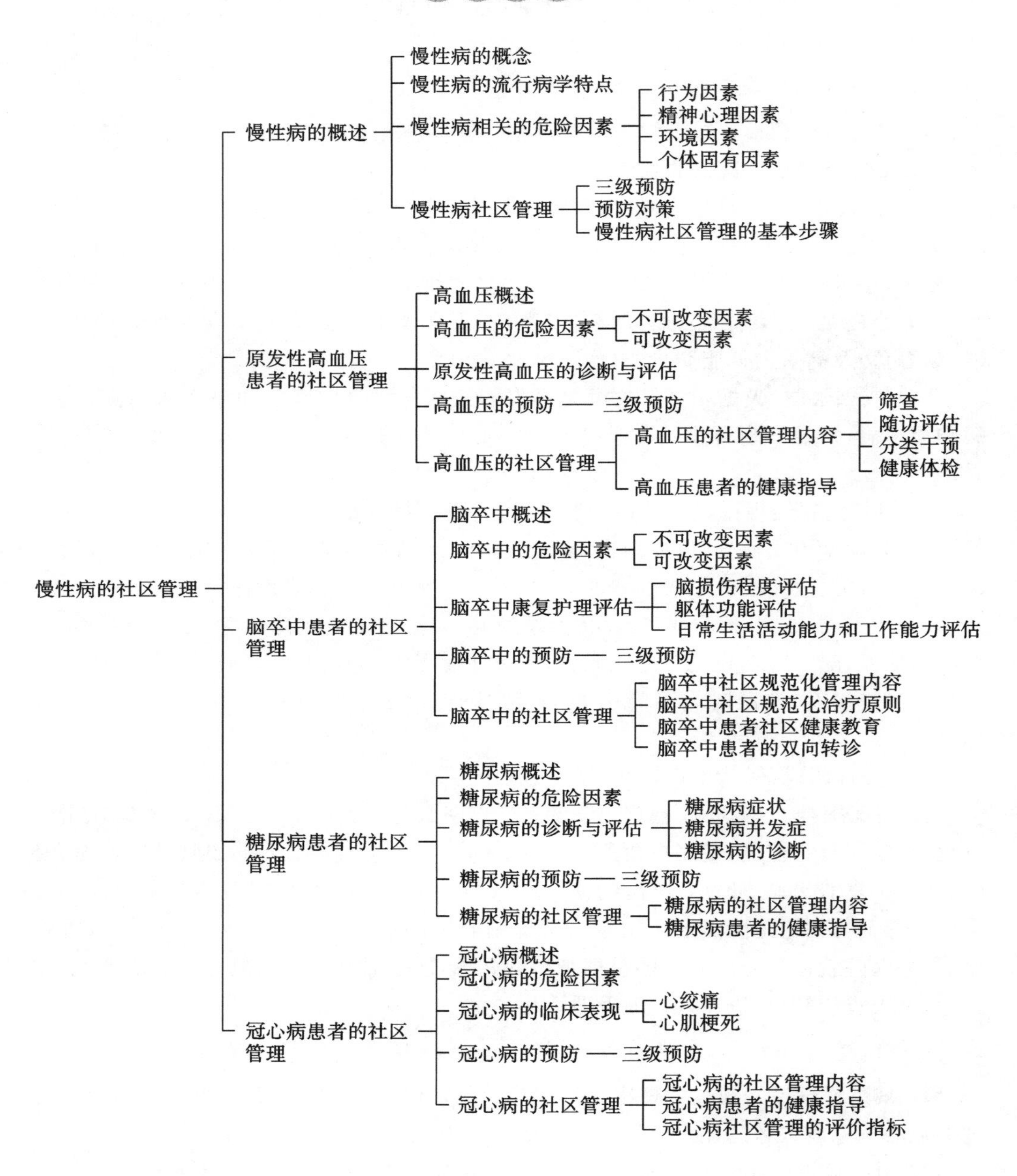

目标检测题

本项目参考答案

一、选择题

1. 慢性病的共同特点不包括(　　)。

A. 病因复杂　　B. 起病隐匿　　C. 病程长

D. 器官损害可逆　　E. 需要长期照顾

2. 疾病的二级预防是指(　　)。

A. 病因预防

B. 早发现、早诊断、早治疗

C. 预防疾病和消灭疾病的根本措施

D. 在疾病尚未发生时针对病因(或危险因素)采取措施

E. 通过积极治疗和康复,防止伤残和促进功能恢复

3. 社区慢性病三级预防的重点是(　　)。

A. 防止意外伤害　　B. 早发现、早诊断、早治疗

C. 合理的诊断和护理　　D. 抓达标治疗和防治并发症与残疾

E. 干预危险因素,无病防病

4. 对于慢性病,下列哪项叙述是正确的?(　　)

A. 慢性病没有明确的病因　　B. 慢性病在早期即有典型症状

C. 慢性病不会造成人体功能障碍　　D. 慢性病的危险因素是不能预防的

E. 慢性病的危险因素特异性强

5. 下列饮食中,一般认为不是慢性病危险因素是(　　)。

A. 高胆固醇饮食　　B. 高盐饮食　　C. 辛辣饮食

D. 高动物脂肪饮食　　E. 低纤维素饮食

6. 我国高血压人群的特点(　　)。

A. 治疗率高、控制率高、死亡率低　　B. 知晓率低、治疗率低、控制率低

C. 发病率低、危害性低、增长趋势低　　D. 控制率高、发病率低、危害性低

E. 发病率高、知晓率高、控制率高

7. 世界卫生组织的标准是每人每天食盐摄入量应少于(　　)。

A. 6 g　　B. 3 g　　C. 10 g　　D. 12 g　　E. 14 g

8. 冠心病的最主要危险因素,不包括(　　)。

A. 血脂异常　　B. 高血压　　C. 糖尿病　　D. 年龄　　E. 吸烟

9. 对社区居民实施全民高血压预防知识教育属于(　　)。

A. 健康指导　　B. 临床前期预防　　C. 一级预防

D. 二级预防　　E. 三级预防

10. 对高血压患者的社区护理中,错误的是(　　)。

A. 低盐低脂饮食　　B. 降压不宜过快

C. 忌睡觉前服药　　D. 无症状不服药

E. 适度运动,戒烟限酒

11. 确定糖尿病患者每日摄入的总热量主要依据(　　)。

A. 活动强度与体重状况　　B. 活动强度与血糖水平　　C. 活动强度

D. 体重状况　　E. 血糖水平

12. 下列关于高血压患者社区预防与管理的描述中哪项是错误的?(　　)

A. 减重,BMI 保持在 20～24

B. 合理膳食,盐摄入量每天不超过 6 g

C. 适度运动,运动后心率达到(200－年龄)次/分

D. 血压控制满意,即收缩压小于 140 mmHg,舒张压小于 90 mmHg

E. 对原发性高血压患者应在社区定期随访,分类干预

13. 以下哪项不是高血压、糖尿病等慢性病患者社区管理的内容?(　　)

A. 筛查　　B. 随访　　C. 分类干预

D. 健康环境的维护　　E. 定期全面健康体检

14. 针对心绞痛的社区管理,社区护士对患者应进行健康指导,错误的是(　　)。

A. 避免各种诱发因素

B. 控制危险因素,积极治疗高血压、高血脂、糖尿病等

C. 心绞痛发作时立即停止原来的活动

D. 心绞痛发作时找个安静的地方休息

E. 心绞痛发作时舌下含硝酸甘油

15. 确定高血压患者的心血管危险水平,以下哪项依据是无关的?(　　)

A. 血压水平　　B. 危险因素的数量和程度

C. 靶器官受损情况　　D. 服药依从性

E. 并发临床情况

16. 关于糖尿病患者运动的注意事项,叙述不正确的是(　　)。

A. 穿厚底防滑运动鞋　　B. 戴护膝

C. 随身带糖果,运动一半时立即吃糖果　　D. 运动量逐渐加大

E. 从短时间开始

17. 2 型糖尿病患者每年至少进行几次较全面的健康体检(　　)。

A. 1 次　　B. 2 次　　C. 3 次　　D. 4 次　　E. 5 次

18. 张女士,66 岁,间断头晕、头痛、乏力 20 年,加重伴恶心、呕吐、烦躁不安 1 天,查体:血压 190/120 mmHg,心界扩大。该患者最可能的诊断是(　　)。

A. 1 级高血压　B. 2 级高血压　C. 3 级高血压　D. 临界高血压　E. 血压正常

19. 患者,68 岁,高血压病史 25 年,中午进食时和家里人不愉快,大发雷霆。夜里突然发生脑出血。其发生脑出血的诱因是(　　)。

A. 不明显　　B. 情绪激动　　C. 用力过猛　　D. 过度劳累　　E. 暴饮暴食

(20～22 题共用题干)

李先生,55 岁,身高 170 cm,体重 85 kg,血压 160/100 mmHg,心、肺、心电图等检查未见明显异常,主诉时有头晕,平时缺乏体力活动,无家族病史、吸烟史。诊断为原发性高血压,纳入高血压患者健康管理。

20. 根据目前已知的信息,李先生的心血管危险水平分层处于哪个级别?(　　)

A. 1 级中危　　B. 1 级高危　　C. 2 级中危　　D. 2 级高危　　E. 3 级高危

21. 最近一次随访时,发现李先生血压 150/95 mmHg,如何干预?(　　)

A. 血压控制满意,按期随访

B. 调整药物,2 周时随访

C. 建议转诊,2 周内主动随访转诊情况

D. 紧急处理后转诊,2 周内主动随访转诊情况

E. 建议每半年测一次血压

22. 如果连续两次随访，发现李先生血压均在 150/95 mmHg 以上，如何干预？(　　)

A. 血压控制满意，按期随访　B. 紧急处理后转诊，2 周内主动随访转诊情况
C. 调整药物，2 周时随访　D. 建议转诊，2 周内主动随访转诊情况
E. 建议每半年测一次血压

(23～27 题共用题干)

王女士，60 岁，身高 155 cm，体重 66 kg，平日生活由其女儿照顾，偶尔做点家务。患 2 型糖尿病，口服降糖药物治疗糖尿病半年，随访时，社区护士发现其空腹血糖为 10 mmol/L。

23. 针对王女士的情况，除进行健康教育外，社区管理的下一步措施是什么？(　　)

A. 嘱其按期随访
B. 调整药物，2 周内随访
C. 建议转诊，2 周内主动随访转诊情况
D. 紧急处理后转诊，2 周内主动随访转诊情况
E. 只进行有针对性的健康教育

24. 社区护士对王女士进行饮食指导，估算每日总热量，以下哪项正确？(　　)

A. 1800 kcal　B. 2200 kcal　C. 2500 kcal　D. 3000 kcal　E. 1500 kcal

25. 社区护士给王女士女儿计算体重指数，发现其女儿超重，遂指导其女儿锻炼身体，增加体力活动，减轻体重。该行为属于糖尿病社区预防与管理的(　　)。

A. 0 级预防　B. 一级预防　C. 二级预防
D. 三级预防　E. 四级预防

26. 如果王女士足部发凉、发麻，时有疼痛，间歇跛行，考虑发生了什么？(　　)

A. 足部皮肤感染　B. 糖尿病足　C. 趾神经末梢炎
D. 糖尿病神经病变　E. 以上都不是

27. 针对上述情况，社区护理错误的是(　　)。

A. 每天坚持小腿和足部运动 30～60 分钟
B. 每日检查足部颜色、温度
C. 如有伤口，在伤口处可涂碘酒、紫药水消毒并保持干燥
D. 鞋袜尽量紧些，防止水肿
E. 剪脚指甲不要剪得太深

二、名词解释

1. 慢性病
2. 高血压
3. 糖尿病
4. 冠状动脉粥样硬化性心脏病
5. 脑卒中

三、简答题

1. 简述慢性病的特点及危险因素。
2. 高血压患者心血管危险水平分层的依据是什么?
3. 如何对糖尿病患者进行饮食管理?
4. 简述冠心病患者疼痛发作时的护理措施。
5. 脑卒中早期救治的七个环节的具体内容是什么?

项目六　传染病的社区管理

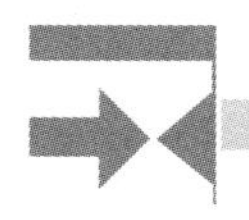

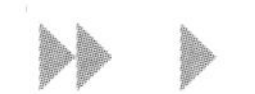

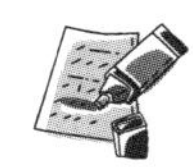

学习目标

知识目标：

1. 掌握：传染病的概念，传染病流行过程的基本条件，传染病预防原则，流行性感冒、细菌性痢疾、病毒性肝炎、肺结核、艾滋病等传染病护理干预、社区预防与管理。

2. 熟悉：传染病隔离、消毒方法，流行性感冒、细菌性痢疾、病毒性肝炎、肺结核、艾滋病等传染病流行病学特点、临床表现。

3. 了解：传染病感染（传染）过程的表现。

技能目标：能正确运用所学知识开展常见传染病护理干预，社区预防与管理。

素质目标：具有在社区、学校、家庭开展健康教育，预防常见传染病的能力。

任务一　传染病概述

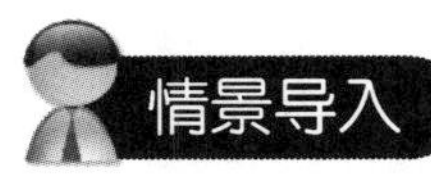

2005 年 9 月 28 日，吉林省卫生厅接待了德惠市 1 名艾滋病患者，该患者称是在德惠市人民医院输血感染的。随后，吉林省卫生厅立即进行了追踪调查。经查发现，给该患者提供手术输血的 3 名供血者中，有 1 名有偿供血者于 2005 年 10 月 20 日经吉林省疾病预防控制中心艾滋病筛查实验室确认为艾滋病病毒感染者。该供血者曾于 2003 年 1 月至 2004 年 7 月期间在德惠市人民医院中心血库有偿供血 15 次，接受其血液的受血者共有 25 人，25 人中 6 人于调查前死亡，18 人被确认为艾滋病病毒感染者（现已有 2 人死亡，16 人为艾滋病病毒携带者），1 人艾滋病病毒抗体阴性。该供血者的 2 名性伴侣及其中 1 名性伴侣的丈夫也被确认为艾滋病病毒感染者。造成经输血传播艾滋病疫情的主要原因：德惠市人民医院中心血库在开展采供血工作期间，存在短间隔采血、漏检、未按试剂说明书要求检测、未进行室内质控、工作记录不规范等严重违反有关法律、法规和技术规范的行为和问题。请思考：

1. 本次艾滋病医源性感染事件传染源有哪些？
2. 本次艾滋病医源性感染事件传播途径有哪些？
3. 如何避免此类事件的发生？

一、传染病概念及分类

传染病是由病原体(病原微生物和寄生虫)感染人或动物(宿主)后产生的具有传染性、在一定条件下可在人群中传播的疾病。

病原体侵入机体后,病原体与机体之间相互作用、相互斗争的过程称为感染(传染)。常见的感染(传染)过程有以下 5 种表现:①病原体被清除,病原体进入人体后,人体通过有效的防御作用(非特异性免疫、特异性免疫)将病原体消灭或排出,人体不出现临床症状。②隐性感染,又称亚临床感染,指病原体进入人体后,仅诱导机体产生特异性免疫应答,不引起或只引起轻微组织损伤,临床上多不出现症状、体征,只有经病原学、免疫学检查才发现异常。大多数人隐性感染后可获得对该病不同程度的特异性免疫力。③显性感染,又称临床感染,是指病原体侵入人体后,不但诱导机体产生免疫应答,病原体本身的作用或机体的免疫反应还导致组织损伤,引起相应的病理改变和临床表现。显性感染后机体可获得一定的特异性免疫力。④病原携带状态,指病原体侵入人体后,在人体一定部位生长繁殖并能排出体外,引起轻度病理损害,而人体不出现疾病的临床表现。在许多传染病中,如乙型肝炎、伤寒、细菌性痢疾等,病原携带者成为重要的传染源。⑤潜伏性感染,指病原体侵入人体后,机体的免疫功能使病原体局限于机体某个部位,但不能清除病原体,病原体可长期潜伏在人体内,人体不出现临床表现,待人体防御机能降低,潜伏在人体的病原体开始生长繁殖,引起人体发病。

上述五种感染过程在一定条件下可以互相转变,一般以隐性感染最常见,病原携带状态次之,显性感染所占比例最少。

《中华人民共和国传染病防治法》规定的传染病有 39 种,分为甲、乙和丙三类。甲类传染病(2 种)包括鼠疫、霍乱。乙类传染病(26 种)包括传染性非典型肺炎、艾滋病、病毒性肝炎、脊髓灰质炎、人感染高致病性禽流感、麻疹、流行性出血热、狂犬病、流行性乙型脑炎、登革热、炭疽、细菌性和阿米巴性痢疾、肺结核、伤寒和副伤寒、流行性脑脊髓膜炎、百日咳、白喉、新生儿破伤风、猩红热、布鲁氏菌病、淋病、梅毒、钩端螺旋体病、血吸虫病、疟疾、甲型 H1N1 流感。丙类传染病(11 种)包括流行性感冒、流行性腮腺炎、风疹、急性出血性结膜炎、麻风病、流行性和地方性斑疹伤寒、黑热病、棘球蚴病、丝虫病,除霍乱、细菌性和阿米巴性痢疾、伤寒和副伤寒以外的感染性腹泻病、手足口病。

二、传染病流行过程

(一) 传染病流行过程的三个基本条件

传染病的病原体从传染源体内排出,经过一定的传播途径侵入易感者体内而形成新的传染,在人群中发生、发展和转归的过程,称为流行过程。传染病的流行过程必须具备三个基本条件(环节):传染源、传播途径、易感人群。

1. 传染源 体内有病原体生长繁殖并能将其排出体外的人和动物。包括患者、隐性感染者、病原携带者、受感染的动物。感染者排出病原体的整个时期称为传染期,传染期是确定传染病患者隔离期的重要依据。

2. 传播途径 传播途径指病原体从传染源体内排出后,侵入新的易感者体内所经过的途径。常见的传播途径:①呼吸道传播,包括空气、飞沫、尘埃,是呼吸道传染病的主要传播途径。②消化道传播,包括经水、食物传播,常引起消化道传染病。③接触传播,包括直接接触传播和间接接触传播。传染源与易感者直接接触而不需要任何外界因素者为直接接触传播,如性病、狂犬病等。通过污染手、日常生活用具、玩具等传播疾病为间接接触传播(日常生活接触传播),如白喉、伤寒、细菌性痢疾等。④虫媒传播,以节肢动物为媒介而造成的传播如蚊子(流行性乙型脑炎)、苍蝇、蟑螂(细菌性痢疾、伤寒)等。⑤血液、体液传播,经输血、使用血制品或被血液、体液污染的医疗器械等所引起的传播,如乙型肝炎、丙型肝炎、艾滋病等。⑥母婴传播,围产期病原体通过产前(胎盘)、产时(产道)、产后(哺乳、喂养)由母体传给子代的传播,如乙型肝炎、艾滋病等。以上传播途径中,母婴传播属于垂直传播,其他传播途径为水平传播。

3. 易感人群 易感人群是对某种传染病缺乏特异性免疫力的人群。人群作为一个整体对传染病的易感程度称人群易感性。人群易感性高低取决于人群中易感人口(非免疫人口)所占的比例。人群免疫水平低,则人群易感性高。人群易感性越高,该传染病越容易发生、传播和流行。

(二) 影响传染病流行过程的因素

传染病的发生和流行,除具备流行过程的三个基本条件外,还受自然因素和社会因素的影响和制约。

1. 自然因素 自然因素包括气候、地理、生态等条件对流行过程的发生和发展有重要影响。

2. 社会因素 社会因素包括社会制度、经济和生活条件、文化水平等,对传染病流行过程有决定性的影响。社会因素可以促进传染病的流行,也可以阻止传染病的发生、蔓延,甚至消灭传染病。

三、传染病预防原则与方法

(一) 传染病预防原则

传染病的预防应贯彻疾病三级预防原则。

1. 一级预防 一级预防即病因预防。通过健康促进、健康教育、免疫接种等手段,提高机体免疫力,降低传染病的发病率。

2. 二级预防 二级预防要做到“五早”,即早发现、早诊断、早报告、早隔离、早治疗。

3. 三级预防 对传染病患者积极治疗、护理,减少并发症和功能障碍的发生。

(二) 传染病的预防与控制措施

传染病的预防与控制,应贯彻三级预防原则,针对传染病流行环节,采取措施管理传染源、切断传播途径、保护易感人群,减少传染病的发病率、死亡率及并发症、功能障碍。

1. 管理传染源

(1) 对患者管理:应做到早发现、早诊断、早报告、早隔离、早治疗。我国法定的 39

种传染病,根据《突发公共卫生事件与传染病疫情监测信息报告管理办法》规定进行报告。传染病患者或疑似患者,尽早隔离,同时给予及时有效治疗,隔离期限依据传染病的传染期并参考病原学和免疫学的检验结果而定。

(2) 对接触者管理:对接触者进行检疫,检疫期限自最后接触日至该病的最长潜伏期。在检疫期内对接触者进行医学观察、留检或采取其他必要的措施。对潜伏期较长的传染病如麻疹,可对接触者施行预防接种。此外还可以采用药物预防,如服用乙胺嘧啶或氯喹预防疟疾等。

(3) 对病原携带者管理:对病原携带者应做好登记、随访观察,并根据携带者的类型、病原种类进行管理。在食品行业、服务行业、托幼机构工作的病原携带者必须暂离工作岗位,若治疗无效,不得再从事上述工作。艾滋病、乙型肝炎和疟疾的病原携带者严禁作为献血员。

(4) 对动物传染源管理:根据动物所患疾病及其经济价值,采取不同处理办法。如对有经济价值的且又不是患烈性传染病的动物,可予以隔离治疗;危害大且无经济价值的野生动物传染源(鼠、禽等)和患狂犬病、疯牛病和炭疽病等的家畜、应予以彻底消灭。严禁剥皮、食肉,尸体要彻底焚化或深埋。

2. 切断传播途径 不同传染病切断传播途径采取不同的措施,如对呼吸道传播的传染病应保持室内空气新鲜、加强通风、空气消毒、外出戴口罩及流行期间避免大型集会等;对消化道传播的传染病主要采取管理饮食、管理大便、保护水源、消灭苍蝇、饭前便后洗手、加强个人卫生等措施;虫媒传播的传染病则以防虫、杀虫和驱虫措施为主。

3. 保护易感人群 提高易感人群的免疫力,保护其不受传染。

(1) 免疫预防:当发生传染病后,免疫预防是保护易感人群的有效措施,免疫预防包括人工主动免疫和人工被动免疫。人工主动免疫是将免疫原性物质接种到体内,使机体产生特异性免疫,从而预防传染病的发生。常用的人工主动免疫制剂:减毒活疫苗如麻疹疫苗;灭活疫苗如霍乱灭活菌苗;类毒素疫苗如破伤风疫苗;基因重组疫苗如重组乙型肝炎疫苗等。人工被动免疫是将含特异性抗体的血清或细胞因子等制剂注入人体,使机体被动地获得特异性免疫力的免疫方法。常用的人工被动免疫制剂为免疫血清和丙种球蛋白。计划免疫属于人工主动免疫。

(2) 药物预防:药物预防在特殊条件下可作为应急措施。由于药物预防作用时间短,预防效果不巩固,并易产生耐药性,一般只对密切接触者使用而不做普遍用药。

(3) 提高非特异性免疫力:通过合理膳食,合理锻炼,培养良好的卫生、生活习惯,提高人体的非特异性免疫力。

(4) 个人防护:针对传染病的不同传播途径采取不同的个人防护措施,如戴口罩预防呼吸道传染病、使用安全套预防性传播疾病、使用蚊帐或驱赶蚊虫药物等预防虫媒传染病等。

四、传染病的隔离与消毒

(一) 隔离

将处于传染期间的传染病患者或病原携带者安置在指定的地方,使其与健康人和非传染病患者分开，便于集中治疗和护理，以防止传染和扩散，称为隔离。应根据不同传染病病原体的排出方式与传播途径，采用不同的隔离措施，传染病常用的隔离方法有以下几种。

1. 严密隔离 适用于传染性强或传播途径不明的疾病，如鼠疫、霍乱等烈性传染病。要求：患者住单人房间（同病种可住一室），室内物品力求简单并耐消毒，门口挂有醒目标志，禁止探视；进入病室要戴口罩和手套、穿隔离衣、换鞋，不得随意开门窗；物品一经进病室即视为污染，均应严格消毒处理；室内空气每日消毒1次，地面及距地面2米以下的墙壁、家具用消毒液每日擦洗1次，患者出院或死亡后病室及其一切用物应严格消毒。

2. 呼吸道隔离 适用于病原体经呼吸道传播的疾病，如麻疹、白喉、百日咳、流行性脑脊髓膜炎等。要求：同种患者可住一室，但相互间不得借用物品或传阅书籍；接近患者时应戴口罩、帽子和穿隔离衣，并保持干燥；患者到其他科室会诊或治疗时应戴口罩，患者呼吸道分泌物经消毒后方可倒入专用下水道或焚烧，病室内空气每日消毒1次。

3. 消化道隔离 适用于病原体通过污染食物、食具、手及水源，并经口引起传播的疾病，如病毒性肝炎、伤寒、细菌性痢疾等。要求：不同种患者应尽可能分室收住，如同住一室两床相距不少于2米；接触患者时应穿隔离衣，护理不同病种的患者应更换隔离衣，并消毒双手；患者的食具、便器、呕吐物、排泄物须严密消毒；病室地面、家具每日消毒液喷洒或擦拭；患者之间不得接触或交换用物、书报等；病室应有完善的防蝇设施。

4. 接触隔离 适用于病原体经皮肤或黏膜进入体内的传染病，如破伤风、炭疽、狂犬病等。要求：不同种患者分室收住，不得接触他人；进行治疗护理时必须穿隔离衣，皮肤有破损者，避免伤口换药及护理，必要时戴手套，已被污染的用具和敷料应严格消毒或焚烧。

5. 昆虫隔离 适用于病原体通过蚊、虱、蚤等昆虫传播的疾病，如流行性乙型脑炎、疟疾、斑疹伤寒等。要求：病室应有严密的防蚊设备；虱传播的疾病，患者要洗澡、更衣并经灭虱处理后方可进入病室。

6. 床边隔离 适用于普通病区发现的胃肠道传染患者，传染病区暂无床位收住，临时以病床为隔离区的一种隔离方法。要求：床头挂隔离标志；床间相距不小于2米或用屏风隔开；要有专用隔离衣、洗手消毒液、听诊器、体温计、患者之间不得相互接触；患者的各种用物、排泄物、便器等须经消毒处理；患者出院或转院时病室及病床设施应妥善消毒。

7. 保护性隔离 亦可称为反向隔离。适用于抵抗力低下或易感染的患者，如大面积烧伤患者、早产婴儿、白血病患者及脏器移植患者等，采取保护性措施，避免由他人（包括医护人员）将病室外的致病菌带进病室内而采用的隔离方法。要求：患者住单间病室，家具及地面每日用来苏水擦拭或0.2%漂白粉澄清液喷洒消毒；接触患者前须洗手，戴口罩、帽子，换鞋并穿清洁隔离衣；患有呼吸道疾病者或咽部带菌者应避免接触患者，病室每日紫外线照射消毒2小时，通风换气时注意保暖，以免患者受凉。

8. 血液、体液隔离 适用于病原体通过血液、体液（引流物、分泌物）等传播的疾病，如肝炎、艾滋病。要求：注射器、针头、输液器、侵入性导管等须严格按“一人一针一管一巾”的要求，进行各项检查、治疗及护理；若须回收用具应在病室内进行消毒处理，然后送到供应室交换；标本应醒目注明，以引起重视。

（二）消毒

消毒是用物理、化学、生物等方法消除或杀灭环境中的病原体的一种措施。

1. 消毒种类 消毒种类包括预防性消毒与疫源地消毒。预防性消毒是指没发现明确传染源时，对可能受病原体污染的场所、物品进行的消毒，如公共场所消毒，运输工具消毒，饮水及餐具消毒等措施。疫源地消毒是指对目前存在或曾经存在传染源的场所和物品进行消毒，根据传染源状态分为随时消毒和终末消毒。随时消毒是指及时杀灭并消除由传染源排出的病原体而进行的随时的消毒工作。终末消毒是指传染源住院隔离、痊愈或死亡后，对其原居住点进行的彻底消毒，以期将传染病所遗留的病原体彻底消灭。

2. 消毒方法 消毒方法包括物理消毒和化学消毒。物理消毒是利用机械、热、辐射等方法作用于病原体，将其消除或杀灭。化学消毒是应用化学消毒剂影响病原体的化学组成、结构和生理活动，将其消除或杀灭。常用的化学消毒剂：酚类，如甲酚皂；醇类，如乙醇；氧化剂，如过氧乙酸；卤素及化合物，如碘酒、漂白粉；表面活性剂，如苯扎溴铵(新洁尔灭)；醛类，如戊二醛；酸碱类，如醋酸、生石灰等。

任务二　常见传染病的社区管理

一、流行性感冒

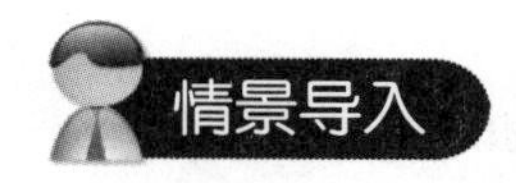

2018年2月，某社区医院呼吸科门诊量持续数日剧增，出现大批表现为发热、头痛、咽干、流涕、鼻塞、周身不适的患者，体格检查除体温、鼻腔黏膜充血水肿外未发现异常，辅助检查血常规、胸部X线均正常。周边城市有流感暴发流行。请思考：

1. 请问初步考虑哪种疾病？如何明确诊断？
2. 社区预防与管理措施有哪些？

流行性感冒简称流感，是流感病毒引起的急性呼吸道感染。流感病毒不耐热，56 ℃ 30分钟或100 ℃ 1分钟即可灭活；不耐酸和乙醚，对常用消毒剂(甲醛、过氧乙酸、含氯消毒剂等)敏感；对紫外线敏感；耐低温和干燥，真空干燥或－20 ℃以下可长期保存。流感病毒可分为甲(A)、乙(B)、丙(C)三型，其中甲型流感病毒经常发生抗原变异，传染性强，传播迅速，极易发生大范围流行。

（一）流行病学特点

1. 传染源 主要是患者和隐性感染者。患者从潜伏期末即有病毒排出，发病初期2～3日传染性最强，传染期为5～7日。

2. 传播途径 主要通过空气飞沫传播，也可经被污染的手、日常用品等间接接触传播。

3. 易感人群 人群普遍易感，感染后可获得一定的免疫力。由于流感病毒不断发生变异，因此人群易重新感染而反复发病。

4. 流行特点 甲型流感除散发外，可以呈暴发、流行甚至大流行。每2～3年一次小流行，10～15年一次大流行。乙型流感以局部流行为主。丙型流感多为散发。流感散发以冬春季节较多，大流行无明显季节性。

（二）临床表现及辅助检查

1. 临床表现 潜伏期一般为1～3天。单纯型流感多见，常突然起病，畏寒高热，体温可达39～40 ℃，多伴头痛、全身肌肉关节酸痛、极度乏力、食欲减退等全身症状。大部分患者开始不出现呼吸道症状，2～3天出现鼻塞、打喷嚏、咽喉痛、干咳等上呼吸道感染症状。患者颜面潮红，结膜充血，有时扁桃体红肿，但无渗出物，肺部可闻及干啰音。如无并发症呈自限性过程，多于发病3～4天体温逐渐消退，全身症状好转，但咳嗽、体力恢复常需1～2周。轻症流感与普通感冒相似，症状轻，2～3天可恢复。肺炎型流感多见于老年人、儿童、原有心肺疾病的人群。主要表现为高热持续不退，剧烈咳嗽、咳血痰或脓性痰、呼吸急促、发绀，肺部可闻及湿啰音。胸片提示两肺有絮状阴影。痰细菌培养阴性，抗生素治疗无效。可因呼吸循环衰竭而死亡。胃肠型流感除发热外，以呕吐、腹痛、腹泻为显著特点，儿童多于成人，2～3天即可恢复。

2. 辅助检查

（1）血常规：白细胞总数大多减少，中性粒细胞显著减少，淋巴细胞相对增高。若合并细菌感染，白细胞总数及中性粒细胞增加。

（2）病原学相关检查：主要包括病毒分离，病毒的抗原、核酸检测和抗体检测。病毒分离是流感确诊的主要依据；病毒的抗原、核酸检测可以用于早期诊断；抗体检测可以用于回顾性调查，但对病例的早期诊断意义不大。

（三）护理干预

（1）呼吸道隔离：流感患者应呼吸道隔离，病后1周或退热后2日解除隔离。

（2）室内定时通风：室内良好通风可减少病毒数量；护理人员或家属照料患者时应戴口罩，勤洗手，以防交叉感染。

（3）消毒：对患者用具及分泌物使用消毒剂消毒。室内可用食醋蒸发消毒。

（4）合理营养：给予富有营养、易消化的清淡饮食，进食易消化富含维生素的食物，同时应鼓励患者多饮水，以白开水为主，减轻中毒症状和缩短病程。

（5）发热期应嘱患者卧床休息，多饮开水，定期监测体温，指导患者遵医嘱服用药物；如有高热不退、脓痰、呼吸困难等应及时送医院。

（四）社区预防与管理

季节性流感在人与人之间传播能力很强，治疗措施有限，因此，积极防控尤为重要。

1. 一级预防

（1）建立良好的卫生习惯：①常通风：居室要勤开窗，多通风，流行高峰期避免去人流密集、空气不流通的场所。②勤洗手：使用肥皂或洗手液并用流动水洗手，避免脏手接触口、眼、鼻。③注意呼吸卫生礼仪:打喷嚏或咳嗽时用纸巾掩盖口鼻,避免飞沫传播。

(2) 培养良好的生活方式:合理营养、适量运动、科学作息,增强机体抵抗力。

(3) 接种流感疫苗:接种流感疫苗是最有效预防流感及其并发症的手段。流感疫苗种类多,有流感减毒活疫苗、全病毒灭活疫苗、裂解疫苗等,目前使用较为普遍的为裂解疫苗,抗原性好,副作用小。

(4) 药物预防:抗病毒药物预防,作为没有接种疫苗或接种疫苗后尚未获得免疫力的高合并症风险人群的紧急临时预防措施。

2. 二级预防 教育群众出现流感样症状要减少外出,外出时戴口罩。即便自我感觉症状较轻,也应及时就医,以助早诊断、早隔离、早治疗,避免病情加重或传染他人。

3. 三级预防 对确诊的患者,早期应用抗病毒治疗。要坚持预防隔离与药物治疗并重、病因治疗与对症治疗并重的原则。基本原则包括及早应用抗流感病毒药物(奥司他韦、金刚烷胺等),避免盲目或不恰当使用抗菌药物,合理应用对症治疗(如高热、头痛,应进行物理降温、服用解热镇痛剂等),加强支持治疗,预防和治疗并发症。

二、细菌性痢疾

男童王某,9岁,5天前曾于校外路边摊进餐(疑不洁饮食),出现发热、腹痛、腹泻、黏液血便2天,排便次数多,每日10次以下,伴里急后重。到社区医院就诊检查,体温38.5 ℃,其他生命体征正常,腹部软,左下腹有压痛。化验血常规白细胞 $13.8\times10^9/L$,大便常规镜下见白细胞18个,可见脓细胞、红细胞数个。请思考:

1. 该患者最可能的医疗诊断是什么?
2. 如何隔离该患者?
3. 作为一名社区护士,如何开展本病社区预防管理?

细菌性痢疾是由痢疾杆菌引起的肠道传染病。痢疾杆菌属肠杆菌科志贺氏菌属,革兰染色阴性,按其抗原结构和生化反应的不同,本菌可分为4群——A群(痢疾志贺氏菌)、B群(福氏志贺氏菌)、C群(鲍氏志贺氏菌)、D群(宋内氏志贺氏菌),我国以福氏志贺氏菌多见。痢疾杆菌在外界环境生存力较强,在水果、蔬菜、患者用具上能生存1～2周;对各种化学消毒剂敏感,日光照射30分钟、加热60 ℃ 15分钟可灭活。

(一) 流行病学特点

1. 传染源 细菌性痢疾患者及带菌者。其中非典型患者、慢性患者及带菌者由于症状轻或无症状而易被忽略,故在流行病学中的意义更大。

2. 传播途径 经粪-口途径传播为最常见的传播方式,痢疾杆菌随传染源的大便排出,污染食物、水、生活用品或手,经口可使人感染。

3. 易感人群 人群普遍易感,儿童及青壮年多见。感染后可获得一定的免疫力,但短暂而不稳定,且不同菌群及血清型之间无交叉免疫,故易反复感染,多次发病。

4. 流行特点 全年均有发生，有明显季节性，好发于夏秋季。以学龄前儿童发病率最高，其次为青壮年，可能与生活特点及接触病原菌机会较多有关。

（二）临床表现及辅助检查

1. 临床表现 潜伏期为数小时至7日，平均1～3日。

（1）普通型（典型）：起病急，大部分患者有畏寒发热、体温可达39 ℃，伴头痛、乏力、食欲减退等毒血症状，并出现腹痛、腹泻及里急后重。腹痛在便前加重、便后缓解，左下腹明显，腹泻可达10～20次/日或以上，初为稀水便，量多，1～2日可能转为黏液脓血便，每次量少，里急后重更明显。

（2）中毒型：2～7岁儿童多见。全身症状重（以严重毒血症状、休克、中毒性脑病为主）、肠道症状轻。按其临床表现不同分3型：①休克型：以周围循环衰竭为主。早期面色苍白、四肢厥冷、脉细速、血压正常或偏低、呼吸急促。晚期出现面色青灰，口唇及指端发绀，皮肤花斑，血压下降或测不出来，可伴有心、肺、血液、肾脏等多系统功能障碍。② 脑型：以缺氧、脑水肿为主，重者可发生脑疝。此型大多数患儿无肠道症状而突然起病，早期嗜睡、面色苍白、呼吸增快、反复惊厥、血压正常或稍高，很快昏迷，继之呼吸节律不整、双侧瞳孔不等大、对光反射迟钝或消失，常因呼吸骤停而死亡。③混合型：兼有以上两型表现。

（3）慢性细菌性痢疾：由于诊断不及时，治疗不彻底，细菌耐药，患者身体虚弱等原因，少数患者病情迁延不愈，病程超过2个月，发展成为慢性细菌性痢疾。慢性细菌性痢疾中毒症状轻，食欲低下，大便黏液多，身体逐渐消瘦，预后差。

2. 辅助检查

（1）血常规：白细胞总数和中性粒细胞明显增加；有DIC时血小板明显减少；慢性细菌性痢疾患者可轻度贫血。

（2）大便常规：黏液脓血便，镜检示大量白细胞、红细胞和吞噬细胞。

（3）细菌培养：取大便脓血部分及时送检进行细菌培养，可分离出志贺氏菌属痢疾杆菌，以病初1～2日阳性率高，是细菌性痢疾确诊的主要依据。

（三）护理干预

1. 消化道隔离 隔离至临床症状消失，大便培养连续2次阴性。

2. 注意休息 患病早期减少活动，忌疲劳，症状明显患者必须卧床休息。

3. 病情观察 注意观察腹泻次数和量、排便性状、血压、脉搏、呼吸、意识状况等。

4. 饮食护理 以少渣、易消化的流质或者半流质饮食为宜，忌食多渣、多油及刺激性、生冷食物。少食牛乳、豆制品等易产气和引起腹胀的食物。注意及时补充水分。恢复期可按具体情况逐渐恢复正常饮食。

5. 维持正常体温 监测体温，有高热者遵医嘱综合应用物理降温、药物降温等方法。

6. 皮肤护理 评估肛周皮肤有无破损，排便后清洗肛周皮肤或温水坐浴。

7. 遵医嘱用抗菌药物 密切观察药物的疗效与副作用，注意维持水、电解质和酸解平衡。

(四) 社区预防与管理

1. 一级预防 通过健康教育,指导居民特别是儿童养成良好的卫生习惯,如不喝生水、不吃变质或不洁食品、饭前便后洗手等。搞好“三管一灭”(饮水、饮食和大便的卫生管理及消灭苍蝇)。加强对社区内餐馆及饮食摊点的卫生监督管理,经常检查餐具的消毒、操作间的环境卫生以及从业人员的个人卫生。在流行期易感者口服痢疾活菌苗。

2. 二级预防 对饮食、水源管理等行业的工作人员及儿童机构相关人员,定期做大便培养,及早发现带菌者并立即使其调离原工作岗位予以治疗。

3. 三级预防 对已确诊为细菌性痢疾的患者,采取消化道隔离,正确采用对症治疗和抗菌治疗。

三、病毒性肝炎

张某,女,35岁。7天前不明原因出现发热,体温在38 ℃左右,伴头痛、全身乏力、食欲减退,自服“感康”等药物,5天后体温下降至正常,精神食欲好转,但皮肤发黄。体格检查:体温37.4 ℃,脉搏70次/分,呼吸20次/分,血压110/70 mmHg。巩膜及皮肤黄染,未见肝掌及蜘蛛痣,无出血点,浅表淋巴结无肿大。腹软,肝右肋下2 cm,质软,压痛,表面光滑,脾未及。血常规:血红蛋白120 g/L,白细胞 5.0×10^9/L,中性粒细胞0.66,淋巴细胞0.34。大便、尿常规正常。肝功能检查:ALT 450 U/L,血清抗HAV-IgM(+)。请思考:

1. 最可能的医疗诊断是什么?
2. 如何对此病进行预防与社区管理?

病毒性肝炎是由多种肝炎病毒引起的,以肝脏损害为主的全身性传染病。目前已证实甲型、乙型、丙型、丁型及戊型肝炎病毒是病毒性肝炎的病原体,分别引起甲型、乙型、丙型、丁型及戊型肝炎。甲型肝炎病毒(HAV)为RNA病毒,抵抗力较强,耐酸、耐碱、耐乙醚,100 ℃煮沸5分钟可灭活,对紫外线、甲醛和氯敏感。乙型肝炎病毒(HBV)为DNA病毒,对外界环境抵抗力较强,对低温、干燥、紫外线及一般消毒剂均有抵抗力,但100 ℃煮沸10分钟、干热160 ℃ 1小时或高压蒸汽灭菌法均可灭活HBV,环氧乙烷、过氧乙酸、漂白粉对HBV也有较好的灭活效果。丙型肝炎病毒(HCV)为RNA病毒,对一般化学消毒剂敏感,高温加热和甲醛熏蒸等均可使其灭活。丁型肝炎病毒(HDV)是一种有缺陷的病毒,需要在HBV的辅助下才能完成复制,因此HDV不能单独形成感染,与HBV以协同感染或重叠感染的形式存在。戊型肝炎病毒(HEV)为RNA病毒,在碱性环境中较稳定,对高盐、氯化铯、氯仿敏感。

(一) 流行病学特点

1. 传染源 甲型及戊型肝炎传染源为急性患者和隐性感染者,乙型、丙型及丁型肝炎传染源为各型急、慢性肝炎患者和病毒携带者。

2. 传播途径 不同类型的病毒性肝炎传播途径不尽相同。

(1) 甲型及戊型肝炎:以消化道传播(粪-口途径)为主,水源和食物的污染(尤其是水生贝类如毛蚶等)可导致其暴发流行,日常生活接触是散发性发病的主要传播方式。

(2) 乙型、丙型及丁型肝炎:

①血液、体液传播:输注含有肝炎病毒的血液和血制品,使用带有肝炎病毒的注射器、医疗器械,共用牙刷和剃须刀或血液透析、脏器移植等也可造成传播。另外,性接触也是重要的传播途径。

②母婴传播:包括宫内感染、围产期或分娩后传播。围产期和分娩过程是母婴传播的主要方式,婴儿因破损的皮肤或黏膜接触母亲的血液、羊水或阴道分泌物而感染,分娩后传播主要是母婴之间密切接触所致。

3. 人群易感性 抗-HAV 阴性者均为甲型肝炎易感者,甲型肝炎以隐性感染为主,感染后可获得持久免疫力。抗-HBs 阴性者,包括未感染及未接种乙型肝炎疫苗者均为乙型肝炎易感者。抗-HCV、抗-HDV、抗-HEV 不是保护性抗体,人类对丙型、丁型、戊型肝炎病毒普遍易感。

4. 流行特点 病毒性肝炎具有传染性强、传播途径复杂、流行面广泛、发病率较高等特点。我国是病毒性肝炎高发区。甲型肝炎人群流行率约 80%。我国目前约有慢性乙型肝炎病毒携带者 9000 万,占全球乙型肝炎病毒携带者总数的 1/3。丁型肝炎人群流行率约 1%,戊型肝炎约 20%。

(二) 临床表现及辅助检查

1. 临床表现 各型病毒性肝炎临床上有很大的相似性,但根据病程不同,分为急性肝炎(病程在 6 个月之内)和慢性肝炎(病程超过 6 个月)。甲、戊两型肝炎只表现为急性肝炎,乙、丙、丁三型肝炎可以呈急性肝炎或慢性肝炎的表现,并有发展为肝硬化和肝癌的可能。各型病毒性肝炎潜伏期不同:甲型肝炎 2～6 周;乙型肝炎 1～6 个月;丙型肝炎 2 周～6 个月;丁型肝炎 4～20 周;戊型肝炎 2～9 周。

1) 急性肝炎 各型病毒均可引起。根据有无黄疸可以分为急性黄疸型肝炎和急性无黄疸型肝炎。

(1) 急性黄疸型肝炎:典型的临床表现分三期。①黄疸前期:主要表现有全身乏力、食欲减退、厌油、恶心、呕吐、腹胀、腹痛和腹泻、肝区隐痛不适等症状。一般持续 5～7 天。甲型及戊型肝炎起病较急,常有 38 ℃以上的发热;乙型肝炎起病较缓慢,多无发热或发热不明显。②黄疸期:持续 2～6 周。主要症状:尿色加深如浓茶样,巩膜和皮肤黄染,可有一过性大便颜色变浅、皮肤瘙痒、心动过缓等表现。主要体征:肝脏肿大,质地软,有轻度压痛及叩击痛,部分患者有轻度脾大。③恢复期:持续 1～2 个月,乏力缓解,消化道症状减轻或消失。黄疸逐渐消退,肝脾回缩。

(2) 急性无黄疸型肝炎:较黄疸型肝炎多见,除无黄疸外,其他症状和黄疸型相似。主要表现为消化道症状,此类型常不易被发现,成为容易被忽略的重要传染源。

2) 慢性肝炎 病程超过半年,常见于乙、丙、丁型肝炎。临床表现为乏力、食欲减退、恶心、腹胀、肝区不适等症状;肝大,质地呈中等硬度,有轻触痛,可有脾肿大;常见

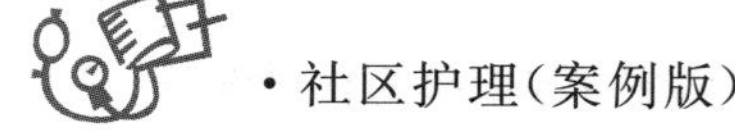

体征有肝病面容、蜘蛛痣、肝掌等。

3) 重型肝炎　一种最为严重的临床类型,病死率可高达50%~80%。临床表现为肝衰竭症候群:可有极度疲乏、严重消化道症状、神经精神症状、明显出血现象。可出现肝臭、中毒性鼓肠、肝肾综合征等。黄疸迅速加深,肝浊音界迅速缩小。

4) 淤胆型肝炎　又称胆汁淤积型肝炎,消化道症状较轻,主要表现为梗阻性黄疸的特点:肝大,黄疸较深,全身皮肤瘙痒,大便颜色变浅或灰白色。

5) 肝炎后肝硬化　肝炎基础上发展为肝硬化,表现为肝功能异常及门静脉高压症。

2. 辅助检查

1) 肝功能检查

(1) 丙氨酸氨基转移酶(ALT):是目前临床上判定肝细胞损害的重要指标。急性黄疸型肝炎ALT常明显升高;慢性肝炎ALT可持续或反复升高;重型肝炎时因大量肝细胞坏死,ALT随黄疸迅速加深而下降,出现胆-酶分离现象。

(2) 天冬氨酸氨基转移酶(AST):肝细胞炎症时升高,诊断特异性稍次于ALT。

(3) 血清蛋白:慢性肝炎(中、重度)、肝硬化常有白蛋白下降、球蛋白升高和A/G值减小甚至倒置。

(4) 血清胆红素:黄疸型肝炎,直接和间接胆红素均升高;淤胆型肝炎,以直接胆红素升高为主。

(5) 凝血酶原活动度(PTA)检查:PTA越低,肝损伤越重,可用于重型肝炎临床诊断及预后判断,重型肝炎PTA常小于40%。PTA也是判断预后的敏感指标,PTA<20%提示预后不良。

(6) 血氨浓度检测:肝性脑病,可有血氨升高。

2) 尿常规检查　急性黄疸型肝炎,尿胆原和尿胆红素明显增加;淤胆型肝炎,尿胆红素增加,尿胆原减少或阴性。

知识链接6-1

3) 病原学检查

(1) 甲型肝炎:

①血清抗-HAV IgM:是早期诊断甲型肝炎最简便、最可靠的指标。

②血清抗-HAV IgG:甲型肝炎疫苗接种后或既往感染HAV的患者产生的保护性抗体,是具有免疫力的标志。

知识链接6-2

(2) 乙型肝炎:

①HBsAg与抗-HBs:HBsAg阳性见于HBV感染者;抗-HBs阳性见于预防接种乙型肝炎疫苗后、过去感染HBV并产生免疫力的恢复者。

②HBeAg与抗-HBe:HBeAg阳性提示HBV复制活跃,传染性较强。抗-HBe阳性,表明病毒多处于静止状态,复制减弱,传染性降低。

③HBcAg与抗-HBc:HBcAg主要存在于受感染的肝细胞核内,阳性是HBV存在且处于复制状态的直接证据,在血清中游离极少,用一般方法不易在血液中检测到HBcAg,故较少用于临床常规检测。高滴度抗-HBc IgG提示HBV现症感染,常与HBsAg并存;低滴度抗-HBc IgG提示HBV既往感染,常与抗-HBs并存。

④HBV DNA:反映病毒复制和传染性的直接指标。

(3) 丙型肝炎：

①抗-HCV：抗-HCV 是 HCV 感染的标志，不是保护性抗体。

②HCV RNA：HCV RNA 阳性是病毒感染和复制的直接标志。在病程早期即可出现而于治愈后很快消失。

(4) 丁型肝炎：HDAg、抗-HDV IgM、HDV RNA 阳性有确诊意义。

(5) 戊型肝炎：抗-HEV IgM 及抗-HEV IgG 可作为近期感染指标。

(三) 护理干预

知识链接 6-3

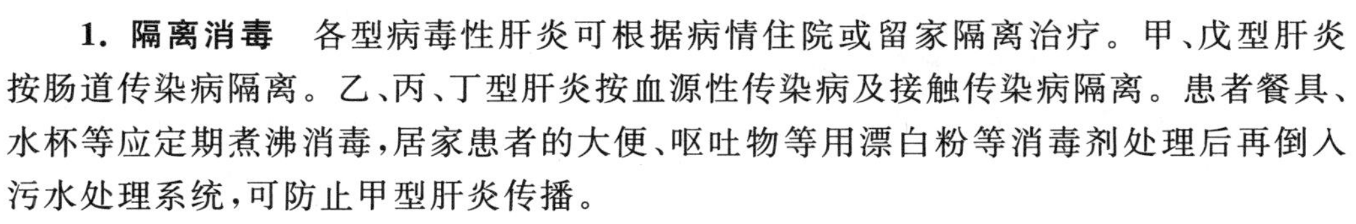

1. 隔离消毒 各型病毒性肝炎可根据病情住院或留家隔离治疗。甲、戊型肝炎按肠道传染病隔离。乙、丙、丁型肝炎按血源性传染病及接触传染病隔离。患者餐具、水杯等应定期煮沸消毒，居家患者的大便、呕吐物等用漂白粉等消毒剂处理后再倒入污水处理系统，可防止甲型肝炎传播。

2. 休息 急性肝炎、慢性肝炎活动期、重型肝炎患者应卧床休息，待症状明显好转、黄疸减轻、肝功能改善后，逐渐增加活动量，以不感疲劳为度；肝功能正常 1～3 个月可恢复日常活动及工作，但仍应避免过度劳累和重体力劳动，需定期复查随访。

3. 饮食 饮食宜清淡，适当补充蛋白质、维生素和矿物质。

4. 病情观察

(1) 观察有无精神或神志的改变，警惕肝性脑病的发生。

(2) 观察有无出血倾向，皮肤有无出血点，有无黑便呕血等。

(3) 观察黄疸有无消退或加重；观察水肿有无消退或加重。

(4) 监测肝功能，重症患者应注意有无胆-酶分离。

(5) 对于肝性脑病者应监测生命体征。

(四) 社区预防与管理

1. 一级预防

(1) 多途径切断传播途径：

①利用各种宣传工具，广泛开展健康教育，提高个人卫生水平，如用流动水洗手、洗水果、洗餐具等，养成饭前便后洗手的良好习惯。

知识链接 6-4

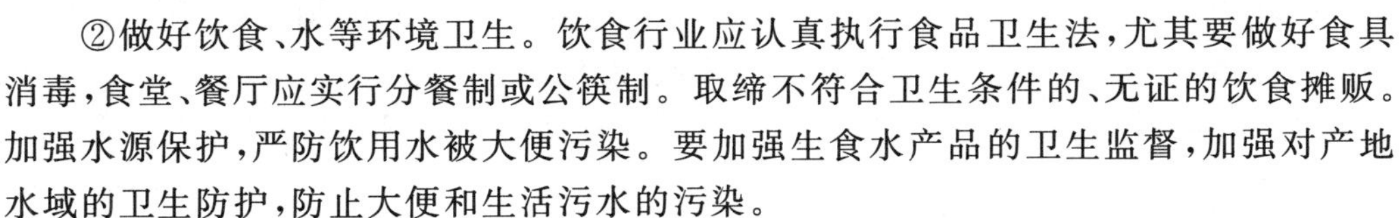

②做好饮食、水等环境卫生。饮食行业应认真执行食品卫生法，尤其要做好食具消毒，食堂、餐厅应实行分餐制或公筷制。取缔不符合卫生条件的、无证的饮食摊贩。加强水源保护，严防饮用水被大便污染。要加强生食水产品的卫生监督，加强对产地水域的卫生防护，防止大便和生活污水的污染。

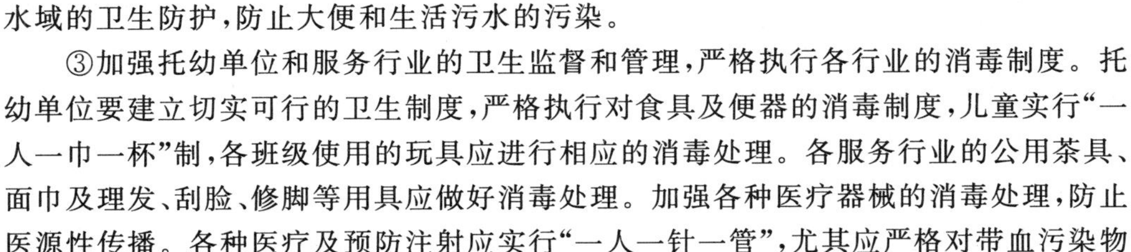

③加强托幼单位和服务行业的卫生监督和管理，严格执行各行业的消毒制度。托幼单位要建立切实可行的卫生制度，严格执行对食具及便器的消毒制度，儿童实行“一人一巾一杯”制，各班级使用的玩具应进行相应的消毒处理。各服务行业的公用茶具、面巾及理发、刮脸、修脚等用具应做好消毒处理。加强各种医疗器械的消毒处理，防止医源性传播。各种医疗及预防注射应实行“一人一针一管”，尤其应严格对带血污染物的消毒处理。严防输血、血液透析、脏器移植、介入性治疗时感染肝炎病毒。

戊型肝炎预防重点在于搞好个人卫生和环境卫生。乙、丙、丁型肝炎的预防重点是加强托幼单位和服务行业的卫生监督和管理，严格执行各行业的消毒制度。

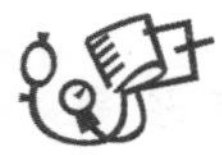

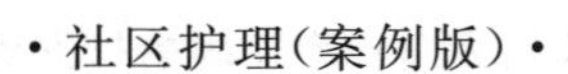

(2) 保护易感人群：

①甲型肝炎：凡血清抗-HAV IgG 阴性者均为易感者，均可接种甲型肝炎疫苗。婴幼儿、儿童为主要接种对象。对近期与甲型肝炎患者有密切接触的易感儿童可用免疫球蛋白肌内注射，注射时间越早越好，不宜迟于接触后 14 天。

②乙型肝炎：凡 HBsAg、抗-HBs 阴性者均为易感者，均可接种乙型肝炎疫苗，新生儿应于出生 24 小时内注射乙型肝炎疫苗。HBV 慢性感染母亲的新生儿和暴露于 HBV 的易感者应尽早注射乙型肝炎免疫球蛋白。

重组戊型肝炎疫苗肌内注射预防戊型肝炎效果好，保护率可达 100%。丙型、丁型肝炎尚缺乏特异性免疫预防措施。

知识链接 6-5

2. 二级预防 对饮食、水源管理等行业的工作人员及儿童机构相关人员，定期体检，尽早发现现症感染者。现症感染者不能从事食品加工、饮食服务、饮水供应、托幼保育等工作。对献血员进行严格筛选，不合格者不得献血。

3. 三级预防 肝炎患者和病毒携带者是本病的传染源。急性患者应隔离治疗至病毒消失。慢性患者和携带者可根据病毒复制指标评估传染性大小。抗病毒治疗是有效控制传染性的重要措施，因此，符合抗病毒治疗情况的尽可能给予抗病毒治疗。

四、肺结核

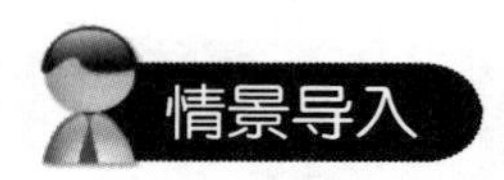

李某，女，32 岁。近 3 个月来有低热、午后体温增高、咳嗽，自认为“感冒”予以抗感冒药等治疗效果欠佳。一周来体温增高、咳嗽加剧痰中带血。半年来有明显厌食、消瘦、夜间盗汗。检查：体温 38.2 ℃，脉搏 88 次/分，呼吸 29 次/分。胸部 X 线平片检查可见双肺纹理增粗，右肺尖有片状阴影。取痰液涂片抗酸性细菌阳性，PPD 试验强阳性。请思考：

1. 初步诊断为什么疾病？
2. 对该患者的居家护理措施是什么？

结核病是由结核杆菌引起的慢性传染病，各个脏器均可受累，但主要侵犯肺，以原发型肺结核最常见，严重病例可引起血行播散，发生急性粟粒型肺结核或结核性脑膜炎。结核杆菌属分枝杆菌，抗酸染色阳性。结核杆菌耐干燥、耐酸、耐碱，在干燥痰内可存活 6～8 个月，附在尘埃上的细菌可保持传染性 8～10 天。对湿热、紫外线、酒精敏感，在液体中加热 62～63 ℃15 分钟或煮沸、直接日光照射 2～3 小时、置于 75%酒精中 2 分钟可被杀死。

(一) 流行病学特点

1. 传染源 肺结核的传染源主要是痰液涂片阳性的肺结核患者。

2. 传播途径 呼吸道为主要传播途径。肺结核患者在咳嗽、打喷嚏、大声说话时，带菌飞沫漂浮于空气中，或痰干燥后结核杆菌随尘埃漂浮于空气中，健康人吸入就可能引起感染。少数因饮用未消毒的牛奶或摄入结核杆菌污染的食物而经消化道感染。经皮肤或胎盘感染者极少见。

3. 易感人群 人群普遍易感。

（二）临床表现及辅助检查

1. 临床表现 起病可急可缓，全身症状多为低热（午后为著）、盗汗、倦怠乏力、食欲减退、体重下降、女性月经失调等；呼吸道症状有咳嗽、咳痰、咯血、胸痛、不同程度胸闷或呼吸困难。肺部体征依病情轻重、病变范围不同而不同。早期、小范围的结核不易查到阳性体征；病变范围较广者叩诊呈浊音，语颤增强，肺泡呼吸音低和有湿啰音。晚期结核形成纤维化，局部收缩使胸膜塌陷和纵隔移位。结核性胸膜炎患者早期有胸膜摩擦音，形成大量胸腔积液时，胸壁饱满，叩诊浊实音，语颤和呼吸音减低或消失。

2. 辅助检查

（1）结核杆菌检查：一般取痰液采用直接涂片或集菌后涂片，抗酸染色镜检，若检出抗酸阳性菌，即可初步诊断。也可进行结核杆菌培养，但时间长，需2～4周。多重聚合酶链反应（PCR）扩增技术鉴定结核杆菌DNA，1～2天可出结果。

（2）结核菌素试验：结核菌素试验是应用旧结核菌素（OT）或纯化蛋白衍生物（PPD），来检测受试者对结核杆菌是否有细胞免疫及引起超敏反应的一种皮肤试验。取结核菌素5单位，注射于前臂曲侧皮内，48～72小时观察注射部位是否出现红肿硬结。若硬结的直径<0.5 cm，为阴性，提示机体没有感染过结核杆菌，对结核杆菌无抵抗力；硬结的直径为0.5～1.5 cm，为阳性，提示机体感染过结核杆菌；若硬结的直径超过1.5 cm，或局部皮肤有水疱形成，为强阳性，提示机体有活动性感染。

（3）影像学检查：胸部X线检查为诊断肺结核的必备手段，是判断肺结核的部位、范围、病变性质、病变进展、治疗反应、疗效的重要方法。

（三）护理干预

（1）室内定时通风：患者应单独居住于通风条件好的房间，室内良好通风可减少病菌数量；护理人员或家属照料患者时应戴口罩，以防止飞沫传播。

（2）消毒：患者食具、用具单独使用，并定期消毒。衣服可煮沸或日光暴晒消毒，被褥经常日光暴晒消毒。痰液吐在纸内焚烧。

（3）营养膳食：肺结核为消耗性疾病，患者应适当增加营养，注意蛋白质、维生素补充，饮食宜清淡、易消化。

（4）坚持定期复查。

（四）社区预防与管理

1. 一级预防 ①加强社区居民健康促进和健康教育工作，尤其是患者和患者家属健康教育，如咳嗽、打喷嚏时遮住口鼻，不随地吐痰，不对人大声讲话。②增强人群非特异性免疫力：加强体育锻炼，合理营养可提高抗病力。③增强人群特异性免疫力：接种卡介苗为预防肺结核的有效措施。卡介苗为我国计划免疫必须接种的疫苗之一。④药物预防：对已知感染结核杆菌尚未发病的人群，给予抗结核药物以预防结核病的发生。

2. 二级预防 对结核病高危人群（如感染HIV的人、与结核患者近距离接触者、医务人员等）开展结核病筛检，凡是咳嗽、咳痰超过3周者，或咯血、咳血痰的人为肺结核可疑症状者，应及时就医，做到肺结核的早发现、早诊断、早隔离、早治疗。

3. 三级预防 对已确诊为肺结核的患者，说服患者到结核病防治机构接受正规、

及时、合理、有效的化疗及结核病防治专业人员的管理。目前,我国结核病的治疗采用短程督导化疗(DOTS),采用标准的短程(6 个月)化疗方案,且患者的每一次用药都在医务人员的直接指导下进行。

五、艾滋病

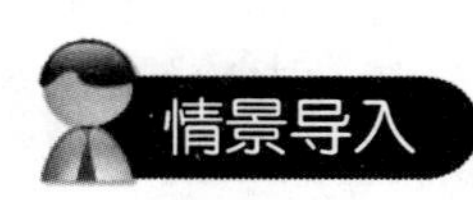

张某,女,35 岁。不明原因发热、消瘦、乏力 3 个月,腹泻 20 余天。该患者过去曾有不洁性生活史。体检:体温 38.5 ℃,脉搏 125 次/分,呼吸 23 次/分,血压 110/70 mmHg。慢性消耗病容,颜面可见弥漫分布小丘状疱疹,手指、足趾有甲癣,颈部及双侧腹股沟可扪及多个淋巴结,直径 1.2 cm 左右,无压痛。实验室检查:CD 4/CD8=0.5,抗 HIV(+)。请思考:

1. 本病的医疗诊断是什么?
2. 本病临床经过有哪几期,各有何表现?
3. 对本病如何进行一级预防?

艾滋病(AIDS)是获得性免疫缺陷综合征的简称,是由人类免疫缺陷病毒(HIV)所引起的一种危害性极大的传染病。HIV 是一种能攻击人体免疫系统的病毒,它主要攻击、破坏 $CD4^+$ T 淋巴细胞,使机体出现明显的获得性免疫功能受损,人体易于感染各种疾病,并可发生恶性肿瘤,病死率较高。HIV 对外界抵抗力弱,56 ℃ 30 分钟可将 HIV 部分灭活,100 ℃ 20 分钟可全部灭活。HIV 对乙醇、漂白粉敏感,但对紫外线、0.1%甲醛不敏感。

(一) 流行病学特点

1. 传染源 患者及无症状带病毒者为传染源。

2. 传播途径 主要通过性接触传播、血液及血液制品传播、母婴传播。

3. 易感人群 人群普遍易感,多发生在 15~49 岁,但儿童和妇女感染逐年增多。高危人群:同性恋者、性乱者、吸毒者、多次接受输血和血液制品治疗者、父母有 HIV 感染的儿童。

(二) 临床表现及辅助检查

1. 临床表现 潜伏期数月至 15 年,平均 9 年。本病临床经过分三期。

(1) 急性期:HIV 感染之后 2~4 周,部分感染者可出现发热、咽痛、盗汗、恶心、呕吐、厌食、腹泻、关节痛、肌肉酸痛等症状,体征可有淋巴结肿大及皮疹。这些症状一般持续 1~3 周可缓解。

(2) 无症状期:HIV 感染早期出现的症状消失,个体无特殊不适,部分患者全身淋巴结肿大。有的患者可从急性期进入到无症状期,而有的患者可以没有经历急性期,直接进入到无症状期,此期一般会持续 6~8 年。

(3) 艾滋病期:主要表现为 HIV 相关症状,各种致死性机会感染、恶性肿瘤。

①HIV 相关症状:持续发热(1 个月以上)、虚弱、盗汗,腹泻、体重下降在 3 个月之内可达 10%以上。持续广泛性全身淋巴结肿大,特别是颈部、腋窝和腹股沟淋巴结肿大明显。部分患者表现为精神神经症状:头晕、头痛、记忆力减退、表情淡漠、性格改

变、癫痫、痴呆等。

②各种致死性机会感染、恶性肿瘤:感染者出现严重免疫缺陷,发生各种致死性机会感染、恶性肿瘤。常见的机会感染:呼吸系统,主要是人肺孢子虫引起的肺孢子菌肺炎,表现为长期咳嗽、发热、发绀,是艾滋病的主要致死原因之一,也可见巨细胞病毒、疱疹病毒等引起的肺炎;消化系统,可由白念珠菌、巨细胞病毒、疱疹病毒等引起的口腔及食管的炎症及溃疡,也可由沙门菌、痢疾杆菌、空肠弯曲菌等感染引起肠炎等;中枢神经系统,可由结核分枝杆菌、人类免疫缺陷病毒、巨细胞病毒等感染引起的脑炎、脑膜炎等;眼部,由巨细胞病毒、弓形虫感染引起视网膜炎等;皮肤,表现为带状疱疹、传染性软疣、真菌性皮炎等;常见的 AIDS 相关的恶性肿瘤以卡波西肉瘤和恶性淋巴瘤多见。

2. 辅助检查

(1) 病原学检查。

①抗原检测:可用酶联免疫吸附法检测血清中 HIV 抗原,用于早期辅助诊断。

②抗体检测:是目前确定有无 HIV 感染的最简便、有效的方法。多数 HIV 感染者在感染 3 个月内,血清抗体转阳。常用检测方法有酶联免疫吸附法、免疫荧光检测法、免疫印迹检测法、放射免疫沉淀法等,其中前两项常用于筛选试验,后两项用于确证试验。

③HIV 特异性核酸检测:目前常用 RT-PCR 方法检测 HIV RNA,用于检测疾病进展和评价抗病毒治疗效果。

(2) 机体免疫功能检查:主要测细胞免疫功能。T 细胞总数下降,$CD4^+$ T 淋巴细胞减少(正常人为$(0.8\sim1.2)\times10^9/L$),CD4/CD8 下降(正常人为 $1.4\sim2.0$)。另外可通过痰液、大便等涂片培养检查呼吸系统、消化系统等机会感染病原体,通过组织活检确诊卡波西肉瘤或恶性淋巴瘤等。

(三) 护理干预

坚持遵医嘱进行药物治疗与医学监测。

开展健康教育,教育社区居民知晓艾滋病主要预防措施(见下文“社区预防与管理”内容),同时让居民知晓与艾滋病患者进餐、握手、谈话、礼节性拥抱、共用马桶、共同游泳,咳嗽、打喷嚏等方式不会引起艾滋病传播。

(四) 社区预防与管理

1. 一级预防

(1) 加强健康教育,加强青少年的性教育,坚持洁身自爱,避免婚前、婚外性行为。使用安全套是性生活中最有效的预防性病(含艾滋病)的措施。不要擅自输血和使用血制品,要在医生的指导下使用。注意个人卫生,不共用牙刷、剃须刀、刮脸刀等个人用品。不与他人共用注射器。

(2) 加强艾滋病高危人群的行为干预:加强卖淫、嫖娼、吸毒、男性同性恋人群等高危人群的行为干预,改变他们不良的行为和生活方式。

(3) 阻断母婴传播:HIV 感染的育龄妇女应避免妊娠,已怀孕者可采取终止妊娠、择期剖宫产等措施加抗病毒干预治疗。

(4) 积极防止院内感染。严格血液及血液制品的管理,严禁 HIV 感染者献血、器官、组织等。推广使用一次性注射器,感染者所用的医疗器械必须严格消毒。医务人员实施诊疗操作时做好个人防护。

2. 二级预防 积极开展艾滋病监测工作。各省、市、自治区确定各自的重点地区,建立高危人群监测点。有条件的地区对非高危险人群开展监测,做好婚前检查、产前检查、妇科检查,做到艾滋病早发现、早诊断、早治疗,同时有助于切断母婴传播和性传播途径。

3. 三级预防 针对艾滋病患者及时采取有效措施,防止病情恶化。早期抗病毒治疗是艾滋病治疗关键,它既能缓解病情,又能预防或缓解艾滋病相关疾病的发生。

思维导图

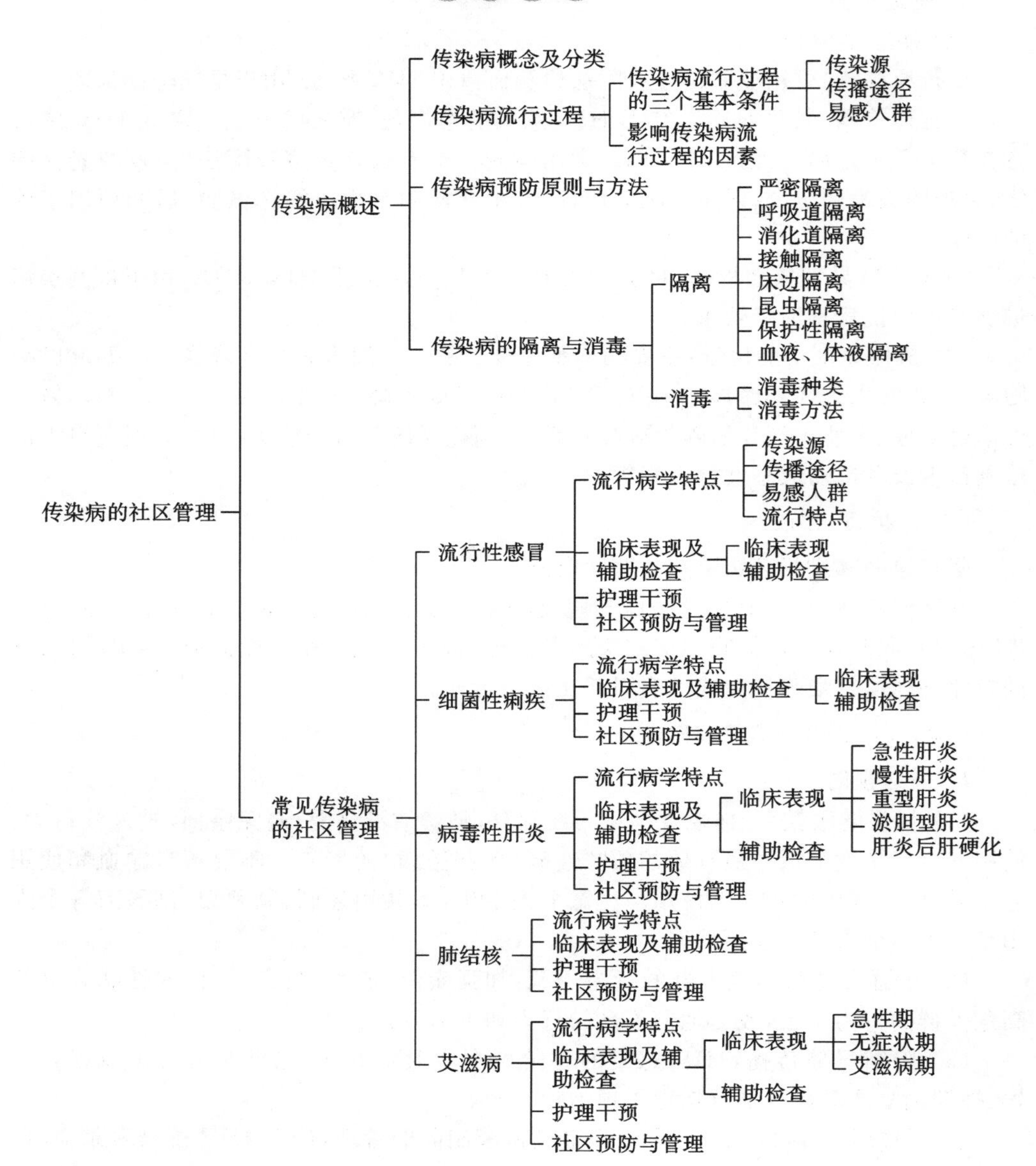

目标检测题

本项目参考答案

一、选择题

1. 构成传染过程的三个环节是（　　）。

A. 病原体、传播途径、环境　B. 传染源、传播途径、易感人群
C. 人、病原体、环境　D. 传染源、中间宿主、环境
E. 病原体、自然环境、社会环境

2. 下列哪项为甲类传染病？（　　）

A. 艾滋病　B. 麻风病　C. 鼠疫
D. 传染性非典型肺炎　E. 天花

3. 确定传染病检疫期限的重要依据是（　　）。

A. 传染期　B. 隔离期　C. 潜伏期　D. 前驱期　E. 免疫期

4. 病原体经皮肤或黏膜进入体内的传染病所采取的隔离方法为（　　）。

A. 严密隔离　B. 消化道隔离　C. 昆虫隔离　D. 接触隔离　E. 呼吸道隔离

5. 对流感患者的护理干预措施，错误的为（　　）。

A. 呼吸道隔离　B. 鼓励患者多饮水
C. 指导患者尽早使用抗生素　D. 室内定时通风
E. 给予富有营养、易消化的清淡饮食

6. 切断传播途径是控制结核病流行的主要措施之一，下列选项错误的是（　　）。

A. 患者宜单独居于一室　B. 患者寝具餐具单用，勤消毒
C. 严禁随地吐痰　D. 患者看的图书可在日光下暴晒消毒
E. 患者痰吐在纸内直接扔掉

7. 预防结核病最有效的方法为（　　）。

A. 隔离传染源　B. 消灭蚊虫　C. 严禁随地吐痰
D. 接种卡介苗　E. 实行分餐制

8. HIV 不能通过下列哪种途径传播？（　　）

A. 性接触　B. 握手　C. 母婴
D. 输血　E. 共用注射器注射

9. 当人们发现艾滋病患者或疑似患者后，疫情报告的时间是（　　）。

A. 城镇 6 小时内，农村 12 小时内　B. 城镇、农村均为 12 小时内
C. 城镇 12 小时内，农村 24 小时内　D. 城镇、农村均为 24 小时内
E. 城镇 2 小时内，农村 6 小时内

10. 甲型肝炎的主要传播途径是（　　）。

A. 注射　B. 输血　C. 昆虫媒介
D. 粪-口途径　E. 母婴传播

11. 目前预防乙型肝炎最有效的途径是（　　）。

A. 注射乙型肝炎疫苗　B. 注射免疫球蛋白　C. 隔离患者
D. 切断传播途径　E. 管理好血源

12. 下列关于艾滋病的传播途径的描述中哪项是正确的?(　　)

A. 空气传播、飞沫传播、血液传播

B. 阴道分泌物传播、血液传播、空气传播

C. 飞沫传播、血液传播、母婴传播

D. 性传播、血液传播、母婴传播

E. 血液传播、母婴传播、飞沫传播

13. 预防肠道传染病"三管一灭",下列哪项描述错误?(　　)

A. 管理患者　B. 管理大便　C. 管理水源　D. 管理饮食　E. 消灭苍蝇

14. 针对 HBV 的特异性抗体中具有免疫保护作用的抗体是(　　)。

A. 抗-HBs　B. 抗-HBc　C. 抗-HBe　D. 抗-HBx　E. 抗-PreS1

15. 下面关于呼吸道传染病重大疫情的应急处理中不妥的是(　　)。

A. 加强饮水管理　B. 集中隔离治疗

C. 加强卫生宣传、医学监测　D. 减少群众性聚会、户内通风换气

E. 应急接种相应疫苗

16. 3 岁男童,有高热、腹痛、腹泻、里急后重,细菌培养确诊为细菌性痢疾,该患儿应隔离至(　　)。

A. 临床症状消失　B. 临床症状消失后 3 天

C. 1 次大便培养阴性　D. 连续 2 次大便培养阴性

E. 连续 3 次大便培养阴性

17. 某孕妇,近半年体检:HBsAg(+),无症状,肝功正常。现足月顺产一男婴,为阻断乙型肝炎母婴传播,对此新生儿应采取的预防方法为(　　)。

A. 乙型肝炎疫苗　B. 丙种球蛋白

C. 乙型肝炎免疫球蛋白　D. 乙型肝炎疫苗+丙种球蛋白

E. 乙型肝炎疫苗+乙型肝炎免疫球蛋白

(18~21 题共用题干)

某小学一年级,近半个月连续发现 10 余名儿童发热、乏力、恶心、食欲下降、尿黄,体检:巩膜轻度黄疸,肝肋下 3 cm。

18. 上述儿童最可能患的疾病是(　　)。

A. 急性甲型肝炎　B. 急性重型肝炎

C. 慢性乙型肝炎　D. 伤寒、副伤寒

E. 钩端螺旋体病

19. 此传染病疫情报告的时间是(　　)。

A. 城镇 6 小时内,农村 12 小时内　B. 城镇、农村均为 12 小时内

C. 城镇 12 小时内,农村 24 小时内　D. 城镇、农村均为 24 小时内

E. 城镇 2 小时内,农村 6 小时内

20. 对于密切接触的儿童,下列哪种处理最适宜?(　　)

A. 立即注射乙型肝炎疫苗　B. 进行检疫,医学观察 6 周

C. 按甲型肝炎治疗　D. 与家人呼吸道隔离

E. 立即注射乙型肝炎疫苗和乙型肝炎免疫球蛋白

21. 针对此病例，以下处理哪项是不妥当的？（　　）

A. 嘱患儿卧床休息

B. 给予患儿清淡、富于营养的饮食，必要时静脉滴注维生素 C、葡萄糖

C. 隔离患儿至起病后 1 周

D. 隔离患儿至病毒消失

E. 对发病班级的房间、地面、课桌椅等做严格彻底的终末消毒

二、名词解释

1. 感染

2. 病原携带状态

3. 潜伏性感染

三、简答题

1. 传染的过程有哪几种表现？传染病流行的基本环节有什么？

2. 简述传染病的隔离与常用消毒方法。

3. 传染病二级预防强调的“五早”的含义是什么？

项目七　精神障碍的社区管理

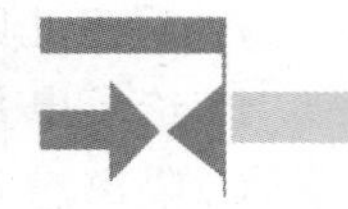

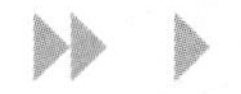

学习目标

知识目标：

1. 掌握：精神分裂症、抑郁症的概念及其护理干预和健康指导。
2. 熟悉：精神障碍的防治原则、社区精神卫生服务工作流程。
3. 了解：精神障碍患者的社区管理内容、社区精神卫生服务组织与工作步骤。

技能目标：能正确运用所学知识进行精神疾病家庭及社区的健康指导；具有预测和及时发现问题的能力。

素质目标：具有引导和尊重精神障碍患者的意识，具备心理学知识。

任务一　精神障碍概述

刘某，16岁，高中学生，学习成绩一般。由于临近期末考试，其母亲每天盯着刘某晚上学习到很晚，希望考试取得好成绩，但是这让刘某压力很大，经常失眠、做噩梦等，白天精神状态特别差，情绪低落。有天社区卫生服务中心社区护士进行家庭访视，在和刘某聊天时无意间得知此情况，随即展开卫生护理服务。请思考：

1. 该同学情况应予以几级精神卫生预防措施？
2. 社区精神卫生服务的工作步骤是什么？

精神障碍又称精神疾病，是以精神活动紊乱或失调为主要表现，出现认知、情感、意志和行为等精神活动不同程度的异常，常伴有生理功能的改变。其发病机制极其复杂，多与遗传、神经生物化学因素以及社会和心理等因素有关。许多精神障碍患者有妄想、幻觉、错觉、情感障碍、哭笑无常、自言自语、行为怪异、意志减退，绝大多数患者缺乏自知力，不承认自己有病，不主动寻求医生的帮助，不遵医嘱坚持服药，复发率高，从而导致精神疾病病程较长，且迁延不愈，甚至成为终身性疾病。常见的精神障碍：精神分裂症、躁狂抑郁性精神病、更年期精神障碍、偏执性精神障碍及各种器质性病变伴发的精神障碍等。

一、社区精神障碍患者的特点

(1) 轻度精神障碍者多。

(2) 慢性精神疾病患者、精神残疾和智力残疾者多。

(3) 年龄跨度大,病种多。

(4) 社会、经济地位低。

二、精神障碍患者社区管理意义

1. 密切接触社会,改善患者的精神状态 院外家庭治疗与护理,是在社区医生的指导下,由家属来完成。家庭可为患者提供良好的休养环境,患者可与家人团聚,得到亲人的照顾,享受着家庭的温暖,还可以广泛地接触社会和现实生活,参加力所能及的家务劳动或手工艺活动等。患者与周围环境的密切接触,可改善其精神状态,从而可以避免因长期住院与社会隔绝而引起的精神衰退。

2. 社区医生定期随访,以巩固疗效,预防复发 社区医生应定期随访,掌握患者情况,如病情有无变化,是否坚持治疗等。随访指导可增加家属对患者防治疾病的重视,如按时服药、定期复查、安排合理的生活制度等,可收到巩固治疗、预防复发的效果。

3. 促使患者恢复劳动力 随着精神医学的不断发展,社区机构不断得到健全,依靠社会上有关方面的力量,将散居在社会上的精神障碍患者组织起来,实现开展药物治疗、工娱治疗和心理治疗相结合的综合治疗,并加强家庭护理。这样可以调动有关单位的积极因素,不仅能让患者参加有组织的生产劳动,培养训练他们的劳动技能,还能为社会创造财富,减轻家属和国家的负担,并有利于患者的康复。

三、精神障碍的防治原则

精神障碍的防治分为三个层次:一级预防,即预防精神疾病的发生;二级预防,即及时发现与治疗已发病者,争取良好预后,预防复发;三级预防,即促进慢性患者的康复,减轻功能残疾的发生。

(一) 一级预防

由于精神障碍的病因未明,世界各国的精神疾病学家正在对其进行探索,目前在社区开展精神障碍的一级预防即病因预防条件尚未成熟。

(二) 二级预防

早发现、早诊断、早治疗精神障碍患者,以利于早日控制其病情进展和促进其尽快恢复健康,简称为“三早”预防。

(三) 三级预防

三级预防包括诊治已经患病的精神障碍人群,进行精神障碍危机干预,预防精神障碍复发,防治精神残疾的发生和促进精神障碍患者早日回归社会,是当今精神障碍社区管理的主要内容。

四、精神障碍社区管理

(一) 社区精神卫生服务组织

知识链接 7-1

1. 社区精神卫生委员会 该委员会通常应包括政府、卫生、公安、民政、社会福利、商界等部门的人员,以便评估社区对精神卫生服务的需求、识别社区中不利于精神卫生水平提高的危险因素,制订切实可行的具体方案,协调各方面的力量和需求,为方案的顺利实施提供支持和保证。

2. 社区支持网络 要做好社区精神卫生工作,需要全社区人的共同努力。因此,在实施具体工作的同时,还要积极宣传、动员广大民众参与,鼓励各种组织、机构、财团出资出力,形成一个牢固的社会支持网络,这样才能真正提供一个有效的、全面的、持续的服务。

知识链接 7-2

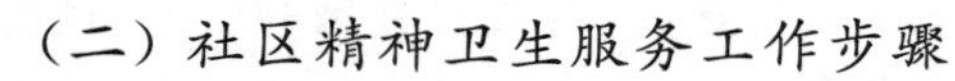

(二) 社区精神卫生服务工作步骤

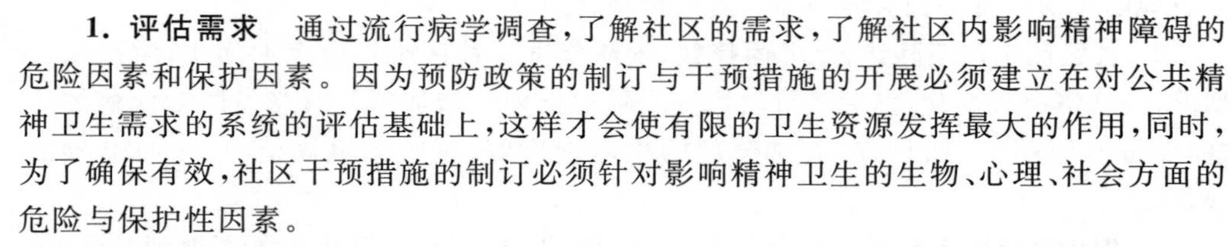

1. 评估需求 通过流行病学调查,了解社区的需求,了解社区内影响精神障碍的危险因素和保护因素。因为预防政策的制订与干预措施的开展必须建立在对公共精神卫生需求的系统的评估基础上,这样才会使有限的卫生资源发挥最大的作用,同时,为了确保有效,社区干预措施的制订必须针对影响精神卫生的生物、心理、社会方面的危险与保护性因素。

2. 制订措施 干预措施应建立在有效性原则的基础上,尽管文献报道了许多有效干预措施,但他们的效果和成本-效益尚需进一步验证。应该应用那些经循证医学证实有效的干预措施和那些能触及大量高危人群的干预措施;应用那些既能减少多种精神卫生问题及疾病的发生危险,同时又能增进身心健康及产生社会经济效益的干预措施。此外还应注意,文化因素对预防性干预措施的开发和实施起重要作用。因此,应对引进的国外模式进行切合当地文化的改编,使之符合当地环境和不同目标人群的需要及文化背景的要求。

3. 组织实施以循证为基础的干预措施和政策 对社区和某类人群精神卫生影响力的大小取决于他们对措施的认真选择及实施的质量和规模。政府部门应对以循证为基础的干预方案和卫生政策的大规模实施予以支持。必须严格按照操作指南执行以保证实施的质量。干预措施的研究者、执行者和政策制订者应该及时记录干预措施在实施过程中所发现的任何问题和不足,并确定是否有改进的机会。

4. 效果评估和监测

(1) 发展和实行质量评估和改良系统:针对措施在效力、有效性和成本-效益上的结果的研究有助于了解该措施是否有进一步改进的必要。为了提高效力,有必要创建一个质量评估系统,使政策制订者、资助者、执行者和受干预者知道该措施目前的效果如何以及是否有进一步改进的可能性和必要性。

应该通过实施质量监督者及质量评估措施的反馈信息、质量控制研究和社区监督系统的资料,使用精神卫生学、卫生学及社会学的评估指标来进一步指导干预措施的实施。

(2) 长期随访评估:长期随访评估会增加对干预效果的了解,会发现更清楚和更令人信服的信息。随访评估对决定何时干预和干预多久有指导作用。

5. 确保措施的可持续性 为了使干预措施持续执行，能对某社区产生最大效果，能在更长的时期对精神卫生和公共卫生产生益处，应注意以下几点。

(1) 促进和利用本土资源：应将现有的有效措施与政策在学校、工作场所和社区里进行重组。

(2) 发展社区责任制：发展社区责任制来支持卫生策略的持续性也是很关键的。通过行政干预，责任落实到人。

(三) 社区精神卫生服务工作流程

1. 基本工作流程 基本工作流程见图 7-1。

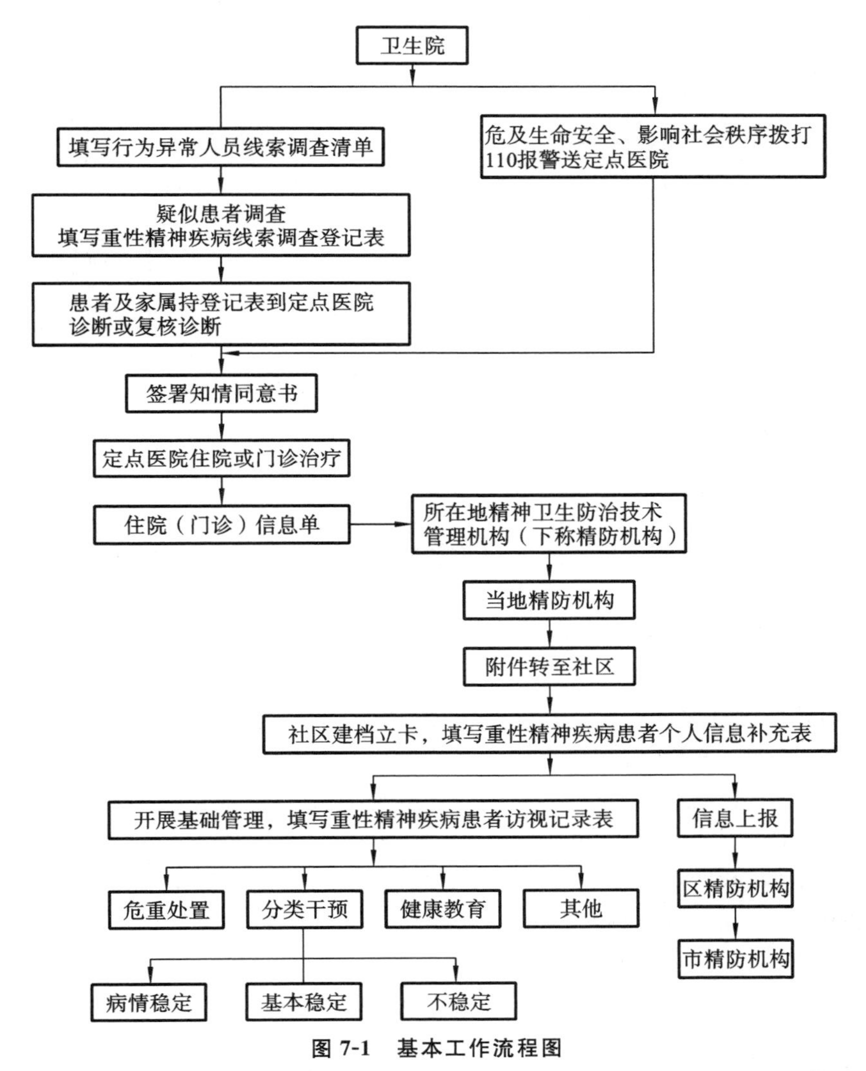

图 7-1 基本工作流程图

2. 随访服务流程 对于纳入健康管理的患者，每年至少随访 4 次，具体内容见图 7-2。

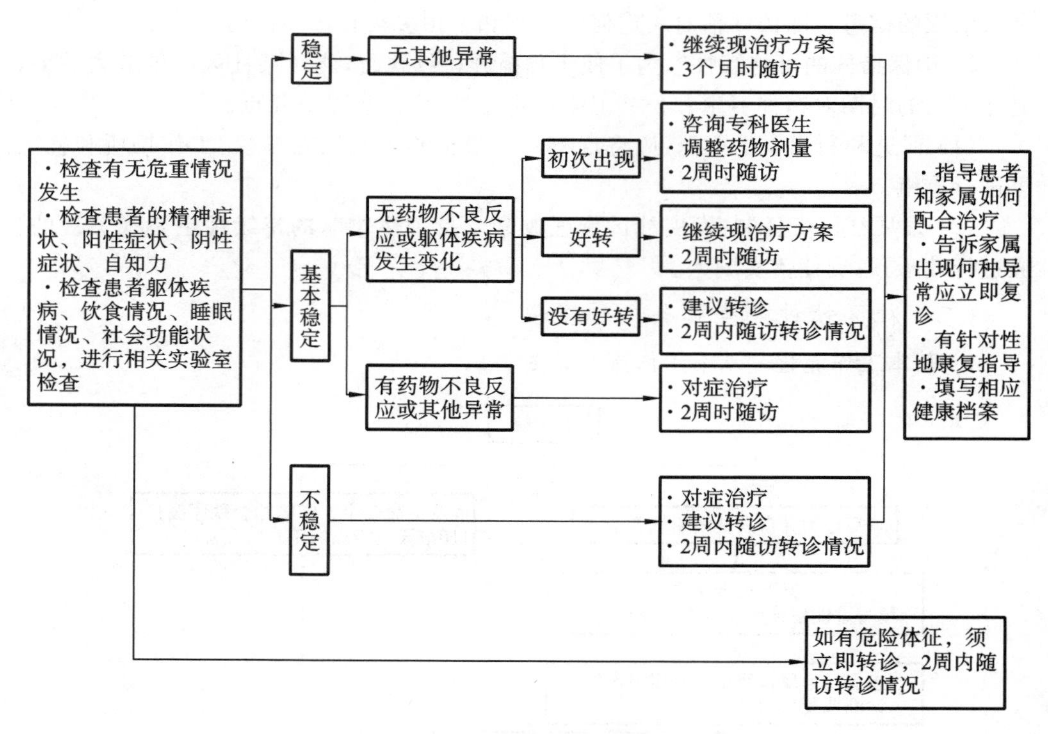

图 7-2 随访服务流程图

五、精神障碍患者的居家护理

(一) 评估

1. 患者的评估 评估患者的生理功能状况、心理(精神)状况、治疗状况、求医过程、社会功能状况(个人生活能力、人际交往能力、职业功能、学习能力、应激能力等)、文化背景以及对由于疾病所导致的角色改变后的适应情况等。对病情严重和有潜在危险者,应动员送医院住院治疗。

2. 家属评估 评估患者家庭资源、家庭结构、家庭内部情感的交流方式(是否为高情感表达家庭)、家庭气氛、家庭成员对疾病的观点和态度、家庭成员的精神卫生状况(有无负性情绪和精神异常者)、家庭的社会支持、家庭经济状况等。

3. 社区评估 评估内容包括社区的人口学资料、经济与科技发展水平、总体医疗水平、宗教信仰、政府对精神卫生的重视情况、社区内的文化背景、社区内现有精神卫生资源的运作情况、社区内居民对精神疾病患者的普遍态度、目前社区内精神卫生护理的基础等。

(二) 护理措施

1. 对患者的护理

(1) 日常生活护理:指导患者合理安排日常生活、护理患者的躯体与精神问题。对社区中的患者进行评估后,要根据患者的实际情况,与医生、患者及患者家属一起制订个体化的治疗康复计划,定期家访,督导执行,评估疗效,适时调整改进。

(2) 安排康复场所：经过医院住院治疗和门诊治疗后的患者，多数仍存在一些问题，仍然需要接受护理与治疗，以避免疾病复发，因此，应安排患者进入中途宿舍、康复之家或庇护工厂之类的康复场所接受康复治疗，使其平稳过渡到正常的社区生活。

(3) 指导社会功能康复：包括生活技能训练、职业技能训练、人际交往训练、应激技能训练、认知技能训练等。

2. 对家庭的护理

(1) 定期家访：通过家访，及时发现问题并予以处理，同时根据患者的情况，及时调整治疗康复计划，指导下一步的行动。

(2) 亲友团体：对患者的一些问题，有时需要亲友的帮助，如经济问题、入学问题等。护士可以组织相关亲友、老师或同学就某一问题进行讨论，达成共识，形成一个支持网络。

(3) 社区支持系统：通过协调、联络，帮助患者充分利用社区中已有的支持系统，如患者和家属的工作单位、医院、社会福利机构、学校等。

3. 协助社区制订政策和服务计划　根据自己的专业知识，协助社区领导制订社区卫生政策和工作计划。社区服务计划的制订原则：详细、实际，可操作性强，避免过于笼统或理想化；针对不同时期、不同病种、不同病情的患者，工作计划应有所不同，同时要结合当地文化背景；对计划实施的效果要定期评估、合理调整。

(三) 健康教育

1. 对患者　对社区内的患者定期进行集体心理辅导，鼓励患者之间交流康复成功的经验，也可以进行个别辅导。发放健康教育宣传材料，介绍精神卫生知识。

2. 对家属　了解家属的精神状况，对疾病的态度，纠正家属对疾病的不良认知和对患者的不良态度，协助处理家属的心理问题，教会家属对一些常见问题的识别与处理。维持家庭原有的支持系统，强化家庭内部正性的互动关系。

任务二　常见精神障碍的社区管理

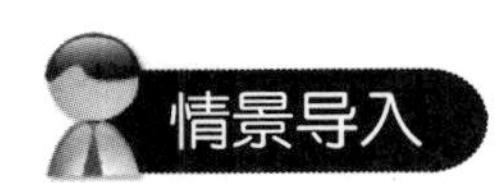

钱女士，32岁，夫妻性格不合，经常冷战，近一年来工作压力大，逐渐出现情绪烦躁，可因琐事与人争吵，对以往热衷的事情都觉得厌倦、无趣，为自己的现状感到自卑，有时睡到深夜醒来暗自垂泪，有轻生的念头。钱女士意识到自己的变化，主动就诊。请思考：

1. 钱女士目前的情绪处于何种状态？
2. 护士如何对钱女士进行心理干预？
3. 钱女士住院治疗期间，护士应采取哪些护理措施？

一、精神分裂症

(一) 概述

精神分裂症是一组病因未明的精神活动与周围环境不协调的精神疾病，具有感知、思维、情感、行为等多方面的障碍，以精神活动和环境不协调为特征。患者一般无意识障碍和智能障碍，部分患者可出现认知功能损害。精神分裂症的病因及发病机制迄今未明，至今未能找出单一的决定性的发病因素。遗传因素家系研究表明，遗传因素在本病发病中具有重要作用，并与神经发育障碍因素、神经生化病理改变(多巴胺假说、5-羟色胺假说)和心理与社会因素等有关。

调查显示，精神分裂症是各类精神障碍中患病率最高的精神疾病，也是精神科临床上最常见的疾病，占我国住院精神疾病患者的 80%左右，占重性精神疾病的首位(60%左右)。本病可见于各种社会文化和各个地区，成年人口的终身患病率约 1%。精神分裂症不仅多发，而且复发率高，多起病于青壮年，病程迁延，往往是病情缓慢进展，逐渐加重，并趋于慢性化，如果不积极进行治疗，则可以发展为精神衰退和不同程度的精神缺损，以至于不能适应社会生活、工作，学习、生活能力丧失，不能完成对家庭和社会应承担的责任，严重影响患者的身心健康，故被列为精神科的重点研究课题之一。

(二) 护理干预

护理干预主要内容有维持用药、心理护理、生活照顾、观察病情、安全防范、鼓励参与等。

1. 维持用药 维持用药是维持某种对治疗有效的抗精神疾病药物的使用剂量，长期服用该药物，以便达到巩固疗效和预防复发的目的。一般来说，首次住院痊愈出院的患者，一般维持用药 2～3 年。反复发作、疗效不佳的患者维持用药时间需更长，少数患者需终身服药。但由于多种原因常有不少患者不能坚持服药而致病情复发，因此，家庭护理的首要责任，就是一定要监督患者服药，否则达不到治疗目的，注意防止患者把药扔掉或压在舌下又吐出，还要防止患者积攒药物用于自杀。药量的增减和药品的更换，一定要由医生来定，监护人不要擅自决定。另外，要观察药物中毒反应，一旦发现，及时找医生处理。

2. 心理护理 要正确做好家庭心理护理，首先，要正确认识精神分裂症的病态表现和躯体疾病一样，是客观存在的，不以人们意志为转移，不要当成是一种耻辱及包袱，要以平等的态度，关怀、鼓励和照顾患者，不能讨厌和嫌弃患者，更不能对患者讽刺、讥笑和歧视；其次，还需得到邻居、亲朋好友的帮助、理解和同情。有时患者家属、朋友，尤其是患者很信任的监护人做心理治疗，比医生还有效。再次，患者要学会自我解脱，多与社会接触，积极主动地融入正常社会人群中去，并参加力所能及的劳动或工作。最后，心理治疗要与解决实际问题相结合，尽量帮助患者解决在生活、工作、学习中遇到的各种问题，减轻或避免社会心理因素引起的各种精神压力，减少复发诱因。

3. 生活照顾 家庭护理一项重要的基础工作就是照顾好患者的生活，其任务是监督、协助或替患者料理生活，包括卫生、饮食、睡眠等，大多数患者可自行料理个人卫生，部分患者需要督促或协助才能完成，少数患者常受精神症状的支配或药物副作用的影响难以自行料理生活，就需要家属代为完成，细心护理。在做好患者生活护理的同时，家属应该对患者加强训练和教育，使之逐步获得自行料理生活的能力，避免过分的照顾。饮食方面的好坏直接影响健康，同时也关系到患者治疗，因此家属必须调配好患者的饮食，保证足够的热量和营养。睡眠方面的好坏也直接影响健康，而且精神分裂症患者睡眠好坏预示病情好转、波动或加剧，所以要保证患者充分休息好。

4. 观察病情 这是家庭护理中不可忽视的一件重要事情。家属应主动地去观察患者的病情变化，注意患者在家庭中或工作单位上的各种表现，从中了解病情稳定性，并特别注意发现疾病复发的早期迹象，一旦病情有波动，应及时就医复诊。

5. 安全防范 安全护理也是精神分裂症患者家庭护理中的重要内容。因为患者有时处于神志不清状态，或有时受病态思维支配，又有许多可能导致的自杀因素存在，所以监护人必须注意安全防范，既要防患者自伤、自杀，又要防其伤人，尤其是有自杀、自伤等倾向者，更应 24 小时监护，以免出意外。

6. 鼓励参与 对精神分裂症患者来说，环境既可治病，也可致病。家庭监护人应积极为患者创造舒适、愉快、安静、整洁、安全的休养环境，并鼓励患者多参加活动，如家务劳动、亲友间往来、文体活动，这些活动都能促进患者精神康复，使患者精神状态逐步接近于正常人。

（三）健康指导

1. 对患者 使患者认识到坚持服药对防止病情复发的重要性。按时门诊复查，服从治疗，坚持服药；指导患者掌握症状复发的先兆、发现药物不良反应的方法；帮助患者建立自理模式；鼓励患者参加综合康复活动，加强工娱治疗，保持规律的生活，积极应对社会环境压力。

2. 对家属 指导家属学习精神分裂症的相关知识和预防复发的常识。了解病情波动、复发的早期症状，以便及时就医；督促患者服药，并观察药物的不良反应；教会积极应对各种危机（冲动、伤人毁物、自伤、自杀）的方法，争取获得家属、亲友的支持和社会支持，以减少或消除复发因素。

（四）预防

1. 培养良好的个性素质 精神分裂症的发病与个人发病前的个性素质有密切关系，个性素质是人的心理发展的生理条件，一般随年龄的增长，个性素质会在生活实践中逐步成熟，但也有一部分人个性素质成熟缓慢，甚至始终承受不了生活的压力，对一般的精神刺激反应快速而强烈，且精神刺激过去后，出现的刺激反应久久不能消除，心情不易平静，反而引起焦虑、紧张、失眠等。冷漠、不爱交际等性格特征的人可能有类分裂性人格特征，因此，从幼儿期开始就要加强对居民心理卫生教育及个性锻炼、素质培养。通过锻炼适应社会环境的能力及对各种应激的耐受能力，才能培养、锻炼出良好的个性素质，对去除发病因素有极为重要的作用。

2. 改善社会及家庭环境 社会及家庭环境的改善，也是预防精神分裂症的一个重要方面。有许多研究表明：社会环境的不协调，生活的不顺利，人际关系的紧张或处理不当，孤寂、朋友少以及家庭成员之间的不和睦，都会影响性格的形成与发展，导致

精神分裂症的发病,尤其是生活在父母不和睦的家庭,以及对儿童的教育不当,都可使儿童性格怪僻,都是精神分裂症的发病温床。

3. 加强精神卫生科普宣教 由于对精神分裂症疾病知识的欠缺,致使许多早期精神分裂症患者未引起重视,不认为是有病,而未及时做到预防发病。因此,应加强精神卫生科普宣教,提高人民群众的精神疾病防治知识,使精神分裂症能被早期发现,得到早期治疗,并注意优生优育,减少遗传因素对儿童的影响,降低精神分裂症的发病率。

4. 培养愉快积极的情绪 在生活中尽量多接触性格开朗的人,多参加健康向上的社会活动,使自己逐渐具有乐观、开朗,遇事沉着、冷静,不急躁、任性和情绪大起大落,善于适应各种环境的良好心理。

5. 生活要有规律 每天保证有充足的睡眠,不得少于8小时,讲究用脑卫生,合理安排工作、学习,积极锻炼身体,参加文体活动。

二、抑郁症

(一) 概述

情感性精神障碍又称心境障碍,是以情感或心境异常改变(高涨或低落)为主要临床特征的一组精神障碍,伴有与异常心境相对应的认知、行为、人际关系等方面的障碍,主要包括抑郁症和躁狂症等。本病可出现幻觉、妄想等精神疾病性症状,常以周期性或循环性方式复发,如有些女患者的发病或病情变化呈现出与月经周期相关的特点。一般认为情感性精神障碍的预后较精神分裂症好,但慢性化趋势较明显。

情感性精神障碍是一类临床常见的重性精神障碍,抑郁症是其中比较常见的亚型,在所有精神障碍中自杀率最高。据世界卫生组织统计,目前位居世界第四大疾病的抑郁症,全球发病率约11%,约有3.4亿人患此病,预计到2020年抑郁症可能成为仅次于心脏病的人类第二大疾病,跃居疾病总负担首位,抑郁症的风险极大,重度抑郁症有近15%的自杀率,人们对抑郁症的恐惧感日益增加,但综合性医院对抑郁症的识别率和诊断率极低,严重影响着个人与家庭的和谐发展及社会的文明进步。因此,如果有抑郁症应尽快找专业的心理医生进行诊治,中药和西药对抑郁症都有一定的治疗效果,但抑郁症是心理疾病,必须配合心理治疗才能彻底治愈。

抑郁症主要表现为情感低落、兴趣缺乏或乐趣丧失、思维迟缓和意志减退,其中,情感低落、兴趣缺乏或乐趣丧失是抑郁症发作的核心症状,具有晨重暮轻的特点,常导致度日如年,伴有焦虑,患者整个人精神活动减少甚至完全抑制,常出现无助感、无用感和无希望感,严重时产生自杀念头或行为。有的患者虽然内心郁闷痛苦,但外表并不暴露出来,谈笑如常,称为微笑性抑郁症。少数患者会杀死别人后再自杀或是自首以求一死,称为扩大性自杀。因此,对抑郁症患者必须及早治疗和干预。

(二) 护理干预

1. 心理疏导

(1) 指导患者保持乐观、积极的人生观,学会及时肯定自己,可采用写日记的方式,将好的经验、进步、成绩都写在日记里,逐步提高对生活的信心。

(2) 日常生活中以享受“过程”代替追求“结果”，避免用“应该”来要求自己，用“可以”代替。

(3) 鼓励患者与亲朋好友多沟通，增加对生活的兴趣。

2. 行为引导

(1) 告诉患者尽量做自己喜欢的事情，保持快乐心情，而且事情要循序渐进，制订行为计划要留有余地，可以将复杂的事情分割，一次只做一件事情。

(2) 鼓励患者在需要的时候积极寻求帮助，不孤注一掷、独自承担，学会从多方面寻求安慰和支持。

(3) 引导患者多参加有益的社会活动，建立可靠的人际关系，多参加体育锻炼，建立正常的生活习惯，保持平衡的生活模式。通过规律与安定的生活，增加抵抗挫折和其他焦虑性心理问题的能力。

(4) 抑郁症状严重的患者，有强烈的自杀企图，社区护士应指导家属采取保护性措施，不要让患者独处，随时有人陪伴，防止其自杀、自伤。

(5) 注意观察患者的睡眠情况，对难以入眠或易早醒的患者要及时处理，以保证其足够睡眠。睡眠不足本身也可加重抑郁症状。

(6) 社区护士可指导患者多食含有抗抑郁成分的食物，如香蕉、葡萄、大蒜、樱桃、低脂牛奶、鸡肉等。

(三) 健康指导

做好抑郁症患者的健康指导工作是减少复发的有效方法。社区护士应对患者进行有关抑郁症的精神卫生教育，让患者生活有规律，早睡早起，与人多接触，积极参加各种娱乐活动，提高生活情趣；保持乐观的心态，遇事不斤斤计较，与人为善；当心情不愉快的时候找亲朋好友倾吐心事，在畅所欲言中解除内心忧郁，获得心理平衡。

(四) 预防

抑郁症的发生是多因素的，个人、家庭、社区全方位的预防是减少发生与复发的有效方法。做好抑郁症的社区预防工作，就是要落实好三级预防工作。一级预防是病因预防，控制或消除与抑郁症有关的病因或危险因素，防止抑郁症的发生。二级预防是对抑郁症争取做到早期发现、早期诊断、早期治疗、防止复发。三级预防是在初级卫生保健系统范围内，对抑郁症患者进行社会康复训练，达到重返社会的目的。

抑郁症患者表现为自卑、思维活动迟缓、厌世甚至自杀，如果及早发现及早治疗，通常能阻止病情的发展，避免悲剧。注意抑郁症五大预示信号：①懒：无原因突然疲乏无力、自觉懒散无能，甚至连日常生活、简单的工作或家务活亦懒于应付。②呆：动作减少，行动呆木、被动，思维迟钝、构思困难、记忆力和注意力下降，理解力和脑功能明显减退。③变：性格明显改变，前后判若两人。④忧：忧郁悲观、意志消沉、无信心和活力，有万念俱灰之感。心情压抑、苦闷，对外界一切事物缺乏兴趣，并感觉有许多身体上的不适。⑤虑：多思多虑、焦急不安、胡思乱想、坐立不宁或一筹莫展，常常自责且自卑。

思维导图

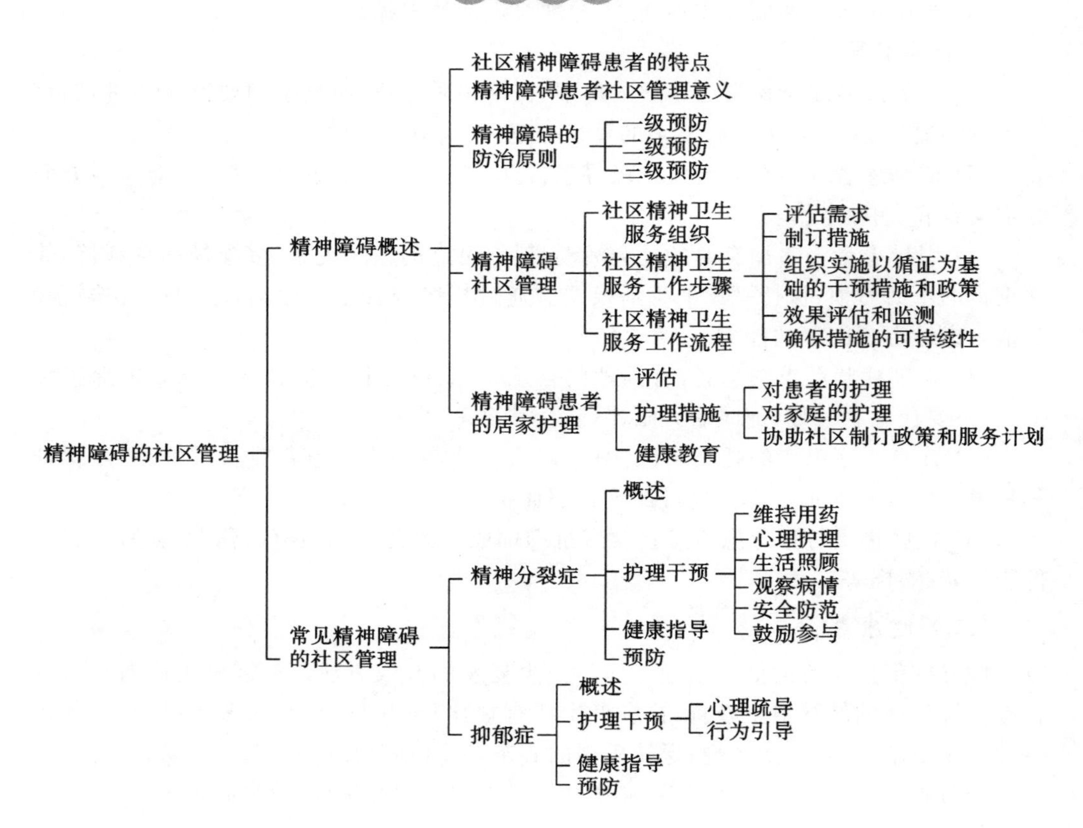

目标检测题

本项目
参考答案

一、选择题

1. 精神卫生护理的场所是(　　)。

A. 精神疾病医院　　B. 综合医院　　C. 社区、家庭
D. 医院、社区、家庭　　E. 医院、家庭

2. 精神卫生护理服务的对象是(　　)。

A. 精神疾病患者　　B. 亚健康人群　　C. 精神障碍的人
D. 正常人　　E. 所有人群

3. 精神卫生是指(　　)。

A. 精神疾病的预防　　B. 精神疾病的康复　　C. 减轻精神压力
D. 精神疾病的治疗　　E. 以上都是

4. 提高精神疾病患者药物治疗依从性的措施,以下哪条不妥?(　　)

A. 掌握抗精神疾病药物治疗的原则　　B. 根据不同情况引导患者服药
C. 减少不良反应发生　　D. 强制患者服药

E. 告知服药的意义

5. 精神分裂症患者出院后，应该（　　）。

A. 立即停药，避免药物蓄积　　B. 采取隔离措施，避免伤人毁物

C. 为避免受到歧视，尽量不要去医院复诊　　D. 与正常人一样，参加各种活动

E. 让社区群众知晓该患者曾患精神分裂症，以防万一

6. 精神疾病的康复发展趋势为（　　）。

A. 从社区康复向医院康复转移　　B. 以医院康复为主

C. 从医院康复向社区康复转移　　D. 以护理院康复为主

E. 从护理院向社区康复转移

7. 下列关于社区精神障碍患者特点的说法错误的是（　　）。

A. 轻度精神障碍者多　　B. 年龄跨度大　　C. 精神残疾者少

D. 社会经济地位低　　E. 病种多

8. 下列关于社区精神障碍患者的管理内容说法错误的是（　　）。

A. 合理的生活制度　　B. 做好精神卫生咨询

C. 指导家属正确认识精神疾病　　D. 督促患者按医嘱服药

E. 以上均不对

9. 精神分裂症的主要特征是（　　）。

A. 精神活动与周围环境不协调　　B. 思维障碍

C. 情感障碍　　D. 行为抑制

E. 感知障碍

10. 对于精神障碍的护理措施不正确的是（　　）。

A. 心理护理　　B. 维持用药　　C. 安全防范

D. 生活照顾　　E. 以上均不对

11. 对于首次住院痊愈出院的患者，一般维持用药（　　）。

A. 1 年　　B. 2 年　　C. 2～3 年　　D. 4 年　　E. 5 年

12. 精神分裂症的预防不包括（　　）。

A. 培养良好的个性素质　　B. 改善社会家庭环境

C. 加强精神卫生科普宣教　　D. 与情绪无关

E. 生活要有规律

13. 下列关于抑郁症的核心症状错误的是（　　）。

A. 情感低落　　B. 情感高涨　　C. 兴趣缺乏　　D. 乐趣丧失　　E. 意志减退

14. 抑郁症的护理措施包括（　　）。

A. 积极的人生观　　B. 与亲朋好友多沟通

C. 做自己喜欢的事情　　D. 多参加有益的社会活动

E. 以上均对

15. 在所有精神障碍中自杀率最高的是（　　）。

A. 精神分裂症　　B. 抑郁症　　C. 躁狂症　　D. 焦虑　　E. 癔症

二、名词解释

1. 精神障碍

2. 抑郁症

3. 精神分裂症

三、简答题

1. 描述社区精神卫生服务工作流程。

2. 简述精神障碍患者的居家护理评估内容与护理措施。

项目八　社区康复护理

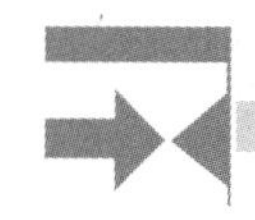

学习目标 ...

知识目标：

1. 掌握：社区康复、社区康复护理的基本概念。

2. 熟悉：社区康复护理的主要任务、社区残疾人功能康复常用护理技术。

3. 了解：社区康复护理的服务对象、社区康复护理调查内容、康复教育内容以及协助实施转介服务方法。

技能目标：能正确运用所学知识，针对社区常见疾病开展康复护理服务。

素质目标：具有关爱残疾人良好的职业道德和为残疾人提供康复服务的意识和能力。

任务一　概　　述

情景导入

小王，某社区卫生服务中心护士，通过调查发现自己工作的社区内存在一定数量的残疾人口，且残疾人生存质量较低。请思考：

1. 社区能为残疾人提供哪些服务？

2. 小王通过采取哪些措施能够帮助社区残疾人提高生存质量？

一、基本概念

（一）社区康复

社区康复（community-based rehabilitation，CBR）是指以社区为基地开展的康复工作，是康复的重要途径之一。2004 年，世界卫生组织将社区康复的定义为社区内所有残疾人康复、机会均等及社会包容的一种社区整体发展战略。社区康复通过残疾人和家属、残疾人组织和残疾人所在社区以及相关的政府和民间的卫生、教育、职业、社会机构和其他机构共同努力贯彻执行。

2010 年，世界卫生组织制定了《社区康复指南》（CBR Guidelines），反映了现代残疾人工作最新的理论和模式，提出了发展中国家残疾人康复最迫切的需求和可行的解

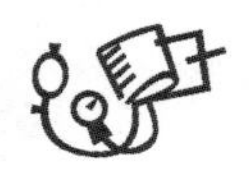

决办法,特别是在社区层面上应采取的行动。同时还指出,社区康复工作的内容包括5大领域(健康领域、教育领域、谋生领域、社会领域、赋能领域)方面的任务,共25项工作(表8-1)。

表8-1 社区康复的工作内容

领域	健康领域	教育领域	谋生领域	社会领域	赋能领域
任务	健康促进	幼年教育	技能发展	他人帮助	倡导与沟通
	疾病预防	基础教育	自我营生	人际关系和婚姻家庭	社会动员
	医疗保健	中高等教育	有薪就业	文化艺术	政治参与
	康复治疗	非正式教育	金融服务	休闲娱乐和体育运动	自助小组
	辅助器具	终身学习	社会保护	司法保护	残疾人组织

结合国情,我国对社区康复的定义为:社区康复是社区建设的重要组成部分,是在政府领导下,相关部门密切配合,社会力量广泛支持,残疾人及其亲友积极参与,采取社会化的方式,使广大残疾人得到全面康复服务,以实现机会均等、充分参与社会生活的目标。

(二)社区康复护理

社区康复护理(community-based rehabilitation nursing)是社区护士将现代整体护理融入社区康复,在康复医生的指导下,在社区层面上,以家庭为单位,以健康为中心,以人的生命为过程,依靠社区内各种力量,即残疾人的家属、义务工作者和所在社区的卫生、教育、劳动就业和社会服务等部门的合作,对社区残疾人进行的护理。

其主要任务是预防慢性病,促进残疾人康复,纠正不良行为,预防并发症和伤残的发生,最大限度地发挥残疾人的自理、自立能力以及生活应对能力。

二、社区康复护理的服务对象

社区康复护理的服务对象主要是残疾人和各种功能障碍者,以及影响正常生活、工作和学习的慢性病患者和(或)老年人。社区中常见的慢性病患者是脑卒中恢复期、脊髓损伤恢复期、骨关节炎、原发性高血压、糖尿病及冠心病等疾病的患者,多是出院后或门诊康复后仍需继续进行康复训练的患者。

(一)残疾人

残疾人是指生理功能、解剖结构、心理和精神状态异常或丧失,部分或全部失去以正常方式从事正常范围活动的能力,在社会生活的某些领域中处于不利于发挥正常作用的人。包括视力残疾、听力残疾、语言残疾、肢体残疾、智力残疾、精神残疾、多重残疾的人。

(二)老年人

老年人与残疾有着密切关系。一方面,由于人体进入老年期,自身生理功能退化,新陈代谢水平降低,出现耳目失聪、痴呆、行动不便等;另一方面,由疾病特别是冠心病、高血压和慢性骨关节疾病引起的功能障碍而致残疾。特别是老年残疾人,在生活自理、经济收入、参与家庭和社会生活等方面存在着不同程度的康复需求。

（三）慢性病患者

现代康复医学认为，康复存在于疾病的发生发展过程中，康复范围已扩大到精神残疾、智力残疾、感官残疾以及心肺疾病、癌症、慢性疼痛等，特别是这些疾病以慢性病的形式表现出各种障碍，在社区中对康复护理的需求更为迫切。

三、社区康复护理的主要任务

社区康复护理的主要任务有社区调查、康复预防、康复训练、康复教育、转介服务等。

（一）社区调查

社区调查是社区康复服务整体工作中重要的环节，它可为社区康复服务的开展提供准确客观的依据，是保证社区康复服务科学、有效发展的先决条件。因此，要明确调查目的，完善调查内容，进行调查人员的培训，并将调查资料整理分析。

1. 社区概况调查 社区概况调查，是根据社区特征，寻求开展社区康复服务的可能性，预见可能出现的不利因素，以制订社区康复服务发展规划，这也是社区康复服务顺利开展的一项必不可少的调查内容。社区概况资料包含社区地理环境、人口情况、社会环境、可利用的社区机构及网络以及社区人群对残疾人所持态度等。

2. 社区康复对象调查 掌握社区康复对象的状况以及家庭、社会对其的影响是十分必要的。社区护士应通过调查充分了解社区康复资源，康复护理对象数量、分布及康复护理需求，并做好登记，为社区康复计划的制订提供依据。调查内容包括：①一般资料：姓名、性别、年龄、民族、婚姻状况、住址、工作单位等。②残疾史：残疾类别、残疾等级、致残原因、治疗经过及康复措施，对生活能力、学习能力、劳动能力、社交能力的判断等。③康复需求：残疾人在医疗、教育、就业、参与家庭生活和社会生活等方面的需求等。④社会状况：家庭组成、就业情况、经济来源、家庭成员及周围人群对其所持的态度、残疾人自身对未来生活的态度等。

（二）康复预防

主要在于预防残疾的发生，保护患者的身体功能和各种能力。

1. 一级预防 旨在减少各种病损的发生。其效果最为显著，可使残疾发生率降低 70%。采取的措施包括：严禁近亲结婚，优生优育；加强遗传咨询、产前检查、孕期及围生期保健，预防接种；合理营养，合理用药；积极防治老年病、慢性病，防止意外事故；注意精神卫生保健，加强健康教育等。

2. 二级预防 旨在限制或逆转由病损造成的残疾。可使残疾发生率降低 10%～20%。采取的措施包括：早期发现、早期诊断、早期治疗；适当的药物治疗，如结核病、高血压、糖尿病等应采取适当药物治疗；基本的手术治疗，如创伤修复术、白内障手术等。

3. 三级预防 旨在防止残疾转化为残障。可减少残疾残障给个人、家庭和社区所造成的影响。采取的措施包括：医疗康复（如运动疗法、作业疗法、心理治疗、言语治疗等）、教育康复、职业康复、社会康复等。

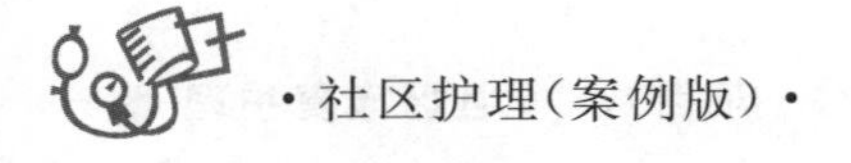

（三）康复训练

对需要进行功能训练的残疾人，开展必要的、可行的功能训练，这是社区康复护理的内容之一。社区康复护理常用的康复训练方法有以下几个方面。

1. 物理因子治疗 物理因子治疗是指应用天然或人工物理因子的物理能，通过神经、体液、内分泌等生理调节机制作用于人体，以达到预防和治疗疾病的方法。可预防和减少术后并发症、后遗症、功能障碍、残疾的发生，预防老年慢性心肺疾病的发生、发展，预防和治疗压疮，解除或减轻病变所产生的疼痛，改善关节功能等。常用的治疗方法：光疗法、电疗法、超声波疗法、磁疗法、水疗法等。

2. 运动治疗 运用现代科学知识、方法和技术，以现代医学和运动学理论为基础，结合使用训练器械和设备进行运动。运动疗法可加强中枢神经系统、内分泌和代谢功能的调节，提高心血管和呼吸系统的功能，达到强化功能、促进肢体康复、改善精神和心理状态的作用。常用的治疗方法：医疗体操、耐力运动、拳术与气功等。

3. 作业治疗 有目的、有针对性地从日常活动、职业劳动、认知活动中选择一些作业活动，对患者进行训练，以缓解症状和改善功能的方法。常用的治疗方法：家务活动训练、日常生活行动训练、职业性劳动训练、工艺作业、文娱疗法、假肢穿戴后的活动训练等。

4. 针灸治疗 利用针刺或艾灸刺激人体的穴位，激发经络之气，调节脏腑气血功能，从而达到防治疾病，促进机体康复的一种方法。

5. 按摩治疗 治疗者用手、肘、膝、足或器械等在人体体表施行各种手法来防治疾病的一种方法。通过按摩，可调整神经系统和内脏功能，改善循环、松解粘连和挛缩的组织、改善肌肉功能状态等。

6. 心理治疗 心理治疗又称精神疗法，是一种心理调整和干预，以求达到改变患者行为、思想和情感的方法。常用的治疗方法：支持性心理疗法、暗示和催眠疗法、行为治疗(条件反射疗法)和认知疗法。

7. 言语治疗 对有语言障碍者进行矫治，以恢复或改善其言语能力的治疗方法。常用的治疗方法：发音器官的训练，如伸舌、卷舌、鼓腮、吹口哨等，另外还有构音练习、模仿练习、朗读、会话练习等。

8. 日常生活活动能力训练 为了维持生存及适应生存环境，提高生活自理能力而进行的一系列的训练活动。如：①运动方面：床上运动、轮椅上运动和转移、借助设备行走上下楼梯，交通工具的使用等。②自理方面：进食、更衣、如厕、洗漱、修饰等。③交流方面：打电话、使用电器、书写、阅读、交谈、外出活动等。④家务劳动方面：室内清洁、家用电器使用、厨房活动、照料他人等。

9. 呼吸功能训练 有效的呼吸功能训练能增大换气量、增强耐久力、促进肺内分泌物的排出，改善脊柱和胸廓的活动状态，维持正确姿势。通常是利用吹气囊、吹蜡烛的方法和胸廓向上抬举、上肢外展扩大胸廓的辅助性呼吸运动以增加肺活量，防止肺功能下降。

（四）康复教育

社区康复教育是社区护士工作的重要职责，对于帮助社区预防残疾的发生及开展康复训练具有不可忽视的作用。

社区护士经常开展的康复教育内容包括：健康生活方式指导、预防接种知识、妇女保健及优生优育保健指导、环境卫生、营养卫生、精神卫生、安全防护等教育工作。另外，社区护士需要掌握基本的康复技术，如日常生活活动能力训练、步态及平衡训练、肌肉耐力练习、呼吸体操、辅助器具及支具的使用、心理辅导、家庭咨询、社会技能辅导、针灸、推拿等技能，从而进一步深入家庭及社区开展康复教育，以提高患者的自理能力以及家庭的康复技能。

（五）转介服务

转介服务是社区康复的重要内容，缺乏转介服务的社区康复是难以持续生存和发展的。例如，在康复服务过程中，一些康复技术由上级机构下转，而一些难于在社区解决的问题则向上级机构转送，这种上下转介的纵向系统是社区康复的重要内容。还有一些康复技术，则需要横向转介系统支持，由政府和社会共同解决，如就业、劳动、教育、养老等。因此，社区护士应掌握社区转介服务的资源与信息，了解康复对象的需求，以利于提供有针对性的转介服务。

社区护士协助实施转介服务的主要步骤：①全面、准确评估患者康复的情况，识别需要转介服务的康复对象及其需求；②进行转介登记，积极协助转介过程的实施；③对转介的效果进行随访及评价。

任务二　康复医学评定

2012 年 3 月 28 日，某市一十字路口两车相撞发生车祸，致车上 2 人重伤。请思考：

1. 如何对伤者进行伤残评定？
2. 如何对伤者进行残疾分类？

一、残疾分类

（一）基本概念

1. 残疾　残疾是指由于疾病、外伤、发育缺陷等因素造成人体解剖结构、生理功能异常或丧失，以致不同程度地丧失正常人的生活、工作和学习能力的一种状态。广义的残疾包括病损、残障在内，是人体身心功能障碍的总称。

2. 残疾人　残疾人是指由于心理、生理、人体结构或某种组织、功能丧失或者异常，致使成为部分或全部失去以正常方式从事个人或社会生活能力的人。包括视力残疾、听力残疾、言语残疾、肢体残疾、智力残疾、精神残疾、多重残疾和其他残疾者。

（二）分类

1. ICIDH 国际分类法　根据 1980 年 WHO 的 ICIDH 标准，可分为三个层次。

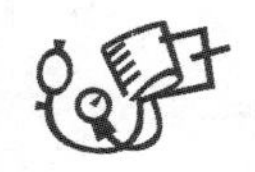

(1) 残损:各种原因造成身体结构、外形、器官或系统生理及心理功能的损害,造成身体或精神与智力活动受到不同程度的限制,但个体仍能完成日常生活自理,是生物器官水平上的功能障碍,又称结构功能缺损。

(2) 残疾:残疾即“活动受限”,由于残损使个体活动能力受限,个体不能按正常的方式和范围进行活动,但可借助辅助设施解除活动受限,是个体水平上的功能障碍,又称个体能力障碍。

(3) 残障:即“参与限制”,由于残损或残疾限制或阻碍个体完成正常情况下(按年龄、性别、社会、文化等因素)的社会作用,是社会水平上的功能障碍,又称社会能力障碍。

2. 我国残疾分类法 《中华人民共和国残疾人保障法》规定:残疾人包括视力残疾、听力残疾、言语残疾、肢体残疾、智力残疾、精神残疾、多重残疾和其他残疾人。

2006 年我国第二次全国残疾人抽样调查,将残疾分为六类。

(1) 视力残疾:各种原因导致双眼视力低下并且不能矫正或双眼视野缩小,以致影响其日常生活和社会参与。视力残疾包括盲和低视力两类。盲包括一级盲、二级盲,低视力包括一级低视力和二级低视力。

(2) 听力残疾:各种原因导致双耳不同程度的永久性听力障碍,听不到或听不清周围环境声音,以致影响其日常生活和社会参与。听力残疾分为一级、二级、三级、四级。

(3) 言语残疾:各种原因导致不同程度的言语障碍,经治疗一年以上不愈或病程超过两年,而不能或难以进行正常的言语交流活动,以致影响其日常生活和社会参与。言语残疾包括失语、构音障碍、发声障碍、儿童言语发育迟缓、听力障碍所致的言语障碍、口吃等。言语残疾分为一级、二级、三级、四级。

(4) 肢体残疾:人体运动系统的结构、功能损伤造成四肢残缺或麻痹(瘫痪)、畸形等,导致人体运动功能不同程度丧失,以及活动受限或参与的局限。主要包括:①上肢或下肢因伤、病或发育异常所致的缺失、畸形或功能障碍;②脊柱因伤、病或发育异常所致的畸形或功能障碍;③中枢和周围神经因伤、病或发育异常造成躯干或四肢的功能障碍。

根据日常生活活动完成情况划分,肢体残疾分为重度(一级,0～4 分)、中度(二级,4.5～6 分)、轻度(三级,6.5～7.5 分)。

(5) 智力残疾:智力显著低于一般人水平,并伴有适应行为的障碍。此类残疾是由于神经系统结构、功能障碍,使个体活动和参与受到限制,需要提供全面、广泛、有限和间歇的环境支持。智力残疾包括:在智力发育期间(18 岁之前),由于各种有害因素导致的精神发育不全或智力迟滞;或者智力发育成熟以后,由于各种有害因素导致智力损害或智力明显衰退。

根据智商(IQ)及社会适应行为划分,智力残疾可分为极重度(一级,IQ＜20)、重度(二级,IQ 在 20～34 之间)、中度(三级,IQ 在 35～49 之间)、轻度(四级,IQ 在 50～69 之间)。

(6) 精神残疾:各类精神障碍持续一年以上未痊愈,由于存在认知、情感和行为障碍,以致影响其日常生活和社会参与。

精神残疾分为极重度(一级)、重度(二级)、中度(三级)、轻度(四级)。

此外,同时存在视力残疾、听力残疾、言语残疾、肢体残疾、智力残疾、精神残疾中的两种或两种以上的残疾,被称为多重残疾。

二、伤残的评定步骤

(一) 询问病史、体格检查

重点是皮肤、视力、听力、运动、心血管系统、呼吸系统、泌尿系统、神经系统及直肠功能等。

(二) 康复综合功能检查

以残疾或疾病为中心,运用康复评定检查法,进行综合功能检查。如日常生活活动能力(ADL)、平衡能力、步态分析、语言能力、心理状态、职业能力、社会生活能力等检查。

(三) 专项评定、专科会诊

如遇到较为复杂的患者,可请相关科室专业人员协同会诊。

(四) 实验室及影像学检查

进行实验室及影像学检查。

(五) 书写康复评定报告

描述内容:①有无残疾;②残疾原因;③残疾部位和数目;④残疾程度、类型;⑤残疾对生活、学习及劳动能力的影响;⑥康复潜力;⑦康复处理意见。

三、主要评定方法

(一) 人体测量评定

常采用肢体长度测量、肢体围度测量、关节活动范围评定等。

(二) 肌力评定

常采用徒手肌力测定(MMT)或器械肌力测定。常用评定方法:Lovett 分级法、常规徒手肌力分级法。

(三) 日常生活活动能力评定

常采用直接观察法、间接评定法。常用评定量表:Barthel 指数、PULSES 量表、Katz 指数、功能活动问卷、功能综合评定量表、快速残疾评定量表、功能独立性评定(FIM)等。

(四) 生存质量评定

常采用访谈法、观察法、主观报告法、症状定式检查法、标准化量表评定法。常用评定量表:世界卫生组织生存质量测定简表(WHO/QOL-BREF)、健康状况调查表(SF-36)、生活满意指数 A 量表(LSIA)等。

任务三　社区残疾人功能康复常用护理技术

张某,65岁,因地震房屋坍塌致双下肢截肢,经临床诊疗康复训练后转入社区康复中心进行康复功能锻炼。请思考:

1. 如何帮助患者实施环境改造?

2. 针对患者,还需开展哪些ADL训练?

一、康复护理环境改造

理想的康复环境有利于实现康复目标,社区护士应当了解和掌握康复环境及设施的要求,重视康复环境的选择和建立,提供良好的康复环境。

康复环境设施的要求:无障碍设施是良好康复环境的最基本要求,是环境保障的重点。

家庭环境中,如开关、桌面、房间窗户和窗台的高度均应略低于一般房间的高度;房间、卫生间等房门应以推拉式为宜,门把手宜采用横执把手;在楼梯、走廊、卫生间、浴室和房间的墙壁上应安装扶手;地面要平坦、防滑且没有高低差;门厅要有足够的照明且夜间光照要足。

社区环境中,非机动车车行道的路宽一般不小于2.5 m,人行道应设置缘石坡道,宽度不小于1.2 m,公共卫生间应设有残疾人厕位,安装坐便器等。

(一) 居家环境改造

居家环境改造包括6个项目的要求,按照中华人民共和国行业标准《城市道路和建筑物无障碍设计规范》(以下简称《行标》)要求进行改造。

1. 住宅门口

(1) 门前:门前要有不小于1.5 m×1.5 m的轮椅活动面积;门前有台阶时,要建设坡道。

(2) 门开启:最好为自动门,若为其他类型门则应有一些辅助。

(3) 门槛:四肢瘫用手动轮椅者,不能有门槛;而对其他的轮椅用户,可以有一点门槛,门槛高度不应大于1.5 cm;当门槛高于4 cm,则应该修坡度为1/2的坡道。

(4) 门宽度:自动门为1.00 m,其他门不小于0.80 m。

(5) 楼房住宅:在平开门把手一侧的墙面应留有不小于0.5 m的墙面宽度,否则开门有障碍。最好有电梯,方便残疾人上下楼。

2. 客厅和走廊

(1) 宽度:客厅和走廊的宽度应大于1.50 m。

(2) 扶手:高度为0.85 m,扶手末端应向内拐到墙面或向下延伸0.10 m。

(3) 墙角:做成圆弧形。

(4) 墙面:应设自地面高0.35 m的护墙板,防轮椅脚托板撞墙。

(5) 地面:应平整,选用遇水不滑的地面材料,且有轮椅移动的足够空间。

(6) 门槛:走廊到住宅内各室的门槛要求同住宅门口。

(7) 设备:家具的摆放要考虑乘轮椅者的通行和操作,如应利于轮椅到椅子和沙发的转移,以及电灯、电话、电视、音响、空调、插座等电器的操作方便。

3. 浴室和厕所

(1) 门:宽度不小于 0.80 m,方便轮椅进出,且门扇内侧要设置关门拉手。

(2) 地面:应平整并选用遇水不滑的地面材料,且有轮椅移动的足够空间。

(3) 坐便器:高度与标准轮椅坐高一致(0.45 m),坐便器两侧需设置 0.70 m 水平抓杆,在坐便器的里侧还需设高 1.40 m 的垂直安全抓杆;要方便取手纸。

(4) 洗浴器:浴盆高度为 0.45 m,便于轮椅转移;浴盆上安放活动坐板或在浴盆一端设置 0.40 m 的洗浴坐台,浴盆内侧的墙面要有两层水平抓杆或一水平一垂直抓杆;若淋浴,则淋浴椅高度要与轮椅一致,要方便打开水龙头。

(5) 洗面器:最大高度为 0.85 m,应采用单杠杆水龙头或感应水龙头;洗面器下部距地面不小于 0.60 m,以方便轮椅靠近使用;电源插座要设在使用方便的地方。洗面器上方的镜子底边距地面为 1.10 m,并向前倾斜 0.15 m,便于站立者和乘轮椅者使用。

(6) 应急:设紧急呼叫按钮;门扇向外开,其上需设置观察窗口;能开关电灯。

4. 厨房和餐厅

(1) 门:厨房和饭厅合一且为开敞式方便残疾人;若有门则设置推拉门比较方便实用。

(2) 案台:台面距地面 0.75～0.80 m 的高度,乘轮椅者和可立姿的残疾人都可使用;案台下方为便于乘轮椅者深入,最小空间宽度是 0.70 m,高度是 0.60 m,深度 0.25 m;案台最好是高度可调的,案台两侧可设抽屉式落地柜。

(3) 吊柜:案台上的吊柜底面距案台 0.3 m,吊柜自身高度 0.6～0.8 m,深度 0.25～0.3 m,方便取餐具、调料、食物和开关柜门。最好是使用高度可调的吊柜。

(4) 炉灶:应采用案台上安放的炉灶,控制开关在案台前面操作。

(5) 洗涤池:洗涤池应采用单杠杆水龙头或感应水龙头;洗涤池的上口与地面距离不应大于 0.80 m,洗涤池深度为 0.10～0.15 m;洗涤池下方轮椅的空间同案台。

(6) 设备:冰箱和冰柜的取物要方便;微波炉、电水壶、电开关等使用方便。

(7) 饭桌:桌面高度和桌下空间要求同案台。此外,厨房面积要考虑到乘轮椅者进入和操作的位置及回转方便等。

5. 卧室和书房 要有轮椅活动的足够空间,家具如床和椅子的高度与标准轮椅坐高一致(0.45 m),便于转移;床边有助站扶手,床位的一侧要留有直径不小于 1.50 m的轮椅回转空间;电灯、电话和电视的操作方便;床头柜和衣柜取物,以及书柜取书要方便;书桌的桌面高度和桌下空间要求同案台。

6. 阳台和窗户 阳台深度要大于 1.5 m,便于乘轮椅者休闲。乘轮椅者的视线水平高度一般为 1.0 m,所以阳台围栏或外窗窗台的高度不大于 0.80 m,以适合乘轮椅者的视野效果。窗扇的开启和窗把手的高度要适合乘轮椅者的使用要求,以便乘轮椅者能自行开关各房间的窗户和窗帘。

(二) 公共环境改造

公共环境改造是指建筑环境,包括4类11个项目,需要按照《行标》要求,进行相关改造。

1. 到达公共建筑物的途径

(1) 人行道:途径中应有无障碍通道,即盲人有盲道,乘轮椅者有坡道。

(2) 交通:途径中的交通应无障碍,即乘轮椅者有无障碍巴士或出租车。

2. 公共建筑物出入口设施

(1) 门前:同居家环境改造。

(2) 门开启:同居家环境改造,门宽度≥1.5 m,应采用自动门。

3. 公共建筑物内设施

(1) 大厅和走廊:可参考居家环境改造,但宽度不应小于1.8 m,以便两台轮椅可并排通过。

(2) 楼梯和台阶:应采用有休息平台的直线形楼梯和台阶,宽度不应小于1.5 m,两侧应设高0.85 m的扶手,扶手抓握直径为35～45 mm。

(3) 公厕:男、女公共厕所应各设一个无障碍隔间厕位,面积不应小于1.80 m×1.40 m,坐便器和扶手尺寸同居家环境;洗手盆两侧和前缘应设安全抓杆,盆前应有1.10 m×0.80 m乘轮椅者使用面积;男公共厕所小便器两侧和上方应设安全抓杆。

(4) 电梯:轿厢门宽≥0.8 m,深度≥1.4 m,轿厢宽度≥1.1 m,正面和侧面应设高0.80～0.85 m的扶手,正面有高0.90 m至顶部的镜子,侧面应设高0.90～1.10 m带盲文的选层按钮(候梯厅等同),有上下运行、数显和报层音响。

(5) 设备:应考虑乘轮椅者使用方便,包括服务台、收款窗口、售票口、挂号口、取药口、饮水器、公共电话、点灯开关等。

4. 公共建筑物标识

(1) 盲道:在楼门口、服务台、门厅、楼梯口及楼梯平台、电梯、洗手间等设计盲道提示。

(2) 指示牌:如紧急出口、洗手间、电梯口、服务台、公用电话等处要有指示牌,建筑物外要有无障碍通道、停车场、残疾人停车位等标识。

二、康复对象的心理护理

护士在工作中针对患者现存的或潜在的心理问题,分析其心理需求,把握其心理状态,发现其心理问题,运用心理学的理论、方法及技术,为患者提供关怀、支持与帮助,减轻或消除负性情绪,增强其疾病状态下的适应能力,坚定战胜疾病的信念,从而促进患者的康复。

(一) 心理护理原则

1. 服务性原则 在临床护理中,护士要解决患者的生理需要,减轻躯体痛苦,恢复和重建生理功能,而且必须要满足其心理需要,减轻精神痛苦,保持良好的心理状态。

2. 交往的原则 心理护理是在一系列护患人际交往的过程中实施的,护士需与患者直接进行情感交流，把心理学的知识与技能融入自己的言行举止之中，以此向患者提供心理支持，减轻其焦虑、恐惧等心理反应，使患者获得安全感和信赖感，消除孤独与寂寞，保持良好的心理状态。

交往中，应遵循以下几点：①双方平等相待，互相尊重；②护士须掌握良好的交往技巧，在交往中应起主导作用；③双方应不断增加交往的深度和提高交往的质量。

3. 启迪与自我护理的原则 心理护理不是一种替代的过程，而是协助和促进患者提高对疾病与健康的认知，自觉转化行为并积极建立和发挥自我护理能力的过程。在实施心理护理时，应注意通过启迪开发患者的心理能动性，调动内在的积极性。启迪的范围包括恢复健康的希望、修身养性的启示、心理冲突的宣泄、正视伤病的激励勇气等。应通过指导和启发，帮助患者认识自我。护理是一种为了自己的生存、健康及舒适需要所进行的自我实践活动，让患者以平等的地位参与到自身的医疗护理活动中来，以体验维持健康、自我诊断、自我治疗、积极预防、保健康复的价值，提高患者的自尊与自信心。

4. 针对性原则 心理护理无统一的模式，它应根据每个患者在疾病不同阶段所出现的不同心理状态，有针对性地采取各种对策。为了使护理工作有针对性，可在交往中不断地观察、交谈、启发患者倾诉，必要时还可使用心理测量等手段，以便及时了解和掌握患者的病情和心理状态。

（二）常用方法

1. 支持性心理治疗 不必深入了解、分析患者的内在动机、潜意识、过去的经历等隐私，不会引起咨询对象的防御或反感，是一种主动的干预方式。这种疗法主要以接触患者的一般疑虑为重点，只涉及心理的表浅层面，不涉及当事人的家庭背景、感情经历等隐私，只就目前的情景和当下的感受做工作。最常用的方法为倾听、指导、劝解、鼓励、安慰疏导以及保证等内容。通过鼓励患者谈出自己的问题，听取诉述，然后提出建议，指导或劝告从而帮助患者度过或克服危机。

2. 音乐放松疗法 音乐能影响人格，包容人的情感的各个方面，能有效地塑造人格，并有助于协调身心及建立和谐的人际关系。音乐能超越意识直接作用于潜意识，因而在心理治疗中有特殊功效，并被广泛应用于行为治疗。根据“异质原理”及患者的文化程度和欣赏水平，选择患者所喜爱的音乐，使其处于自然而安静的环境下，放松身体。运用音乐刺激大脑的某些递质如乙酰胆碱和去甲肾上腺素的释放，从而改善大脑皮质功能，作用于下丘脑和边缘系统等大脑主管情绪的中枢，对人的情绪进行双向调节，缓解其紧张的心情，对抑郁和焦虑等疾病有较好的效果。

3. 合理情绪疗法 合理情绪疗法是以认知理论为基础，结合行为疗法的某些技术以矫正人们认知系统中非理性的信念，促进心理障碍得以消除的心理疗法。其中，认知是指人的多种心理能力，如感觉、知觉、记忆、思维等。人的认知过程必须通过感觉、知觉、记忆、思维和语言等一组相关的活动来完成。而信念是指人们对所发生事件的看法、理解和评价。此方法强调认知活动在行为上的重要性，重视认知、情感、行为三者的和谐。其治疗特色是与患者展开积极的辩论，以正确的人生哲学和理性思维去教育患者，有效地与不合理的信念展开积极的辩论，促使患者学会区分或辨别理性和非理性的观点。

知识链接 8-1

三、日常生活活动能力训练

日常生活活动是人们在日常生活中,为完成衣、食、住、行、保持个人卫生整洁和独立的社会活动所必需的一系列基本活动,是人在独立生活中最基本的、最具有共性的、反复进行的活动。

日常生活活动能力(activities of daily living,ADL)的训练,是为了使残疾人在家庭和社会中尽量不依赖或部分依赖他人而完成各项功能活动。

(一) 饮食训练

知识链接 8-2

根据患者的功能状态选择适当的餐具,对其进行进餐体位、抓握餐具、进食动作、咀嚼和吞咽动作等训练。

1. 进餐体位训练 进餐时,宜选择半坐位或半卧位,最简单动作为训练患者从仰卧位转换为相应体位。根据患者残疾程度,选择不同的方法。如:指导患者用健侧手和肘的力量坐起,或由他人帮忙使用辅助设备等坐起,维持坐位平衡,做到坐好、坐稳、依靠背支撑坐稳;若患者无法坐起,应指导患者采取健侧在下的侧卧位。

2. 抓握餐具训练 开始可抓握木条或橡皮,继而可使用匙。丧失抓握能力、协调性差或关节活动范围受限的患者无法使用普通餐具,应将餐具加以改良,如特制碗、碟,并加以固定,特制横把或长把匙、刀、叉等。

3. 进食动作训练 先训练手部动作,再训练进食动作。例如,将餐具及食物放在便于患者使用的位置,指导患者用健手把食物放在患手中,再由患手将食物放入口中,以训练两侧手功能的转换。

4. 咀嚼和吞咽动作训练 吞咽困难者在进食训练前,应先做吞咽动作的训练。在确定无误咽危险并能顺利喝水的状态下,可试行自己进食。可先食用浓汤、糊状食物、稀粥等,逐步从流质过渡到半流质再到普食,从少量饮食过渡到正常饮食。

(二) 更衣训练

患者能够保持坐位平衡后,可指导其进行穿脱衣服、鞋袜等训练。对穿戴假肢的患者注意配合其假肢的穿戴。大部分患者可用单手完成穿脱衣服的动作,如:偏瘫患者穿衣时先穿患肢,脱衣时先脱健肢;截瘫患者若可坐稳,可自行穿脱上衣、裤子时,可先取坐位,将下肢穿进裤子,再取卧位,抬高臀部,将裤子提上再穿好。若患者关节活动范围受限,穿脱普通衣服困难,应设计特制衣服,如宽大的前开襟衣服。若患者手指协调性差,不能系、解衣带或纽扣时,可使用摁扣、拉链、搭扣等。

(三) 个人卫生训练

个人卫生训练包括洗脸、刷牙、洗手等,可分解为移到洗漱处、开关水龙头、洗脸、洗手、刷牙等动作。洗漱用品应放在便于患者取用的位置:患者拧毛巾时可指导其将毛巾绕在水龙头上或患肢前臂,再用健手将其拧干;根据患者实际情况,可设计辅助器具,以方便抓握。

(四) 排泄功能训练

1. 排尿功能训练 其目的在于恢复排尿反射,重建排尿规律,预防泌尿系统感染，保护肾脏与膀胱功能。神经源性膀胱功能失调主要表现为尿失禁或尿潴留，将影响患者生存质量，应早期进行训练，训练时应循序渐进，每 2～5 小时训练 1 次，每次 10～15 分钟。常用的训练方法有以下几种。

(1) 盆底肌肉训练：指导患者在不收缩下肢肌、腹肌及臀部肌肉的情况下，主动收缩耻骨、尾骨周围的肌肉。每次吸气时持续收缩 10 秒，呼气时放松，重复 10 次，每日 5～10 次。

(2) 排尿习惯训练：训练患者在特定的时间排尿，如餐前 30 分钟、晨起或睡前，适用于急迫性尿失禁患者。

(3) 诱发排尿反射：定时对患者进行不同方法的刺激，以诱发排尿反射，如持续有节奏地轻叩耻骨上区、摩擦大腿内侧、温水冲洗会阴等，适用于反射性尿失禁及尿潴留患者。

(4) 屏气法：患者取坐位，身体前倾，腹部放松，快速呼吸 3～4 次以延长屏气增加腹压的时间。做一次深吸气，然后屏住呼吸，膀胱及盆骨底部用力做排尿动作，促进尿液排出，到没有尿液排出为止，适用于充盈性尿失禁患者。

(5) 手压法：双手拇指置于髂嵴处，其余手指置于下腹部膀胱区，用力压迫盆腔，协助排尿，也可用双手或单手握拳由脐部向耻骨方向滚动推压。加压时需轻柔缓慢。适用于尿潴留患者。

2. 排便功能训练 帮助患者建立排便规律，在一定时间内排净大便，消除或减少由于大便失禁造成的自卑心理，预防因便秘、腹泻、大便失禁所导致的并发症。常用的方法有以下几种。

(1) 调节饮食结构：指导患者多进食蔬菜、水果等含纤维素多的食物，多饮水等。

(2) 训练定时排便：每日或隔日训练患者在同一时间排便，以加强排便反射，并尽量取坐位进行。

(3) 按摩腹部：患者取仰卧位，屈膝，用手掌从右到左做环状按摩，每日于清晨、睡前按摩。

(4) 排便费力时，可配合使用缓泻剂、栓剂，必要时灌肠。

(5) 对无力排便的瘫痪患者，可戴手套用食指蘸润滑剂，伸至肛门 2～5 cm 做环形刺激。

（五）移动训练

患者因某种功能障碍不能很好完成移动动作时，需借助手杖、轮椅等，严重者需借助他人帮助。移动训练是帮助患者学会移动时所需的各种动作，从而独立完成日常生活活动。

1. 扶持行走训练 患者需要扶持时，扶持者应在患侧扶持，也可在患者腰间系带子，便于扶持的同时避免限制患者双腿活动。

2. 独立行走训练 指导患者保持立位平衡状态，平衡杠是练习站立和行走的主要工具。

3. 拐杖行走训练 拐杖训练是使用假肢或瘫痪患者恢复行走能力的重要的锻炼方法。拐杖长度应按患者的身高及上肢长度而定，即拐杖末端着地与同侧足尖中位距离 15 cm 左右,上臂外展与人体中轴线之间的角度为 30°。

(1) 双拐行走训练:将两拐杖置于足趾前外侧 15～20 cm,屈肘 20°～30°,双肩下沉,将上肢的肌力落在拐杖的横把上;背部靠墙站立,将重心移至一侧拐杖或墙壁,提起另一侧拐杖,再提起双侧拐杖;两拐杖置于两腿前方,向前行走时,提起双拐置于更前方,将身体重心置于双拐上,用腰部力量摆动身体向前。

(2) 单拐行走训练:健侧臂持拐杖行走时,拐杖与患侧腿同时向前迈出,以健侧腿承担体重,继而健侧腿和另一臂摆动向前,由患侧腿和拐杖共同承担体重;或将健侧臂前移,然后移患侧腿,再移健侧腿,或反之亦可,可由患者自行选择。

4. 上下楼梯训练 能够熟练在平地上行走后,可试着在坡道上行走,可进行扶栏杆上下楼梯训练、拐杖上下楼梯训练。

四、康复工程技术的应用

(一) 矫形器

矫形器是指为预防或矫正四肢、躯干畸形或治疗骨关节及神经肌肉疾病并补偿其功能,装配于人体四肢、躯体等部位的体外器具的总称。根据治疗部位不同,矫形器可分为上肢矫形器、下肢矫形器和脊柱矫形器三类。

1. 上肢矫形器 上肢矫形器的使用目的是保持肢体于功能位,提供牵引力以防止关节挛缩,预防或矫正上肢畸形,补偿上肢肌肉失去的力量以及辅助无力肢体运动或替代手的功能等。根据功能不同,上肢矫形器可分为固定性(静态性)和功能性(可动性)两大类。

2. 下肢矫形器 下肢矫形器的使用目的是维护关节的正常对线和活动范围,促进骨组织愈合,预防和矫正肢体畸形,支撑体重减轻或免除患肢的承重负荷,代偿无力能力等。由于下肢具有站立和步行的两大功能,任何障碍都会影响到身体的活动姿势和行走步态。因而,选用下肢矫形器时必须注意,穿戴后应对肢体没有明显的压迫,下肢有水肿的患者,矫形器不宜紧贴皮肤。

3. 脊柱矫形器 脊柱矫形器的使用目的是固定和保护脊柱,矫正脊柱的异常力学关系,减轻躯干的局部疼痛,保护病变部位免受进一步的损伤,支持麻痹的肌肉,预防和矫正畸形,通过对躯干的支持、运动限制和对脊柱对线的再调整达到矫治脊柱疾病的目的。根据脊柱不同病损部位,脊柱矫形器可分为颈部、颈胸部、胸腰部、腰骶部、胸腰骶部甚至整个脊柱的矫形器。

矫形器正式使用前,要进行试穿(又称初检),了解矫形器是否达到处方要求,对线是否正确,动力装置是否可靠,并进行相应的调整。然后,教会患者如何穿脱矫形器,如何穿上矫形器进行一些功能活动。训练后,再检查矫形器的装配是否符合生物力学原理,是否达到预期的目的和效果,了解患者使用矫形器后的感觉和反应,这一过程称为终检。终检合格后,方可交付患者正式使用。对需长期使用矫形器的患者,应每 3 个月或半年随访 1 次,以了解矫形器的使用效果及病理变化,必要时进行修正和调整。

(二) 假肢

假肢是用于弥补截肢者肢体缺损、代偿其失去的肢体功能而专门制造、装配的人工肢体。根据解剖部位不同，假肢可分为上肢假肢、下肢假肢两大类。

1. 上肢假肢 要求能基本达到上肢功能，外观逼真，轻便、耐用，穿脱方便，易操作。常用类型有骨骼式上肢假肢、肌电控制上肢假肢两种。

（1）骨骼式上肢假肢：由各种上肢标准零部件组装而成，重量轻、美观大方。根据部位分为骨骼式前臂假肢、骨骼式上臂假肢和骨骼式肩部假肢。

（2）肌电控制上肢假肢：能为上肢截肢患者提供具有良好工作、生活的自理能力。可以根据患者的意志实现手指的自动开合和旋腕功能。

2. 下肢假肢 要求外观逼真，轻便、耐用，穿脱方便，易操作。此外，下肢假肢要与健侧肢体长度相等，具有良好的承重功能，残肢与假肢紧密接触，行走时残肢在假肢内移动小，步态接近于正常。常用类型有踝部假肢、小腿假肢、膝关节离断假肢、大腿假肢、髋部假肢等。

由于截肢者都渴望通过佩戴假肢恢复被截去的肢体功能，因而在选用时，应尽可能保持正常的肢体外观；在装配时，应充分考虑到穿戴假肢后对基本功能的影响，以功能代偿为主。

（三）助行器具

助行器具是辅助人体支撑体重、保持平衡和行走的工具。根据其结构和功能，可分为无动力式助行器、功能性电刺激助行器、动力式助行器。

无动力式助行器结构简单，价格低廉，使用方便，是最常用的助行器具。下面只介绍无动力式助行器，主要包括杖类、助行架、行走器三大类型。

1. 杖类

（1）手杖：规格品种繁多，为一只手扶持以助行走的工具。①单足手杖：多为木制，支撑点较小不能承受较大负荷，适用于握力好、上肢支撑力强的患者。②多足手杖：有三脚式或四脚式，其高度可以调节，支撑面广且稳定，用于平稳能力欠佳、用单足手杖不够安全的患者。

（2）前臂杖：优点为轻便、美观，使用时，该侧手仍可自由活动，适用于握力差、前臂力较弱但不必用腋杖者，缺点是稳定性不如腋杖。

（3）腋杖：可靠稳定，适用于截瘫而上肢功能正常或外伤较严重的患者，杖的长度一般可以调节。

（4）平台杖：又称类风湿拐，有固定带，可将前臂固定在平台式前臂托上，前臂托前方有一把手。适用于手关节损伤严重的类风湿患者或手部有严重外伤、病变不宜负重者，改由前臂负重，把手起掌握方向作用。

2. 助行架 可支持体重便于站立或步行，其支撑面积较杖类大，故稳定性好。通常用铝合金材料制成，自身很轻，可以调节高度，是一种三边形（前面和左右两侧）的金属框架，可将患者保护在其中。

（1）步行式助行架：双手提起两侧扶手同时向前放于地面代替一足，然后健腿迈上，适用上肢功能较好下肢功能障碍较轻的患者。

（2）轮式助行架：在步行式助行器的基础上安装 2 只或 4 只小轮，减少阻力，便于移动，适用于上、下肢肌力差，提起助行架有困难者。

(3) 交互型助行架:体积较小,无轮,可调节高度。使用时先向前移动一侧,然后再向前移动余下的一侧,如此来回交替移动前进,适用于站立平衡差、下肢肌力差的患者或老年人,其优点是上厕所也很方便。

3. 行走器 根据钟摆工作原理而设计的行走器,适用于胸椎以下损伤的截瘫患者,需要根据患者的情况定做。根据损伤阶段又分为以下两种。

(1) 铰链式行走器:适用于各种原因所致截瘫患者(T_{10}或T_{10}以下完全性截瘫或部分高位不完全性截瘫),辅助截瘫患者达到实用性独立行走的目的。使用时,患者通过转移重心在位于大腿内侧的矫形器互动铰链装置的作用下,实现下肢的被动前后移动。

(2) 交替式行走器:适用于各种原因所致的T_4以下完全性或更高节段的不完全性脊髓损伤患者,达到实用性独立行走目的。使用时,患者通过躯干肌作用,使重心侧向转移及向前移动或通过主动使骨盆后伸,带动矫形器固定的下肢,在一定活动区域内实现主动向前移动。

(四) 轮椅

疾病、外伤可以导致下肢功能障碍、行走困难,严重影响病、伤、残者的生活、工作及社会交往活动。轮椅不仅是一种运载工具,也是行动不便者的假肢,某种程度上还是患者身体的一部分。轮椅使用得当,能避免虚耗体力,同时又可以提高使用者的独立性,胜任日常生活。

轮椅的使用应视患者的具体情况而定,按处方要求配置和使用轮椅。

1. 轮椅的选择 选择轮椅时,应当考虑多种主客观因素。掌握使用者的年龄、健康状况、体型、残疾和功能障碍程度,了解其生活方式、生活习惯、居住及工作环境等信息,注意轮椅的大小尺寸是否合适,避免皮肤磨损、擦伤及压疮。

(1) 座位宽度:测量坐下时两侧股骨大转子之间的最大距离,加上 5 cm(两侧各有 2.5 cm 空隙)。

(2) 座位长度:测量坐下时臀部至小腿腓肠肌后缘之间的水平距离,减去 5~7 cm。

(3) 座位高度:测量坐下时足跟至腘窝的距离,加上 4 cm。放置脚踏板时,板面至少离地 5 cm。

(4) 靠背高度:测量坐下时座面至腋窝的距离,减去 10 cm。颈椎高位损伤者,应选用高靠背,距离为座面至肩部的距离。

(5) 坐垫选择:软硬适中,压力均匀分散,透气性、吸湿性良好。

2. 训练方法

(1) 从床移到轮椅:轮椅置于患者健侧,面向床尾,与床成 30°~45°,关好轮椅闸。患者按照床上体位训练方法坐起。坐稳后,用健侧手抓住床档并支撑身体,将身体大部分重量放在健侧腿上,健侧手扶住轮椅远侧扶手,以健侧腿为轴心旋转身体,缓慢而平稳地坐在轮椅上。调整位置,用健侧足抬起患侧足,用健侧手将患侧腿放在脚踏板上,松开轮椅闸,轮椅后退离床。

(2) 从轮椅移到床上:移动轮椅到床边,轮椅朝向床头,健侧靠近床边,与床成

30°～45°，关好轮椅闸。患者用健侧手提起患足，将脚踏板移向一边，身体向前倾斜并向下撑而移至轮椅前缘，双足下垂，使健侧足略后于患侧足。健侧手抓住床扶手，身体前移，用健侧上、下肢支撑身体站立，转向坐到床边，推开轮椅，将双足收回床上。

(3) 轮椅与厕所便器间的转移：坐便器一般高于地面 50 cm。两侧必须安装扶手。先将轮椅靠近坐便器，关好轮椅闸，脚离开脚踏板并将脚踏板旋开，解开裤子，用健侧手扶轮椅扶手站起，然后握住墙上的扶手，转身坐于坐便器上。

思维导图

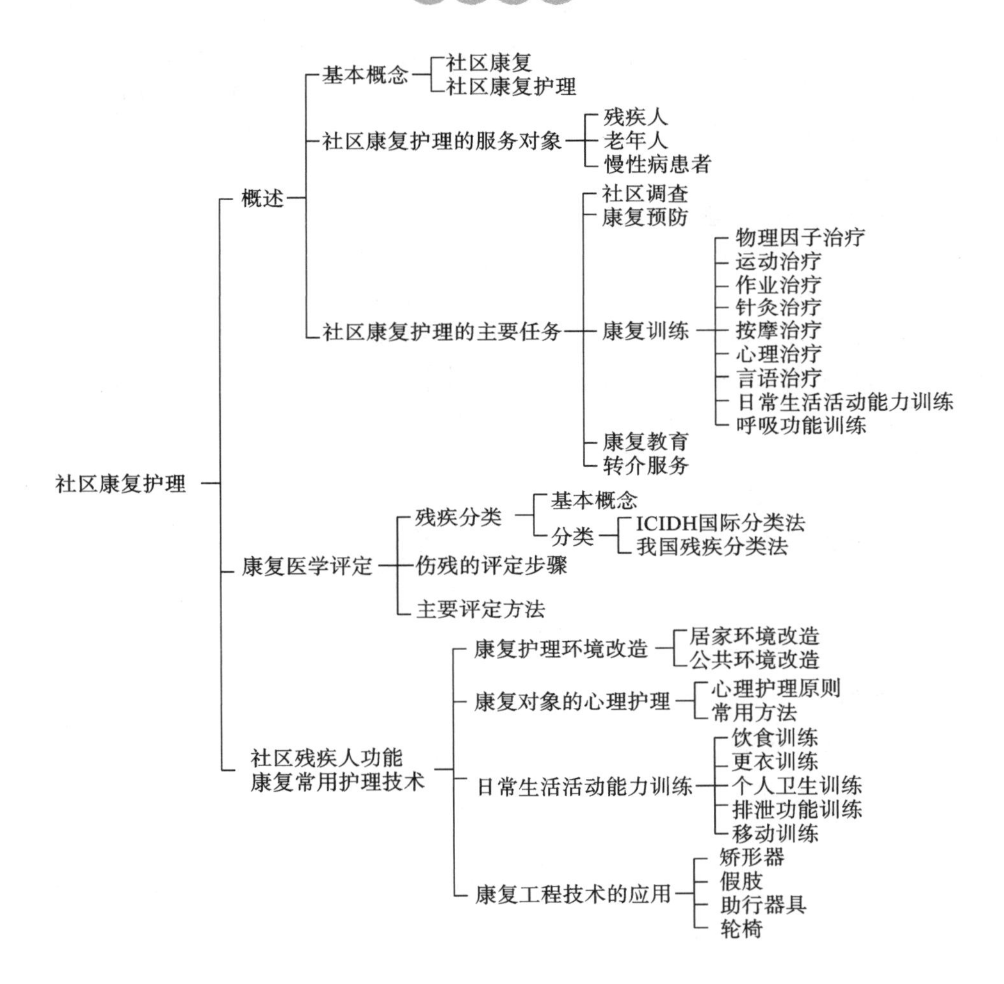

目标检测题

本项目参考答案

一、选择题

1. 社区康复护理的对象不包括(　　)。

A. 脑卒中者　B. 脊髓损伤者　C. 残疾人　D. 老年人　E. 亚健康人群

2. “旨在限制或逆转由病损造成的残疾”，属于康复预防中的(　　)。

A. 初级预防　B. 一级预防　C. 二级预防　D. 三级预防　E. 特级预防

3. 社区康复治疗的方法不包括(　　)。

A. 物理因子治疗　B. 运动治疗　C. 言语治疗
D. 针灸治疗　E. 输液治疗

4. 日常生活活动能力评定常用量表不包括(　　)。

A. Barthel 指数　B. PULSES 量表　C. Katz 指数
D. 功能活动问卷　E. 生存质量指数

5. 从轮椅移到床上训练中,轮椅与床所成夹角为(　　)。

A. 15°～20°　B. 20°～30°　C. 30°～45°　D. 45°～60°　E. 60°～90°

6. WHO 根据残疾性质和影响程度把残疾分为三类,下列哪项正确?(　　)

A 残损<残疾<残障　B. 残损>残疾>残障
C. 残损<残疾>残障　D. 残损>残疾<残障
E. 以上均不对

7. 社区康复的环境建立要求重点是保障(　　)。

A. 提供快速通道　B. 光线照明应充足　C. 地面平整
D. 无障碍设施　E. 居家环境改造

8. 截瘫患者若平稳坐位时,可自行穿、脱上衣,穿裤子时,可先取(　　),将下肢穿进裤子,再取卧位,抬高臀部,将裤子拉上、穿好。

A. 坐位　B. 侧卧位　C. 仰卧位　D. 站立位　E. 以上均不对

9. 伤残使用最广泛的辅助性支具为(　　)。

A. 轮椅　B. 拐杖　C. 推车　D. 助视器　E. 助行器

二、名词解释

1. 残损
2. 残疾
3. 残障

三、简答题

简述日常生活活动能力(ADL)的训练内容。

项目九　社区灾害与急救

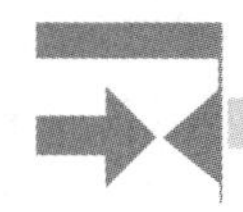

学习目标

知识目标：

1. 掌握：灾害、社区灾害、灾害护理的基本概念。
2. 熟悉：伤员的预检分诊、现场救护与转运方法。
3. 了解：社区灾害的原因、分类。

技能目标：能正确运用所学知识，对伤员进行预检分诊，对伤员进行现场救护与转运。

素质目标：具有关爱伤员良好的职业道德和为伤员提供现场救护服务的意识和能力。

任务一　灾害概述

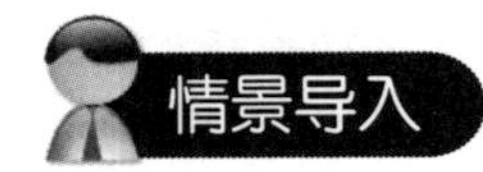

某地连续多日大量降雨，污染物、泥土、细菌等有害物质随雨水排入地表水，并倒灌进二次供水设施，居民饮用水出现有色、有味、混浊等异常现象，市民中发现介水传染病病例，无死亡病例，导致该地区人们恐慌，给当地卫生、行政机构的管理和应急处理工作带来了极大挑战。请思考：

1. 该地区应实行几级预警响应？
2. 在向上级部门报告前，还需收集哪些相关信息？

一、灾害相关概念

联合国"国际减灾十年"专家组指出，灾害是一种超出受影响社区现有资源承受能力的人类生态环境的破坏，具有突发性和破坏性。

世界卫生组织认为，任何能导致设施破坏、经济严重受损、人员伤亡、健康状况及卫生服务条件恶化的事件，若其规模已超出事件发生社区的承受能力而不得不向社区外部寻求专门援助时，即可称为社区灾害。

灾害医学是研究在各种自然灾害和人为事故所造成的灾害性操作条件下实施的紧急疾病防治和卫生保健的一门科学。

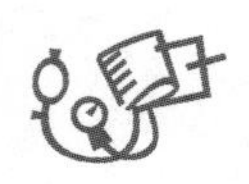

社区灾害是指在社区发生的、所有危及人们生命安全或导致人员伤亡的突发灾难性事件,主要由各种自然灾害或人为因素造成,通常无法预测。

灾害护理是指系统、灵活地应用护理独特的知识和技能,同时与其他专业领域合作,为减轻灾害对人类的生命、健康构成的危害而开展的活动。在灾害的整个过程中,为无法解决自身健康问题的服务对象提供医疗护理服务。一般分为准备阶段、应对阶段和恢复阶段的护理。

二、灾害类型

(一)按灾害发生原因分类

1. 自然灾害 自然灾害包括天文灾害、气象灾害、水文灾害、地质灾害、生物灾害、环境灾害等。

(1) 天文灾害:包括强的日冕物质抛射、大耀斑、高速太阳风、地磁暴、电离层突扰等。

(2) 气象灾害:包括台风、暴雨、冰雹、大风、雷暴、暴风雪等天气灾害,干旱、洪涝、持续高温、雪灾等气候灾害,沙漠化、山体滑坡、泥石流、雪崩、病虫害、海啸等气象次生灾害或衍生灾害。

(3) 水文灾害:包括洪水、涝灾、凌汛、风暴潮等。

(4) 地质灾害:包括地震、火山喷发、海啸、滑坡、泥石流、地裂及水土流失、沙漠化、盐碱化、海水入侵、地下水变异、煤层自燃、瓦斯爆炸、有害地气、黄土湿陷、泥沙淤积等。

(5) 生物灾害:包括动物灾害、植物灾害和微生物灾害。

(6) 环境灾害:包括大气污染、土壤污染、水体污染、海洋污染、城市环境污染、能源利用污染等。

2. 人为灾害 人为灾害包括交通事故灾害(陆地交通事故、空难、海难等)、火灾灾害(森林火灾、生产和生活火灾等)、爆炸灾害、建筑物爆炸灾害、工伤事故灾害、卫生灾害、矿山灾害、科技事故灾害、战争及恐怖行为灾害等。

(二)按灾害反应规模分类

1. 一级灾害 灾害发生地区的内部资源能够恢复原状。

2. 二级灾害 规模较大,需要邻近地区帮助才能恢复。

3. 三级灾害 需要国家之间进行大规模救助的灾害。

三、灾害护理人员应具备的能力

社区护士在救灾工作中,应为受灾者提供现场救护和转运,为灾民及救援人员提供心理支持,采取各种措施预防传染病,并应对避难所的灾民进行健康管理。为此,灾害护理人员应具备的能力包括以下几个方面。

(1) 制订科学、综合、相互协调的护理计划的能力:在灾害环境中护理对象的健康与洁净水、饮食、适宜的住处、环境卫生、通信和运输等因素有关。因此,制订护理计划时要充分考虑与上述相关部门的合作。

(2) 具备灾害救护的基本能力:社区护士应具有高度的责任心、良好的身体素质和心理素质,能够做好受灾社区居民和救护人员的心理支持和护理。

(3) 具备灾害现场救护的知识与技能:灾害护理中,社区护士应反应敏捷、判断准确、处置安全迅速,如预检分诊、心脏按压、气管插管、骨折的临时固定、止血、清创缝合以及饮用水消毒等。

(4) 熟练应用、维护急救器材:可熟练使用各种救护仪器,掌握操作技术,掌握常用急救药品的作用机理、应用计量和观察要点。

(5) 能做好灾后传染病等疾病的预防与控制。

(6) 拥有先进的管理理念与能力:日常工作中,能够向居民进行灾害安全教育,确认所属社区的危险因素。

四、社区灾害的预防及管理

1. 构建灾害应对组织体系 平时社区卫生服务工作中,社区护士要了解所属社区行政部门的灾害管理体系,并积极促进以社区为中心的灾害应对组织体系的构建。

2. 教育 实施社区居民的灾害应对安全教育。通过社区护理活动,向社区居民提供防灾信息和灾害过程中的自救知识和技术等。

3. 预警训练 构建社区救护体系,并进行灾害救护人员培训,有条件时实施灾害发生时的预警和疏散演练。

4. 风险图 社区护士参与以脆弱地区和阶层为中心的风险图制作。风险图是利用平时宣传社区内危险地区和掌握脆弱群体引起居民注意,显示有异常情况时可立即报告的体系。一般风险图显示的危险因素:有可能发生火灾的地方,有可能引起建筑物倒塌、车辆进出困难的地方,没有电信设施而难以通知的地方,有爆炸可能性的地方,有可能发生洪水滑坡的地方,洪水可能侵蚀的地方,独居老年人和行动不便的慢性病患者家庭等。

5. 医院灾害对策 医疗机构不论其规模大小,均应事先做好社区内发生火灾时为现场派出医疗人员的准备,还要做好医院内急诊室、重症监护室、手术室、病房的收容范围和物品的供给、人力动员、非常时期管理等计划。发生灾害时,医院可能面临由于附近社区发生灾害造成大量患者的忽然涌入或因医院内部设施问题可引起灾害发生的可能,因此医院灾害对策在考虑医院内发生紧急状况和灾害发生地区医疗资源内容的利用状况时,可利用以城市为单位或以国家为单位的“急救标志系统”制订行动要领。

6. 心理护理 因社区居民对灾害缺乏认识,面对灾害容易出现担心、焦虑、恐惧、不安等情绪,可能出现对预警的错误认识,盲目采取避难行动,应变能力低下等问题,错过预防灾害的良机。因此,社区护士应向社区居民提供相关的信息,指导居民正确认识灾害,进行防灾健康教育,增强居民科学的灾害意识。

任务二　社区灾害的应对护理与管理

某地发生里氏7.0级地震,大量人员伤亡,当地救护力量不够,急需支援。社区卫生服务中心护士小王被派去现场参加救护。请思考:

1. 小王到现场后,如何判断哪些是需要立即救护的伤员?

2. 伤员救护需遵循哪些原则?

一、现场医疗护理服务管理

知识链接 9-1

在灾害发生现场,医疗护理服务管理的目标是减少损伤、有效应对和尽快恢复。现场的主要救护任务包括预检分诊、治疗、转运和中间聚集机构伤员的管理等。

1. 预检分诊　现场预检分诊是以伤员的迫切需要或从迅速医疗中最大获益的可能性为依据,对伤员进行检伤分类的过程,包含确认伤员病情、分类、救护措施和转运等过程。灾害现场救护中的预检分诊评估需要判断受害人数及是否超过医院的容纳能力、灾害的性质、受灾程度和复苏的可能性等,并根据此评估确定转运伤员的优先顺序。

承担预检分诊工作的人员,一般佩戴执行预检分诊的特殊标记,实施预检分诊的同时,根据病情提供急救服务,并把伤员转运到治疗中心,确认是否所有受害者都佩戴预检分诊分类标记,并向指挥中心报告完成任务情况。现场预检分诊的准确度只达80%左右,因此,在灾害现场的预检分诊最好重复进行2～4次。

2. 治疗　担任现场治疗任务的人应佩戴相关标志,并建立现场的临时治疗场所,以便工作。治疗场所要选择一个能容纳受灾者的较宽松且容易将伤员从灾害危险地方转移到安全地方的场所,由专人管理,避免出入口混乱。根据预检分诊原则将治疗区域分为非常紧急、紧急、不紧急的治疗区域,做好记录,并转交给负责转运伤员的有关人员。

3. 转运　负责转运伤员的人应佩戴相应的标记,转运准备完毕后向负责治疗的部门报告车牌号、转运伤员数、伤员的病情和严重程度以及其他伤员种类(如外伤、烧伤、心脏问题等)等必要情报。由负责治疗的人员直接通知相关医院伤员转运情况,转运负责人员负责转运伤员到相关医院。

4. 中间聚集机构伤员的管理　负责人佩戴相应的标记,选定有利于聚集的场所,备好车辆并把伤员安全转移到转运车辆。

二、预检分诊救护

知识链接 9-2

预检分诊救护是指根据威胁生命的程度、伤员的严重性、伤员存活的可能性和资源,迅速进行分类的同时给伤员带上伤情识别卡,提供最基本的治疗护理的方法。分诊救护人员由经过专业训练、经验丰富、判断力强、处置果断的人员担任,并着专用服装(如穿马甲、戴臂套)开展分诊救护工作。

(一) 预检分诊

1. 分诊方法 START(simple triage and rapidly treatment)即简单分类、迅速治疗,适用于事件发生现场较小、短时间有大量伤员的救护。主要依据伤员的通气、循环及意识状况进行简单判断和快速分诊,也有人总结为 RPM 初步预检分诊,R 呼吸(respiration),P 灌注量(perfusion),M 意识(mind)。START 分类的简要标准见表 9-1。

表 9-1 START **分类的简要标准**

项目	蓝(绿)	黄	红	黑
呼吸	＜30 次/分	＜30 次/分	＞30 次/分	无
心跳	有	有	无	无
反应	可走	可听指令	不能听指令	不能听指令

2. 标识颜色 救护中,根据症状和体征等判断伤情,给伤员佩戴相应颜色的伤情识别卡,以便快速采取相应措施,对其进行及时、有序、恰当地处理。按照国际公认标准,现场预检分诊的分类分为四个等级,使用统一标识颜色。

(1) 红色:重伤,非常紧急,第一优先处置。表示伤员伤情严重,威胁生命。需 1 小时内立即送往综合性医院治疗,属重度损伤,如收缩压小于 60 mmHg、意识丧失、心跳呼吸骤停或呼吸困难、上呼吸道梗阻、张力性气胸、大出血、昏迷等其他会随时导致生命危险者。

(2) 黄色:中度伤,紧急,第二优先处置。表示没有致命的损伤但需要治疗者,可能有潜在生命危险。需 4～6 小时内初步救护后优先送往附近医院,属中度损伤,常见的有严重烫伤、头皮撕脱、肱骨骨折、肩关节错位、稳定性的药物中毒、轻度意识障碍等。

(3) 蓝(绿)色:轻伤,不紧急,第三优先处置。表示伤情较轻,意识清醒、生命体征正常,能配合检查、可走路者不需转诊医院治疗,现场救护,常见的有单纯伤口破裂、扭伤等。

(4) 黑色:已死亡者或损伤非常严重、没有存活希望的伤员,如躯干分离、高空坠落致严重创伤及内脏脱出者。

3. 心理问题分诊 对受灾人员或救灾人员进行精神损伤程度的判断和分诊。

(1) 正常反应:表现为不安、寒战、恶心呕吐,能执行简单命令。

(2) 外伤性抑郁:表现为呆坐,像“正常反应”,但能参与简单的救助活动。

(3) 惊吓:丧失判断力,对人群充满恐惧,最好进行隔离护理。

(4) 过度反应:表现为常讲恐怖性故事、到处乱串等过分反应。

(5) 转换反应:出现听力障碍、视力障碍、癔症性昏迷、麻痹等躯体症状,需及时给予护理。

(二) 现场救护

1. 评价现场伤亡情况 包括事件发生的时间、地点、伤亡人数及种类;伤员主要的伤情、采取的措施及投入的医疗资源;急需解决的医疗救护问题。

2. 现场伤员分类 依据伤员的伤病情况,按轻、中、重、死亡分类,分别以蓝(绿)色、黄色、红色、黑色的伤情识别卡做出标志,置于伤员的胸部或手腕、脚踝部位,便于救护人员辨认并采取相应的急救措施。

3. 转送伤员 将经治伤员的血型、伤情、急救处置、注意事项等逐一填写在伤员情况单上,并置于伤员衣袋内,转运过程中科学搬运,避免造成二次损伤;先处理大出血、骨折等再转运。

4. 现场信息报告与管理 按照相关法律法规规定的报告程序,对现场发生的新病例、重症患者等情况及时报告。

5. 现场流行病学调查与人群管理 配合专业防治机构,对传染病患者、疑似患者采取隔离、医学观察等措施;对隔离者进行定期随访,指导患者家庭消毒;开展健康教育,给居民普及救护知识,解答相关问题;分配发放应急药品和防护用品,并指导居民正确使用。

6. 指挥、调遣现场其他医疗救助力量 根据需要对参与医疗救助的其他人员进行调遣。

(三)救护技术

(1)现场评估,判断病情:迅速进行全身评估,测量患者的生命体征、意识状态及一般情况(如皮肤黏膜的完整性、肢体活动情况等)。

(2)保持呼吸道通畅:及时清理呼吸道,保持呼吸通畅;并持续观察患者呼吸情况,若呼吸停止,立即人工呼吸。

(3)心脏复苏:若患者动脉无搏动,立即胸外心脏按压。

(4)控制活动性出血:对活动性出血给予止血。

(5)维持有效循环:输液、输血扩容,防止休克和病情恶化。

(6)休息:维持安静的环境和合适体位,让患者休息。

(7)协同治疗:配合医生进行包扎、骨折固定、术前准备及病情监护等。

(8)若需转诊治疗,在患者病情允许的情况下尽早送往医院治疗。转运途中继续病情监护,监测生命体征,保证安全。随时与接收医院联系,报告伤情。

三、封闭空间与健康管理

灾害发生时,常见伤员被困在倒塌的建筑物中或部分身体被压在建筑物下边,经过很长的时间才能获救的情况。在这种封闭空间中,伤员的健康需求与一般外伤有所不同。

(一)一般健康问题

(1)骨折及多处外伤:多见一处或多处骨折、擦伤、创伤、烧伤等。

(2)闭合性头部损伤:颅内出血引起的颅内压增高及潜在的意识障碍。

(3)脱水:导致少尿、急性肾功能不全等。

(4)挤压综合征:与挤压引起的肌肉损伤有关。

(5)低体温:由在制动状态下产热少于耗热所致。

(6) 呼吸道损伤：吸入建筑物倒塌时产生的灰尘及防火用石棉等引起呼吸道损伤。

(二) 封闭空间中的健康管理

(1) 稳定生命体征、供氧。

(2) 骨折部位的固定。

(3) 疼痛管理。

(4) 急救医疗体系的灵活应用：转运到可得到集中治疗的临近医疗部门。

(三) 封闭空间遇难者的对症处理

(1) 呼吸障碍：见于气道梗阻、呼吸道感染、换气障碍者，要给予吸痰、气管插管、吸氧、胸腔减压等护理措施。

(2) 体液不足：见于呕吐、出血、低体温、烧伤者，立即建立静脉通道，补充液体。

(3) 低体温症：因产热下降和耗热增加而引起，出现寒战、心律不齐、脉缓、低血压、昏睡、呼吸减弱等症状，应立即脱去湿衣物、保温并输入温热液体。

(4) 挤压综合征：挤压引起的广泛性肌肉损伤导致全身症状，应根据医嘱，及时处理。

四、伤员的救护与转运

(一) 救护原则

社区救护不同于医院院内急救，要求在紧急情况下，利用现场有限资源，最大限度地救护伤员，减少伤亡率。

(1) 先排险后施救：立即采取措施使伤员脱离危险区域，然后实施救护。

(2) 先救命再治伤：评估伤员的呼吸、出血或循环等危及生命的体征，运用心肺脑复苏及五大技术（通气、止血、包扎、固定和搬运）实施现场急救，以维持伤员基本生命体征，然后进行其他伤病的治疗。

(3) 争分夺秒、就地取材：强调时间就是生命，对大出血、严重创伤、窒息、严重中毒者等，争取在短时间内，在医疗监护下送至医院。最佳救护期为伤后 12 小时内，较佳为伤后 12～24 小时。救护时，若受交通、设备等限制，应根据现场情况，必要时采取就地取材、临时制作等方法解决实际问题。

(4) 急救与呼救并重：第一目击者发现现场后立即向医院或急救部门呼救，尽快争取到急救外援，保证救护及时、有效。

(5) 转运与监护结合：运送途中，密切观察伤情，注意其呼吸、心率、脉搏、血压等基本生命体征变化，做好抢救、观察、监护等有关医疗文件的记录，并妥善保管。与接收医院密切联系、报告伤情，确保现场急救措施紧密衔接，防止前后重复、遗漏和差错，做到前后一致。此外，对断指、断肢、牙齿等离断的肢体或器官进行有效保护，以便手术使用。

(二) 转运方法

1. 搬运 社区现场救护过程中，需要将伤员从危险环境搬移至安全地带或者搬

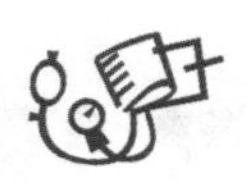

运至担架上送往医院。正确、稳妥、迅速地搬运对伤员的抢救、治疗和预后至关重要。操作不当会加重损伤,引发严重后果。临床通常采用的搬运方法有徒手搬运和器材搬运两类。

(1) 徒手搬运。

①单人徒手搬运法。

a. 扶行法:适用于清醒的伤员,没有骨折、伤势不重、能自己行走的伤员。方法:救护者站在身旁,将其一侧上肢绕过救护者颈部,用手抓住伤员的手,另一只手绕到伤员背后,搀扶行走。

b. 背负法:适用于老幼、体轻、清醒的伤员。方法:救护者朝向伤员蹲下,让伤员将双臂从救护者肩上伸到胸前,两手紧握。救护者抓住伤员的大腿,慢慢站起来。若伤员有上肢、下肢或脊柱骨折不能用此法。

c. 爬行法:适用于清醒或昏迷伤员。在狭窄空间或浓烟的环境下,用皮带、围巾、绷带或三角巾将伤员的双手腕绑扎紧,然后跨跪在伤员身上,将头伸进伤员的双腕下,将伤员的双臂吊在自己的肩上,双手按地抬身,将伤员的头肩部尽量吊离地面,然后四肢蹲伏爬行。

d. 抱持法:适用于年幼伤员,体轻者没有骨折、伤势不重,是短距离搬运的最佳方法。方法:救护者蹲在伤员的一侧,面向伤员,一只手放在伤员的大腿下,另一只手绕到伤员的背后,然后将其轻轻抱起。若伤员有脊柱或大腿骨折禁用此法。

②双人徒手搬运法。

a. 轿杠式:适用清醒伤员。方法:两名救护者面对面各自用右手握住自己的左手腕。再用左手握住对方右手腕,然后,蹲下让伤员将两上肢分别放到两名救护者的颈后,再坐到相互握紧的手上。两名救护者同时站起,行走时同时迈出外侧的腿,保持步调一致。

b. 拉车式:适用于意识不清的伤员。方法:将伤员移到椅子、担架上或在狭窄地方搬运伤员。两名救护者,一人站在伤员的背后将两手从伤员腋下插入,把伤员两前臂交叉于胸前,再抓住伤员的手腕,把伤员抱在怀里,另一人反身站在伤员两腿中间将伤员两腿抬起,两名救护者一前一后地行走。

③三人徒手搬运法。

三人异侧运送:适用于脊柱骨折的伤员。方法:两名救护者站在伤员的一侧,第三名救护者可站在对面,两臂伸向伤员臀下,握住对方救护者的手腕。三名救护者同时单膝跪地,分别抱住伤员肩、后背、臀、膝部,然后同时站立抬起伤员。

(2) 器材搬运:担架是运送伤员最常用的工具,种类不同,使用方法不同。常见的有以下几种。

①板式担架:适用于心肺复苏及骨折伤员。

②四轮担架:固定于救护车、救生艇、飞机上。

③其他器材:帆布担架、可折叠式搬运椅等。

一般情况下,肢体骨折或怀疑脊柱损伤者,均需使用担架搬运,避免损伤加重。基于安全考量,两名救护者小心将伤员移至担架后,各抬担架两端,在一般平地时,伤员脚朝前方;在上楼梯、上坡或抬上救护车时,伤员头部向前端较佳。

2. 转运 快速、安全地转运，使伤员得到进一步的救治，对提高抢救成功率起重要的作用。转运中，要做到严密观察病情变化、及时进行相关处理，才能使伤员安全到达医院。

(1) 根据不同运输工具、伤病情况选取体位。一般伤员，取仰卧位；昏迷者，头转向一侧；恶心、呕吐者，取侧卧位；颅脑损伤、呼吸困难者，取半卧位。

(2) 保持担架平稳。伤员通常下肢在前、头部在后，以利于观察病情。

(3) 运送脊柱骨折者，应将其身体固定在硬板担架上。已确定或疑有颈椎骨折者，应用颈托固定，尽量避免颠簸和摇动。

(4) 严密监测呼吸、体温、脉搏、血压、意识、瞳孔、出血等情况，途中对伤员进行持续心电监测。

(5) 加强生命支持性措施，如吸痰、吸氧、输液等。一旦病情突变，应采取紧急救护，如气管切开、心脏电除颤等。

(6) 准确填写出诊、抢救、观察、监护记录，并与医院做好伤员的交接工作。

思维导图

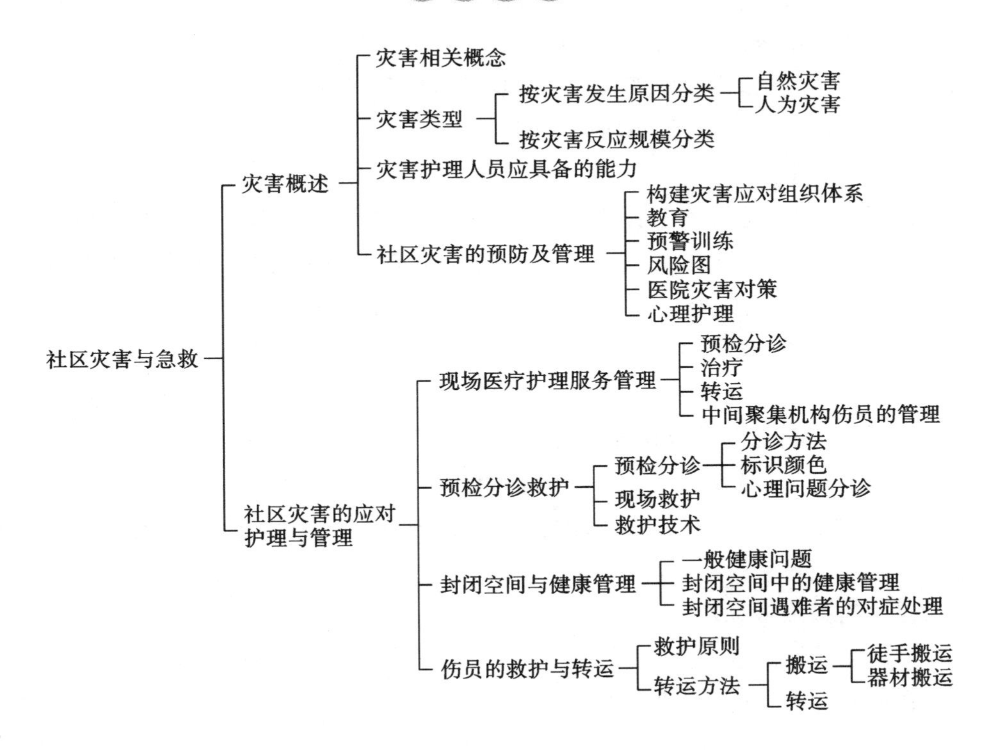

目标检测题

本项目参考答案

一、选择题

1. 灾害预防阶段护理管理内容不包括(　　)。

A. 构建灾害应对组织体系　　B. 实施社区居民的灾害应对教育
C. PTSD 的心理支持　　D. 预警训练
E. 制作风险图

2. 在受灾现场实施预检分诊时,需要使用黑色分类的情况是(　　)。
A. 面部烧伤者　　B. 张力性气胸
C. 腿部骨折行走困难者　　D. 上肢皮肤裂伤流血
E. 遇难死亡伤员

3. 在灾害现场,有一伤员呼吸频率大于 30 次/分,脉搏摸不清,意识存在,应给予标志(　　)。
A. 红色　　B. 黄色　　C. 绿色　　D. 黑色　　E. 灰色

4. 在灾害现场,黄色标志着应在(　　)内接受治疗的伤员。
A. 1 小时　　B. 2～3 小时　　C. 4～6 小时　　D. 2 小时　　E. 8 小时

5. 有一带有红色标志的伤员,转运时不正确的是(　　)。
A. 颈部固定后立即放置在担架上抬至救护车上
B. 转运身体带有刺入物的伤员时,应避免挤压、碰撞
C. 腹部内脏脱出的伤员转运时取仰卧位,双腿屈曲
D. 救护车不在时,应立即现场拦车运送危重伤员至医院
E. 保持担架平稳昏迷者,头转向一侧

(6～9 题共用题干)

伤员,女,10 岁,地震发生后她失去了亲人,虽获救但却成为一名孤儿。地震灾害现场,该伤员被诊断为张力性气胸。她首先被安置在当地附近的一个灾民安置点进行救护,随后被亲友带离此处。

6. 根据其伤情,现场给予该伤员的标识应为(　　)。
A. 黄色　　B. 红色　　C. 绿色　　D. 蓝色　　E. 黑色

7. 对受灾者进行预检分诊要求的时间是(　　)。
A. 10 秒　　B. 30 秒　　C. 60 秒　　D. 90 秒　　E. 120 秒

8. 为及时解除威胁该伤员生命的相关因素,稳定其生命体征,救护人员应重点进行(　　)。
A. 维持有效血液循环　　B. 观察伤情变化
C. 控制活动性出血　　D. 保持呼吸道通畅
E. 密切配合医生进行诊断性操作

9. 救灾护士首次走访时,看到该伤员面对惨剧反应麻木、面无表情、经常呆坐。地震后月余,该伤员仍感全身无力、食欲不振、睡眠不佳、胸闷气短、心里难受,甚至出现不想活了的想法。请问该伤员出现的心理问题为(　　)。
A. 正常反应　　B. 过度反应　　C. 转换反应
D. 惊吓　　E. 外伤性抑郁

二、名词解释

1. 社区灾害

2. 灾害护理

3. 预检分诊救护

三、简答题

1. 简述社区灾害预防阶段管理内容。

2. 简述现场预检分诊的分类。

附录一　居民健康档案管理服务规范

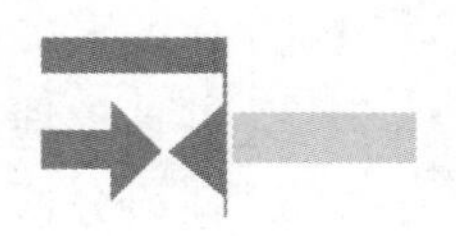

一、服务对象

辖区内常住居民，包括居住半年以上的户籍居民及非户籍居民。以0～36个月儿童、孕产妇、老年人、慢性病和重性精神疾病患者等人群为重点。

二、服务内容

（一）居民健康档案的内容

居民健康档案的内容包括个人基本信息、健康体检、重点人群健康管理记录和其他医疗卫生服务记录。

(1) 个人基本情况包括姓名、性别等基础信息和既往史、家族史等基本健康信息。

(2) 健康体检包括一般健康检查、生活方式、健康状况及其疾病用药情况、健康评价等。

(3) 重点人群健康管理记录包括国家基本公共卫生服务项目要求的0～36个月儿童、孕产妇、老年人、慢性病和重性精神疾病患者等各类重点人群的健康管理记录。

(4) 其他医疗卫生服务记录包括上述记录之外的其他接诊记录、会诊记录等。

(5) 农村地区在居民个人健康档案基础上可增加家庭成员基本信息和变更情况，家庭成员主要健康问题，社会经济状况，农村家庭厨房、厕所使用、禽畜栏设置等信息。

（二）居民健康档案的建立

(1) 辖区居民到乡镇卫生院、村卫生室、社区卫生服务中心（站）接受服务时，由医务人员负责为其建立居民健康档案，并根据其主要健康问题和服务提供情况填写相应记录。同时为服务对象填写并发放居民健康档案信息卡。

(2) 通过入户服务（调查）、疾病筛查、健康体检等多种方式，由乡镇卫生院、村卫生室、社区卫生服务中心（站）组织医务人员为居民建立健康档案，并根据其主要健康问题和卫生服务需要填写相应记录。

(3) 将医疗卫生服务过程中填写的健康档案相关记录表单，装入居民健康档案袋统一存放。农村地区建议以家庭为单位集中存放保管。有条件的地区录入计算机，建立电子化健康档案。

（三）居民健康档案的使用

(1) 已建档居民到乡镇卫生院、村卫生室、社区卫生服务中心（站）复诊时，应持居民健康档案信息卡，在调取其健康档案后，由接诊医生根据复诊情况，及时更新、补充相应记录内容。

(2) 入户开展医疗卫生服务时,应事先查阅服务对象的健康档案并携带相应表单,在服务过程中记录、补充相应内容。

(3) 对于需要转诊、会诊的服务对象,由接诊医生填写转诊、会诊记录。

(4) 所有的服务记录由责任医务人员或档案管理人员统一汇总、及时归档。

(5) 农村地区建立居民健康档案可与新型农村合作医疗工作相结合。

三、服务流程

(一) 确定建档对象流程图

确定建档对象流程图见附图 1-1。

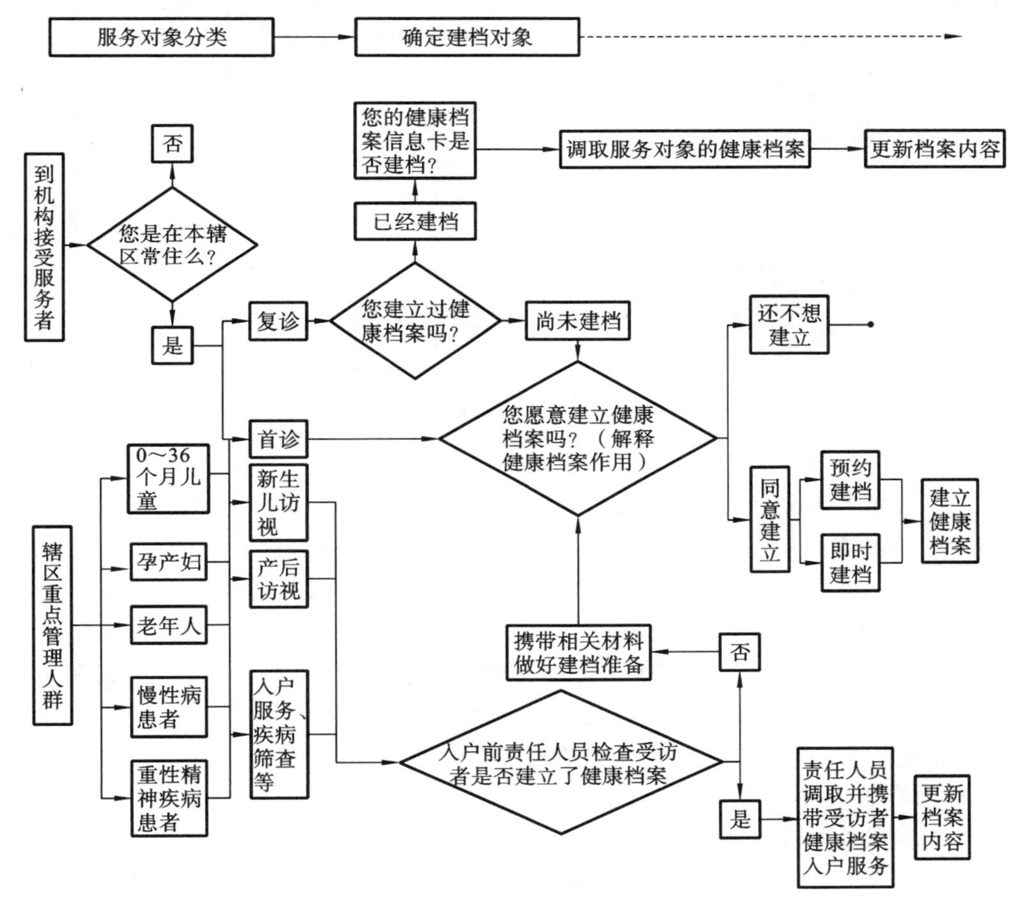

附图 1-1 确定建档对象流程图

(二) 居民健康档案管理流程图

居民健康档案管理流程图见附图 1-2。

四、服务要求

(1) 居民健康档案的建立要遵循自愿与引导相结合的原则,在使用过程中要注意

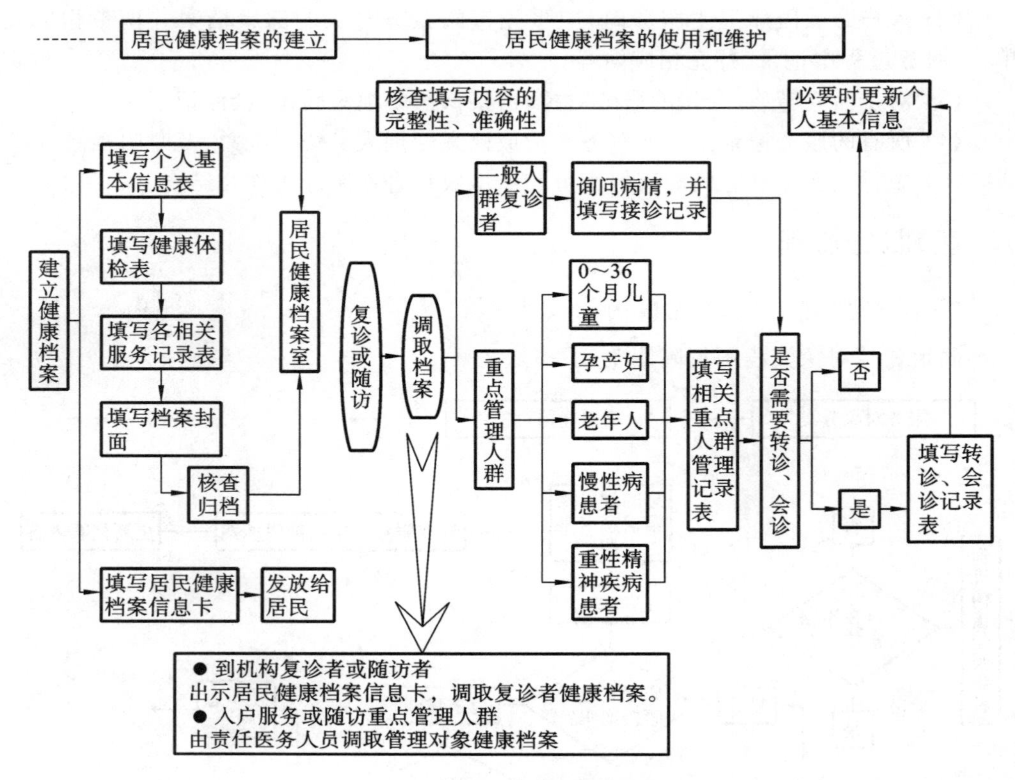

附图 1-2　居民健康档案管理流程图

保护服务对象的个人隐私。

(2) 乡镇卫生院、村卫生室、社区卫生服务中心(站)应通过多种信息采集方式建立居民健康档案。居民健康档案应及时更新,保持资料的连续性。

(3) 统一为居民健康档案进行编码,采用16位编码制,以国家统一的行政区划编码为基础,以乡镇(街道)为范围,村(居)委会为单位,编制居民健康档案唯一编码。同时将建档居民的身份证号作为身份识别码,为在信息平台下实现资源共享奠定基础。

(4) 按照国家有关专项服务规范要求记录相关内容,记录内容应齐全完整、真实准确、书写规范、基础内容无缺失。各类检查报告单据和转诊、会诊的相关记录应粘贴留存归档。

(5) 居民健康档案管理要具有必需的档案保管设施设备,按照防盗、防晒、防高温、防火、防潮、防尘、防鼠、防虫等要求妥善保管居民健康档案,指定专(兼)职人员负责居民健康档案管理工作,保证健康档案完整、安全。

(6) 加强信息化建设,有条件的地区应利用计算机管理居民健康档案。

(7) 积极应用中医药方法为城乡居民提供中医健康服务,记录相关信息纳入居民健康档案管理。

五、考核指标

(1) 居民健康档案建档率=建档人数/辖区内常住居民数×100%。

(2) 居民健康档案合格率=填写合格的档案份数/抽查档案总份数×100%。

(3) 居民健康档案使用率=抽查档案中有动态记录的档案份数/抽查档案总份数×100%。

有动态记录的档案是指1年内有符合各类服务规范要求的相关服务记录的居民健康档案。

附件1 居民健康档案表单目录

1. 居民健康档案封面
2. 个人基本信息表
3. 健康体检表
4. 重点人群健康管理记录表(图、卡)(详见各专项服务规范相关表单)
4.1 0～36个月儿童健康管理记录表
4.1.1 新生儿家庭访视记录表
4.1.2 1岁以内儿童健康检查记录表
4.1.3 1～2岁儿童健康检查记录表
4.1.4 3岁儿童健康检查记录表
4.1.5 儿童生长发育监测图
4.1.5.1 男童年龄别体重
4.1.5.2 男童年龄别身长
4.1.5.3 女童年龄别体重
4.1.5.4 女童年龄别身长
4.2 孕产妇健康管理记录表
4.2.1 第1次产前随访服务记录表
4.2.2 第2～5次产前随访服务记录表
4.2.3 产后访视记录表
4.2.4 产后42天健康检查记录表
4.3 预防接种卡
4.4 高血压患者随访服务记录表
4.5 2型糖尿病患者随访服务记录表
4.6 重性精神疾病患者管理记录表
4.6.1 重性精神疾病患者个人信息补充表
4.6.2 重性精神疾病患者随访服务记录表
5. 其他医疗卫生服务记录表
5.1 接诊记录表
5.2 会诊记录表
6. 居民健康档案信息卡

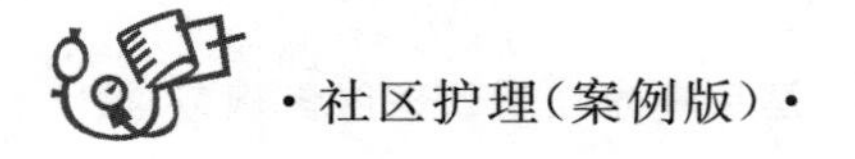

附件2　个人基本信息表

姓名：　　　　　　　　　编号□□-□□□□□

<table>
<tr><td colspan="2">性　别</td><td colspan="3">0.未知的性别　1.男　2.女
3.未说明的性别　□</td><td>出生日期</td><td colspan="2">□□□□ □□ □□</td></tr>
<tr><td colspan="2">身份证号</td><td colspan="2"></td><td>工作单位</td><td colspan="3"></td></tr>
<tr><td colspan="2">本人电话</td><td></td><td>联系人姓名</td><td></td><td>联系人电话</td><td colspan="2"></td></tr>
<tr><td colspan="2">常住类型</td><td colspan="2">1.户籍　2.非户籍　□</td><td>民　族</td><td colspan="3">1.汉族　2.少数民族　□</td></tr>
<tr><td colspan="2">血　型</td><td colspan="6">1.A型　2.B型　3.O型　4.AB型　5.不详/RH阴性:①否　②是　③不详　□/□</td></tr>
<tr><td colspan="2">文化程度</td><td colspan="6">1.文盲及半文盲　2.小学　3.初中　4.高中/技校/中专　5.大学专科及以上
6.不详　□</td></tr>
<tr><td colspan="2">职　业</td><td colspan="6">1.国家机关、党群组织、企业、事业单位负责人　2.专业技术人员　3.办事人员和有关人员　4.商业、服务业人员　5.农、林、牧、渔、水利业生产人员　6.生产、运输设备操作人员及有关人员　7.军人　8.不便分类的其他从业人员　□</td></tr>
<tr><td colspan="2">婚姻状况</td><td colspan="6">1.未婚　2.已婚　3.丧偶　4.离婚　5.未说明的婚姻状况　□</td></tr>
<tr><td colspan="2">医疗费用
支付方式</td><td colspan="6">1.城镇职工基本医疗保险　2.城镇居民基本医疗保险　3.新型农村合作医疗
4.贫困救助　5.商业医疗保险　6.全公费　7.全自费　8.其他　□/□/□</td></tr>
<tr><td colspan="2">药物过敏史</td><td colspan="6">1无、有：　2.青霉素　3.磺胺　4.链霉素　5.其他　□/□/□/□</td></tr>
<tr><td rowspan="4">既
往
史</td><td>疾病</td><td colspan="6">1.无　2.高血压　3.糖尿病　4.冠心病　5.慢性阻塞性肺疾病　6.恶性肿瘤
7.脑卒中　8.重性精神疾病　9.结核病　10.肝炎　11.其他法定传染病　12.其他
□确诊时间　年　月/□确诊时间　年　月/□确诊时间　年　月
□确诊时间　年　月/□确诊时间　年　月/□确诊时间　年　月</td></tr>
<tr><td>手术</td><td colspan="6">1.无　2.有:名称1　时间/名称2　时间　□</td></tr>
<tr><td>外伤</td><td colspan="6">1.无　2.有:名称1　时间/名称2　时间　□</td></tr>
<tr><td>输血</td><td colspan="6">1.无　2.有:原因1　时间/原因2　时间　□</td></tr>
<tr><td colspan="2" rowspan="3">家族史</td><td>父亲</td><td colspan="2">□/□/□/□/□/□</td><td>母亲</td><td colspan="2">□/□/□/□/□/□</td></tr>
<tr><td>兄弟姐妹</td><td colspan="2">□/□/□/□/□/□</td><td>子女</td><td colspan="2">□/□/□/□/□/□</td></tr>
<tr><td colspan="6">1.无　2.高血压　3.糖尿病　4.冠心病　5.慢性阻塞性肺疾病　6.恶性肿瘤
7.脑卒中　8.重性精神疾病　9.结核病　10.肝炎　11.先天畸形　12.其他</td></tr>
<tr><td colspan="2">遗传病史</td><td colspan="6">1.无　2.有:疾病名称　□</td></tr>
<tr><td colspan="2">残疾情况</td><td colspan="6">1.无残疾　2.视力残疾　3.听力残疾　4.言语残疾　5.肢体残疾　6.智力残疾
7.精神残疾　8.其他残疾　□/□/□/□/□/□</td></tr>
</table>

附件3 健康体检表

姓名： 编号□□-□□□□□

体检日期	年 月 日		责任医生		
内容	检查项目				
症状	1. 无症状 2. 头痛 3. 头晕 4. 心悸 5. 胸闷 6. 胸痛 7. 慢性咳嗽 8. 咳痰 9. 呼吸困难 10. 多饮 11. 多尿 12. 体重下降 13. 乏力 14. 关节肿痛 15. 视物模糊 16. 手脚麻木 17. 尿急 18. 尿痛 19. 便秘 20. 腹泻 21. 恶心呕吐 22. 眼花 23. 耳鸣 24. 乳房胀痛 25. 其他 □/□/□/□/□/□/□/□/□/□				
一般状况	体温	℃	脉率	次/分	
	呼吸频率	次/分	血压	左侧	/ mmHg
				右侧	/ mmHg
	身高	cm	体重	kg	
	腰围	cm	体重指数		
	臀围	cm	腰臀围比值		
	老年人认知功能 *	1. 粗筛阴性 2. 粗筛阳性，简易智力状态检查，总分 □			
	老年人情感状态 *	1. 粗筛阴性 2. 粗筛阳性，老年人抑郁评分检查，总分 □			
生活方式	体育锻炼	锻炼频率	1. 每天 2. 每周一次以上 3. 偶尔 4. 不锻炼 □		
		每次锻炼时间	分钟	坚持锻炼时间	年
		锻炼方式			
	饮食习惯	1. 荤素均衡 2. 荤食为主 3. 素食为主 4. 嗜盐 5. 嗜油 6. 嗜糖 □/□/□			
	吸烟情况	吸烟状况	1. 从不吸烟 2. 已戒烟 3. 吸烟 □		
		日吸烟量	平均 支		
		开始吸烟年龄	岁	戒烟年龄	岁
	饮酒情况	饮酒频率	1. 从不 2. 偶尔 3. 经常 4. 每天 □		
		日饮酒量	平均 两		
		是否戒酒	1. 未戒酒 2. 已戒酒，戒酒年龄： 岁 □		
		开始饮酒年龄	岁	近一年内是否曾醉酒	1 是 2 否 □
		饮酒种类	1. 白酒 2. 啤酒 3. 红酒 4. 黄酒 5. 其他 □/□		
	职业暴露情况	1. 无 2. 有(具体职业从业时间年) □ 毒物种类 化学品 防护措施 1. 无 2. 有 □ 毒物 防护措施 1. 无 2. 有 □ 射线 防护措施 1. 无 2. 有 □			

续表

<table>
<tr><th>内容</th><th colspan="3">检查项目</th></tr>
<tr><td rowspan="4">脏器功能</td><td colspan="2">口腔</td><td>口唇 1.红润 2.苍白 3.发干 4.皲裂 5.疱疹 □
齿列 1.正常 2.缺齿 3.龋齿 4.义齿(假牙) □
咽部 1.无充血 2.充血 3.淋巴滤泡增生 □</td></tr>
<tr><td colspan="2">视力</td><td>左眼 右眼 (矫正视力:左眼 右眼)</td></tr>
<tr><td colspan="2">听力</td><td>1.听见 2.听不清或无法听见 □</td></tr>
<tr><td colspan="2">运动功能</td><td>1.可顺利完成 2.无法独立完成其中任何一个动作 □</td></tr>
<tr><td rowspan="22">查体</td><td colspan="2">皮肤</td><td>1.正常 2.潮红 3.苍白 4.发绀 5.黄染 6.色素沉着 7.其他 □</td></tr>
<tr><td colspan="2">巩膜</td><td>1.正常 2.黄染 3.充血 4.其他 □</td></tr>
<tr><td colspan="2">淋巴结</td><td>1.未触及 2.锁骨上 3.腋窝 4.其他 □</td></tr>
<tr><td colspan="2" rowspan="3">肺</td><td>桶状胸:1.否 2.是 □</td></tr>
<tr><td>呼吸音:1.正常 2.异常 □</td></tr>
<tr><td>啰音:1.无 2.干啰音 3.湿啰音 4.其他 □</td></tr>
<tr><td colspan="2">心脏</td><td>心率 次/分 心律:1.齐 2.不齐 3.绝对不齐 □
杂音:1.无 2.有 □</td></tr>
<tr><td colspan="2">腹部</td><td>压痛:1.无 2.有 □
包块:1.无 2.有 □
肝大:1.无 2.有 □
脾大:1.无 2.有 □
移动性浊音:1.无 2.有 □</td></tr>
<tr><td colspan="2">下肢水肿</td><td>1.无 2.单侧 3.双侧不对称 4.双侧对称 □</td></tr>
<tr><td colspan="2">足背动脉搏动</td><td>1.未触及 2.触及双侧对称 3.触及左侧弱或消失 4.触及右侧弱或消失 □</td></tr>
<tr><td colspan="2">肛门指诊*</td><td>1.未及异常 2.触痛 3.包块 4.前列腺异常 5.其他 □</td></tr>
<tr><td colspan="2">乳 腺*</td><td>1.未见异常 2.乳房切除 3.异常泌乳 4.乳腺包块 5.其他
□/□/□/□</td></tr>
<tr><td rowspan="5">妇科</td><td>外阴*</td><td>1.未见异常 2.异常 □</td></tr>
<tr><td>阴道*</td><td>1.未见异常 2.异常 □</td></tr>
<tr><td>宫颈*</td><td>1.未见异常 2.异常 □</td></tr>
<tr><td>宫体*</td><td>1.未见异常 2.异常 □</td></tr>
<tr><td>附件*</td><td>1.未见异常 2.异常 □</td></tr>
<tr><td colspan="2">其他*</td><td></td></tr>
</table>

续表

内容	检查项目	
辅助检查	空腹血糖 *	________mmol/L 或________mg/dL
	血常规 *	血红蛋白________g/L 白细胞________/L 血小板________/L 其他________
	尿常规 *	尿蛋白________尿糖________尿酮体________尿潜血________ 其他________
	尿微量白蛋白 *	________mg/dL
	大便潜血 *	1. 阴性 2. 阳性 □
	肝功能 *	血清谷丙转氨酶 U/L 血清谷草转氨酶 U/L 白蛋白 g/L 总胆红素 μmol/L 结合胆红素 μmol/L
	肾功能 *	血清肌酐 μmol/L 血尿素氮 mmol/L 血钾浓度 mmol/L 血钠浓度 mmol/L
	血脂 *	总胆固醇 mmol/L 甘油三酯 mmol/L 血清低密度脂蛋白胆固醇 mmol/L 血清高密度脂蛋白胆固醇 mmol/L
	糖化血红蛋白 *	%
	乙型肝炎表面抗原 *	1. 阴性 2. 阳性 □
	眼底 *	1. 正常 2. 异常 □
	心电图 *	1. 正常 2. 异常 □
	胸部 X 线片 *	1. 正常 2. 异常 □
	B 超 *	1. 正常 2. 异常 □
	宫颈涂片 *	1. 正常 2. 异常 □
	其他 *	
中医体质辨识 *	平和质	1. 是 2. 基本是 □
	气虚质	1. 是 2. 倾向是 □
	阳虚质	1. 是 2. 倾向是 □
	阴虚质	1. 是 2. 倾向是 □
	痰湿质	1. 是 2. 倾向是 □
	湿热质	1. 是 2. 倾向是 □
	血瘀质	1. 是 2. 倾向是 □
	气郁质	1. 是 2. 倾向是 □
	特秉质	1. 是 2. 倾向是 □

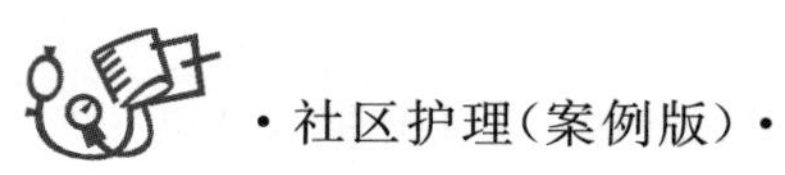

续表

<table>
<tr><th>内容</th><th colspan="5">检查项目</th></tr>
<tr><td rowspan="7">现存主要健康问题</td><td>脑血管疾病</td><td colspan="4">1. 未发现　2. 缺血性脑卒中　3. 脑出血　4. 蛛网膜下腔出血
5. 短暂性脑缺血发作　6. 其他　□/□/□/□/□</td></tr>
<tr><td>肾脏疾病</td><td colspan="4">1. 未发现　2. 糖尿病肾病　3. 肾衰竭　4. 急性肾炎　5. 慢性肾炎
6. 其他　□/□/□/□/□</td></tr>
<tr><td>心脏疾病</td><td colspan="4">1. 未发现　2. 心肌梗死　3. 心绞痛　4. 冠状动脉血运重建
5. 充血性心力衰竭　6. 心前区疼痛　7. 其他　□/□/□/□/□</td></tr>
<tr><td>血管疾病</td><td colspan="4">1. 未发现　2. 夹层动脉瘤　3. 动脉闭塞性疾病　4. 其他
□/□/□</td></tr>
<tr><td>眼部疾病</td><td colspan="4">1. 未发现　2. 视网膜出血或渗出　3. 视盘水肿　4. 白内障　5. 其他
□/□/□</td></tr>
<tr><td>神经系统疾病</td><td colspan="4">1. 未发现　2. 有　□</td></tr>
<tr><td>其他系统疾病</td><td colspan="4">1. 未发现　2. 有　□</td></tr>
<tr><td rowspan="6">住院治疗情况</td><td rowspan="3">住院史</td><td>入/出院日期</td><td>原因</td><td>医疗机构名称</td><td>病案号</td></tr>
<tr><td>/</td><td></td><td></td><td></td></tr>
<tr><td>/</td><td></td><td></td><td></td></tr>
<tr><td rowspan="3">家庭病床史</td><td>建/撤床日期</td><td>原因</td><td>医疗机构名称</td><td>病案号</td></tr>
<tr><td>/</td><td></td><td></td><td></td></tr>
<tr><td>/</td><td></td><td></td><td></td></tr>
<tr><td rowspan="7">主要用药情况</td><td>药物名称</td><td>用法</td><td>用量</td><td>用药时间</td><td>服药依从性
1. 规律 2. 间断 3. 不服药</td></tr>
<tr><td></td><td></td><td></td><td></td><td></td></tr>
<tr><td></td><td></td><td></td><td></td><td></td></tr>
<tr><td></td><td></td><td></td><td></td><td></td></tr>
<tr><td></td><td></td><td></td><td></td><td></td></tr>
<tr><td></td><td></td><td></td><td></td><td></td></tr>
<tr><td></td><td></td><td></td><td></td><td></td></tr>
<tr><td rowspan="4">非免疫规划预防接种史</td><td>名称</td><td>接种日期</td><td colspan="3">接种机构</td></tr>
<tr><td></td><td></td><td colspan="3"></td></tr>
<tr><td></td><td></td><td colspan="3"></td></tr>
<tr><td></td><td></td><td colspan="3"></td></tr>
</table>

续表

<table>
<tr><td>内容</td><td colspan="2">检查项目</td></tr>
<tr><td>健康评价</td><td colspan="2">1. 体检无异常 □
2. 有异常____
异常 1____
异常 2____
异常 3____
异常 4____</td></tr>
<tr><td>健康指导</td><td>1. 定期随访
2. 纳入慢性病患者健康管理
3. 建议复查
4. 建议转诊
□/□/□/□</td><td>危险因素控制:□/□/□/□/□/□/□
1. 戒烟 2. 健康饮酒 3. 饮食 4. 锻炼
5. 减体重(目标) 6. 建议疫苗接种 7. 其他</td></tr>
<tr><td colspan="3">备注:表中带“ * ”部分为必填项目。</td></tr>
</table>

附录二　中华人民共和国传染病报告卡

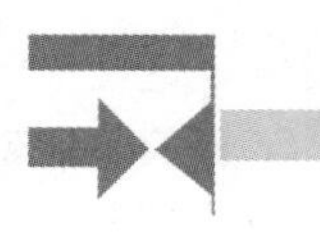

卡片编号：________　报卡类别：1. 初次报告　2. 订正报告

姓名 * ：________（患儿家长姓名：________）
身份证号：
性别 * ：□男　□女
出生日期 * ：________年____月____日（如出生日期不详，实足年龄：________
年龄单位：□岁□月□天）
工作单位：________________联系电话：________________
患者属于 * ：□本县区　□本市其他县区　□本省其他地市　□外省　□港澳台　□外籍
现住址（详填） * ：________省________市________县（区）________乡（镇、街道）________村________（门牌号）
患者职业 * ：
□幼托儿童、□散居儿童、□学生（大中小学）、□教师、□保育员及保姆、□餐饮食品业、□商业服务、□医务人员、□工人、□民工、□农民、□牧民、□渔（船）民、□干部职员、□离退人员、□家务及待业、□其他（　　）、□不详
病例分类 * ：(1)□疑似病例、□临床诊断病例、□实验室确诊病例、□病原携带者
(2)□ 急性□慢性（乙型肝炎、丙型肝炎、血吸虫病）
发病日期 * ：________年____月____日（病原携带者填初检日期或就诊时间）
诊断日期 * ：________年____月____日
死亡日期：________年____月____日

甲类传染病 * ：
□鼠疫　□霍乱

乙类传染病 * ：
□传染性非典型肺炎、□艾滋病（□HIV、□AIDS）、病毒性肝炎（□甲型、□乙型、□丙型、□戊型、□未分型）、□脊髓灰质炎、□人感染高致病性禽流感、□甲型 H1N1 流感、□麻疹、□流行性出血热、□狂犬病、□流行性乙型脑炎、□登革热、炭疽（□肺炭疽、□皮肤炭疽、□未分型）、痢疾（□细菌性、□阿米巴性）、肺结核（□涂阳、□仅培阳、□菌阴、□未痰检）、伤寒（□伤寒、□副伤寒）、□流行性脑脊髓膜炎、□百日咳、□白喉、□新生儿破伤风、□猩红热、□布鲁氏菌病、□淋病、梅毒（□Ⅰ期、□Ⅱ期、□Ⅲ期、□胎传、□隐性）、□钩端螺旋体病、□血吸虫病、疟疾（□间日疟、□恶性疟、□未分型）

丙类传染病 * ：
□流行性感冒、□流行性腮腺炎、□风疹、□急性出血性结膜炎、□手足口病、□麻风病、□流行性和地方性斑疹伤寒、□黑热病、□棘球蚴病、□丝虫病、□除霍乱、细菌性和阿米巴性痢疾、伤寒和副伤寒以外的感染性腹泻病

续表

其他法定管理及重点监测传染病： □非淋菌性尿道炎、□尖锐湿疣、□生殖性疱疹、□水痘、□肝吸虫病、□生殖道沙眼衣原体感染、□恙虫病、□森林脑炎、□结核性胸膜炎、□人感染猪链球菌、□人粒细胞无形体病、□不明原因肺炎、□不明原因发热伴血小板减少综合征、□AFP、□人感染 H7N9 禽流感、□H7N9 监测病例、□其他（　　）
性别报告附加栏（报告性病时须加填本栏项目）* 监测性病*：□尖锐湿疣　□生殖性疱疹　□生殖道衣原体感染 婚姻状况*：□未婚　□已婚　□离异或丧偶　□不详 文化程度*：□文盲　□小学　□初中　□高中或中专　□大专　□大学　□硕士及以上 感染途径（接触史）*：异性传播（□配偶　□非婚性接触）、□母婴传播、□同性接触、□性接触+注射毒品、血液传播（□采血、□注射毒品、□输血/血制品）、□职业暴露、□间接、□其他、□不详
订正病名：__________　　退卡原因：__________ 报告单位：__________　　联系电话：__________ 填卡医生*：__________　　填卡日期*：______年____月____日
备注：报告卡带“*”部分为必填项目

填卡说明

1. 卡片编码：由报告单位自行编制填写。

2. 姓名：填写患者或献血员的名字（性病/AIDS 等可填写代号），如果登记身份证号码，则姓名应该和身份证上的姓名一致。

3. 家长姓名：14 岁以下的患儿要求填写患者家长姓名。

4. 身份证号：尽可能填写。既可填写 15 位身份证号，也可填写 18 位身份证号。

5. 性别：在相应的性别前打√。

6. 出生日期：出生日期与年龄栏只要选择一栏填写即可，不必既填出生日期，又填年龄。

7. 实足年龄：对出生日期不详的用户填写年龄。

8. 年龄单位：对于新生儿和只有月龄的儿童请注意选择年龄单位，默认为岁。

9. 工作单位：填写患者的工作单位，如果无工作单位则可不填写。学生、幼托儿童、工人、干部职员、民工等职业相对应的工作单位设为必填项，其中学生、幼托儿童工作单位填写其所在的学校或托幼机构、民工填写其所工作的工地或工厂。

10. 联系电话：填写患者的联系方式。14 岁以下的患儿家长联系电话为必填项。

11. 病例属于：在相应的类别前打√。用于标识患者现住地址与就诊医院所在地区的关系。

12. 现住地址：至少详细填写到乡镇（街道）。现住址的填写，原则是指患者发病时的居住地，不是户籍所在地址。如献血员不能提供本人现住地址，则填写该采供血机构地址。

13. 职业：在相应的职业名前打√。

14. 病例分类:在相应的类别前打√。

需报告“病原携带者”的法定传染病病种包括霍乱、脊髓灰质炎、艾滋病。非法定报告传染病按照当地相关要求填报。采供血机构报告填写献血员阳性检测结果,病种是HIV时病例分类才能选择阳性监测,别的病种不允许选择。“梅毒”“淋病”的病例分类只能为“实验室诊断病例”和“疑似病例”;“尖锐湿疣”“生殖器疱疹”的病例分类只能为“临床诊断病例”和“实验室诊断病例”。乙型肝炎、丙型肝炎、血吸虫病例须分急性或慢性填写。

15. 发病日期:本次发病日期;病原携带者填初检日期或就诊时间;采供血机构报告填写献血员献血日期。

16. 诊断日期:本次诊断日期;采供血机构报告填写HIV第二次初筛阳性结果检出日期。“诊断时间”的小时设为必填项。

17. 死亡日期:死亡病例或死亡订正时填入。

18. 疾病名称:在做出诊断的病名前打√。

19. 其他传染病:如有,则分别填写病种名称,也可填写不明原因传染病和新发传染病名称。

20. 订正病名:直接填写订正前的病种名称。

21. 退卡原因:填写卡片填报不合格的原因。

22. 报告单位:填写报告传染病的单位。

23. 填卡医生:填卡医生设为必填项。

24. 填卡日期:填写本卡日期。

附录三　高血压患者随访服务记录表

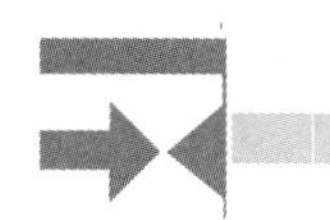

姓名：　　　编号□□-□□□□□

随访日期		年　月　日	年　月　日	年　月　日	年　月　日
随访方式		1.门诊　2.家庭 3.电话　□	1.门诊　2.家庭 3.电话　□	1.门诊　2.家庭 3.电话　□	1.门诊　2.家庭 3.电话　□
症状	1.无症状 2.头痛头晕 3.恶心呕吐 4.眼花耳鸣 5.呼吸困难 6.心悸胸闷 7.鼻衄出血不止 8.四肢发麻 9.下肢水肿	□/□/□/□/ □/□/□/□	□/□/□/□/ □/□/□/□	□/□/□/□/ □/□/□/□	□/□/□/□/ □/□/□/□
		其他：	其他：	其他：	其他：
体征	血压/mmHg				
	体重/kg	/	/	/	/
	体重指数				
	心率	/	/	/	/
	其他				
生活方式指导	日吸烟量/支	/	/	/	/
	日饮酒量/两	/	/	/	/
	运动	次/周　分/次 次/周　分/次	次/周　分/次 次/周　分/次	次/周　分/次 次/周　分/次	次/周　分/次 次/周　分/次
	摄盐情况(克/天)	/	/	/	/
	心理调整	1.良好　2.一般 3.差　□	1.良好　2.一般 3.差　□	1.良好　2.一般 3.差　□	1.良好　2.一般 3.差　□
	遵医行为	1.良好　2.一般 3.差　□	1.良好　2.一般 3.差　□	1.良好　2.一般 3.差　□	1.良好　2.一般 3.差　□
辅助检查*					

续表

<table>
<tr><td colspan="2">服药依从性</td><td colspan="2">1. 规律 2. 间断
3. 不服药 □</td><td colspan="2">1. 规律 2. 间断
3. 不服药 □</td><td colspan="2">1. 规律 2. 间断
3. 不服药 □</td><td colspan="2">1. 规律 2. 间断
3. 不服药 □</td></tr>
<tr><td colspan="2">药物不良反应</td><td colspan="2">1. 无 2. 有__□</td><td colspan="2">1. 无 2. 有__□</td><td colspan="2">1. 无 2. 有__□</td><td colspan="2">1. 无 2. 有__□</td></tr>
<tr><td colspan="2">此次随访分类</td><td colspan="2">1. 控制满意
2. 控制不满意
3. 不良反应
4. 并发症 □</td><td colspan="2">1. 控制满意
2. 控制不满意
3. 不良反应
4. 并发症 □</td><td colspan="2">1. 控制满意
2. 控制不满意
3. 不良反应
4. 并发症 □</td><td colspan="2">1. 控制满意
2. 控制不满意
3. 不良反应
4. 并发症 □</td></tr>
<tr><td rowspan="8">用药情况</td><td>药物名称 1</td><td colspan="2"></td><td colspan="2"></td><td colspan="2"></td><td colspan="2"></td></tr>
<tr><td>用法</td><td>每日 次</td><td>每次 mg</td><td>每日 次</td><td>每次 mg</td><td>每日 次</td><td>每次 mg</td><td>每日 次</td><td>每次 mg</td></tr>
<tr><td>药物名称 2</td><td colspan="2"></td><td colspan="2"></td><td colspan="2"></td><td colspan="2"></td></tr>
<tr><td>用法</td><td>每日 次</td><td>每次 mg</td><td>每日 次</td><td>每次 mg</td><td>每日 次</td><td>每次 mg</td><td>每日 次</td><td>每次 mg</td></tr>
<tr><td>药物名称 3</td><td colspan="2"></td><td colspan="2"></td><td colspan="2"></td><td colspan="2"></td></tr>
<tr><td>用法</td><td>每日 次</td><td>每次 mg</td><td>每日 次</td><td>每次 mg</td><td>每日 次</td><td>每次 mg</td><td>每日 次</td><td>每次 mg</td></tr>
<tr><td>其他药物</td><td colspan="2"></td><td colspan="2"></td><td colspan="2"></td><td colspan="2"></td></tr>
<tr><td>用法</td><td>每日 次</td><td>每次 mg</td><td>每日 次</td><td>每次 mg</td><td>每日 次</td><td>每次 mg</td><td>每日 次</td><td>每次 mg</td></tr>
<tr><td rowspan="2">转诊</td><td>原因</td><td colspan="2"></td><td colspan="2"></td><td colspan="2"></td><td colspan="2"></td></tr>
<tr><td>机构及科别</td><td colspan="2"></td><td colspan="2"></td><td colspan="2"></td><td colspan="2"></td></tr>
<tr><td colspan="2">下次随访日期</td><td colspan="2"></td><td colspan="2"></td><td colspan="2"></td><td colspan="2"></td></tr>
<tr><td colspan="2">随访医生签名</td><td colspan="2"></td><td colspan="2"></td><td colspan="2"></td><td colspan="2"></td></tr>
<tr><td colspan="10">备注:表中带“*”部分为必填项目</td></tr>
</table>

填表说明

1. 本表为高血压患者在接受随访服务时由医生填写。每年的综合评估后填写居民健康档案的健康体检表。

2. 体征:体重指数=体重(kg)/身高的平方(m^2),如有其他阳性体征,请填写在“其他”一栏。体重和心率斜线前填写目前情况,斜线后填写下次随访时应调整到的目标。

3. 生活方式指导:在询问患者生活方式时,对患者进行生活方式指导,与患者共同制订下次随访目标。

①日吸烟量:斜线前填写目前吸烟量,不吸烟填“0”,吸烟者写出每天的吸烟量“××支”,斜线后填写吸烟者下次随访目标吸烟量“××支”。

②日饮酒量:斜线前填写目前饮酒量,不饮酒填“0”,饮酒者写出每天的饮酒量相

当于白酒“××两”，斜线后填写饮酒者下次随访目标饮酒量相当于白酒“××两”。白酒 1 两相当于葡萄酒 4 两、黄酒半斤、啤酒 1 瓶、果酒 4 两。

③运动：填写每周几次，每次多少分钟。即“××次/周，××分/次”。横线上填写目前情况，横线下填写下次随访时应达到的目标。

④摄盐情况：斜线前填写目前摄盐量，根据患者的饮食情况计算出每天的摄盐量“×克/天”，斜线后填写患者下次随访目标摄盐量。

⑤心理调整：根据医生印象选择对应的选项。

⑥遵医行为：指患者是否遵照医生的指导去改善生活方式。

4. 辅助检查：记录患者在上次随访到这次随访之间到各医疗机构进行的辅助检查结果。

5. 服药依从性：“规律”为按医嘱服药，“间断”为未按医嘱服药，频次或数量不足，“不服药”即为医生开了处方，但患者未使用此药。

6. 药物不良反应：如果患者服用的降压药物有明显的药物不良反应，具体描述哪种药物，何种不良反应。

7. 此次随访分类：根据此次随访时的分类结果，由责任医生在 4 种分类结果中选择一项在“□”中填上相应的数字。“控制满意”意为血压控制满意，无其他异常；“控制不满意”意为血压控制不满意，无其他异常；“不良反应”意为存在药物不良反应；“并发症”意为出现新的并发症或并发症出现异常。如果患者同时并存几种情况，填写最严重的一种情况，同时结合上次随访情况确定患者下次随访时间，并告知患者。

8. 用药情况：根据患者整体情况，为患者开具处方，填写患者即将服用的降压药物名称，写明用法。

9. 转诊：如果转诊要写明转诊的医疗机构及科室类别，如××市人民医院心内科，并在原因一栏写明转诊原因。

10. 随访医生签名：随访完毕，核查无误后随访医生签名。

附录四　2型糖尿病患者随访服务记录表

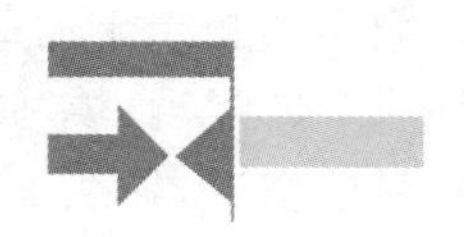

姓名：　　　编号□□□-□□□□□

<table>
<tr><td colspan="2">随访日期</td><td></td><td></td><td></td><td></td></tr>
<tr><td colspan="2">随访方式</td><td>1.门诊　2.家族
3.电话　□</td><td>1.门诊　2.家族
3.电话　□</td><td>1.门诊　2.家族
3.电话　□</td><td>1.门诊　2.家族
3.电话　□</td></tr>
<tr><td rowspan="2">症状</td><td rowspan="2">1.无症状
2.多饮
3.多食
4.多尿
5.视物模糊
6.感染
7.手脚麻木
8.下肢水肿
9.体重明显下降</td><td>□/□/□/□/
□/□/□/□</td><td>□/□/□/□/
□/□/□/□</td><td>□/□/□/□/
□/□/□/□</td><td>□/□/□/□/
□/□/□/□</td></tr>
<tr><td>其他：</td><td>其他：</td><td>其他：</td><td>其他：</td></tr>
<tr><td rowspan="5">体征</td><td>血压/mmHg</td><td></td><td></td><td></td><td></td></tr>
<tr><td>体重/kg</td><td>/</td><td>/</td><td>/</td><td>/</td></tr>
<tr><td>体重指数</td><td>/</td><td>/</td><td>/</td><td>/</td></tr>
<tr><td>足背动脉搏动</td><td>1.未触及
2.触及　□</td><td>1.未触及
2.触及　□</td><td>1.未触及
2.触及　□</td><td>1.未触及
2.触及　□</td></tr>
<tr><td>其他</td><td></td><td></td><td></td><td></td></tr>
<tr><td rowspan="7">生活方式指导</td><td>日吸烟量</td><td>/　支</td><td>/　支</td><td>/　支</td><td>/　支</td></tr>
<tr><td>日饮酒量</td><td>/　两</td><td>/　两</td><td>/　两</td><td>/　两</td></tr>
<tr><td rowspan="2">运动</td><td>次/周　分/次</td><td>次/周　分/次</td><td>次/周　分/次</td><td>次/周　分/次</td></tr>
<tr><td>次/周　分/次</td><td>次/周　分/次</td><td>次/周　分/次</td><td>次/周　分/次</td></tr>
<tr><td>主食(克/天)</td><td>/</td><td>/</td><td>/</td><td>/</td></tr>
<tr><td>心理调整</td><td>1.良好　2.一般
3.差　□</td><td>1.良好　2.一般
3.差　□</td><td>1.良好　2.一般
3.差　□</td><td>1.良好　2.一般
3.差　□</td></tr>
<tr><td>遵医行为</td><td>1.良好　2.一般
3.差　□</td><td>1.良好　2.一般
3.差　□</td><td>1.良好　2.一般
3.差　□</td><td>1.良好　2.一般
3.差　□</td></tr>
</table>

续表

辅助检查	空腹血糖值	______ mmol/L	______ mmol/L	______ mmol/L	______ mmol/L
	其他检查 *	糖化血红蛋白 ________% 检查日期： ____月____日 ____________ ____________ ____________	糖化血红蛋白 ________% 检查日期： ____月____日 ____________ ____________ ____________	糖化血红蛋白 ________% 检查日期： ____月____日 ____________ ____________ ____________	糖化血红蛋白 ________% 检查日期： ____月____日 ____________ ____________ ____________
服药依从性		1.规律 2.间断 3.不服药 □	1.规律 2.间断 3.不服药 □	1.规律 2.间断 3.不服药 □	1.规律 2.间断 3.不服药 □
药物不良反应		1.无 2.有 □	1.无 2.有 □	1.无 2.有 □	1.无 2.有 □
低血糖反应		1.无 2.偶尔 3.频繁 □	1.无 2.偶尔 3.频繁 □	1.无 2.偶尔 3.频繁 □	1.无 2.偶尔 3.频繁 □
此次随访分类		1.控制满意 2.控制不满意 3.不良反应 4.并发症 □	1.控制满意 2.控制不满意 3.不良反应 4.并发症 □	1.控制满意 2.控制不满意 3.不良反应 4.并发症 □	1.控制满意 2.控制不满意 3.不良反应 4.并发症 □
用药情况	药物名称 1				
	用法用量	每日 次 | 每次 mg	每日 次 | 每次 mg	每日 次 | 每次 mg	每日 次 | 每次 mg
	药物名称 2				
	用法用量	每日 次 | 每次 mg	每日 次 | 每次 mg	每日 次 | 每次 mg	每日 次 | 每次 mg
	药物名称 3				
	用法用量	每日 次 | 每次 mg	每日 次 | 每次 mg	每日 次 | 每次 mg	每日 次 | 每次 mg
	胰岛素	种类： 用法和用量：	种类： 用法和用量：	种类： 用法和用量：	种类： 用法和用量：
转诊	原因				
	机构及科别				
下次随访日期					
随访医生签名					
备注：表中带“*”为必填项目					

填表说明

1. 本表为2型糖尿病患者在接受随访服务时由医生填写。每年的健康体检填写居民健康档案的健康体检表。

2. 体征:体重指数=体重(kg)/身高的平方(m^2),体重和体重指数斜线前填写目前情况,斜线后填写下次随访时应调整到的目标。如果是超重或是肥胖的患者,要求每次随访时测量体重并指导患者控制体重;正常体重人群可每年测量一次体重及体重指数。如有其他阳性体征,请填写在“其他”一栏。

3. 生活方式指导:在询问患者生活方式时,对患者进行生活方式指导,与患者共同制订下次随访目标。

①日吸烟量:斜线前填写目前吸烟量,不吸烟填“0”,吸烟者写出每天的吸烟量“××支”,斜线后填写吸烟者下次随访目标吸烟量“××支”。

②日饮酒量:斜线前填写目前饮酒量,不饮酒填“0”,饮酒者写出每天的饮酒量相当于白酒“××两”,斜线后填写饮酒者下次随访目标饮酒量相当于白酒“××两”。白酒1两相当于葡萄酒4两、黄酒半斤、啤酒1瓶、果酒4两。

③运动:填写每周几次,每次多少分钟。即“××次/周,××分/次”。横线上填写目前情况,横线下填写下次随访时应达到的目标。

④主食:根据患者的实际情况估算主食(米饭、面食、饼干等淀粉类食物)的摄入量。

⑤心理调整:根据医生印象选择对应的选项。

⑥遵医行为:指患者是否遵照医生的指导去改善生活方式。

4. 辅助检查:为患者进行空腹血糖检查,记录检查结果。若在上次随访到此次随访之间患者到各医疗机构进行过糖化血红蛋白或其他辅助检查,应如实记录。

5. 服药依从性:“规律”为按医嘱服药,“间断”为未按医嘱服药,频次或数量不足,“不服药”即为医生开了处方,但患者未使用此药。

6. 药物不良反应:如果患者服用的降糖药物有明显的药物不良反应,具体描述哪种药物,何种不良反应。

7. 低血糖反应:根据上次随访到此次随访之间患者出现的低血糖反应情况填写。

8. 此次随访分类:根据此次随访时的分类结果,由责任医生在4种分类结果中选择一项在“□”中填上相应的数字。“控制满意”意为血糖控制满意,无其他异常;“控制不满意”意为血糖控制不满意,无其他异常;“不良反应”意为存在药物不良反应;“并发症”意为出现新的并发症或并发症出现异常。如果患者同时并存几种情况,填写最严重的一种情况,同时结合上次随访情况确定患者下次随访时间,并告知患者。

9. 用药情况:根据患者整体情况,为患者开具处方,并填写在表格中,写明用法、用量。

10. 转诊:如果转诊要写明转诊的医疗机构及科室类别,如××市人民医院心内科,并在原因一栏写明转诊原因。

11. 下次随访日期:根据患者此次随访分类,确定下次随访日期,并告知患者。

12. 随访医生签名:随访完毕,核查无误后随访医生签名。

参考文献

[1] 姜丽萍. 社区护理学[M]. 3 版. 北京:人民卫生出版社,2014.

[2] 尚少梅. 社区护理学[M]. 3 版. 北京:中国协和医科大学出版社,2013.

[3] 李玉春. 社区护理学[M]. 3 版. 北京:人民卫生出版社,2016.

[4] 王群,吕颖,宋保兰. 社区护理学[M]. 长春:吉林科学技术出版社,2012.